常见

风湿病中医特色诊治

孟　彪　高立珍
赵和平　何菊林　等◎主编

U0305751

中国出版集团
世界图书出版公司
广州·上海·西安·北京

图书在版编目（CIP）数据

常见风湿病中医特色诊治 / 孟彪等主编.—广州：
世界图书出版广东有限公司,2025.1重印
ISBN 978-7-5100-6995-6

Ⅰ.①常… Ⅱ.①孟… Ⅲ.①风湿性疾病—中医治疗法
Ⅳ.①R259.932.1

中国版本图书馆 CIP 数据核字(2015)第 001890 号

常见风湿病中医特色诊治

策划编辑　刘婕妤
责任编辑　曾跃香
出版发行　世界图书出版广东有限公司
地　　址　广州市新港西路大江冲25号
http://www.gdst.com.cn
印　　刷　悦读天下（山东）印务有限公司
规　　格　880mm × 1230mm　1/32
印　　张　9.75
字　　数　271 千
版　　次　2014 年 12 月第 1 版　　2025 年 1 月第 5 次印刷
ISBN　978-7-5100-6995-6/R·0266
定　　价　58.00 元

《常见风湿病中医特色诊治》
编委会

主　编：孟　彪　高立珍　赵和平　何菊林

副主编(按姓氏笔画排序)：

丁爱萍　王立琴　王诗才　王　虹　王　萍　兰海涛

刘建英　刘振梅　李玉清　李秀峰　吴云毅　吴春华

杨艳敏　陈生梅　陈佐萍　陈敏捷　周选民　易天军

金　红　孟恒宇　胡艳丽　龚士虎　龚　芹　温　琼

蔡新霞

编　委(按姓氏笔画排序)：

王万林　王衍香　左爱华　兰春梅　孙辉琳　刘绍英

严红芸　李立华　李桂琴　张爱国　吴金敏　何　平

杨　业　杨　瑾　陆　华　陈　建　易亚丽　夏启芝

黄贵芝　黄梅花　黄　蕊　章红波　章艳娥　薛红霞

序

孟彪、高立珍皆从师于赵和平教授，师徒三人及何菊林合作编著了这本《常见风湿病中医特色诊治》，这是他们共同耕耘杏林的辛劳成果，是十堰市中医医院实施"神农武当中医药研发计划"（传承工程）的又一力作，展现了十堰市中医医院优秀人才在医院跨越征程中的铿锵脚步，值得肯定和推崇。

十堰的地理气候及十堰人们的劳作、工作、居住、生活条件、习俗，使风湿病常见性、多发性成为必然。古往今来，一代又一代中医药工作者潜心研究，不断地取得理论上的新进展，总结出大量的实践经验，这本医学著作就是其中之一。这本著作，来源于实践，出自中医行家之手，对于一般兴趣爱好者来讲，通俗易懂，是普及知识的一本好书。对于从事中医特别是风湿病专科的专业人员来讲，理论内容丰厚，具有很强的指导性，有很高的学术研究价值，必将成为医者、患者战胜风湿病的利器。我作为一名中医药管理工作者，衷心地希望广大中医药工作者相互学习借鉴，共同提高中医药的诊疗水平，造福广大人民。

（殷义选）

十堰市中医医院党委书记、院长

前　言

　　风湿病是一个古老的疾病，是临床常见病、多发病，也是难以治愈的一类疾病，中医通常称为痹证。两千多年前的古典医籍中已有关于风湿的记载，但真正把"风湿"作为病名则始于汉代的张仲景，如《金匮要略》中说："病者一身尽疼，发热，日晡所剧者，名风湿。"在治疗风湿病方面古今医家积累了丰富的临床经验。多年来，我们对这些经验进行了反复研习，结合我们长期临床实践之心得，经过系统整理而成本书。全书分为风湿病概论、风湿病治法与方药及风湿病各论三大部分，其中常用中药皆为作者长期临证之心得体会，对抗风湿中药多有发挥，对药部分皆出自风湿名家之手，是多位风湿病专家智慧的结晶，书中所录名家方药都是临床上经得起考验、经得起重复之良方，十堰市中医医院风湿病科特色制剂与验方部分详细介绍了我院风湿科十几年来从事风湿病研究的成果。各论部分对类风湿关节炎、强直性脊柱炎等最常见的八种疾病进行了详细的阐述，其治疗突出中医特色，方法既有内治，也有外治，既有食疗，亦有康复，内容丰富多彩，通俗易懂，切合临床实用。我们衷心希望本书能对广大风湿病医务工作者有所裨益，限于水平，书中舛误之处在所难免，敬请广大同仁批评指正。

编　者

2014 年 8 月

目　录

第一章　风湿病概论

第一节　中西医对风湿病认识的比较

风湿病是一种非常古老的疾病,是临床常见病、多发病。我们在临床中常常听到病人说:"我风湿重。"也有的病人说:"中医说我有风湿,但化验一切都正常,西医却说我没风湿,我很困惑,不知道到底有没有风湿。"这的确困扰着许多患者,究其原因,是因为中西医都在运用"风湿"这一名词,但它们的含意却有很大的差别,而彼此之间又有着密切的联系。

中医和西医是两种不同的医学体系,尽管研究的对象都是人,但对疾病的病因、病理、疾病分类、诊断、治疗、预后转归等方面的认识,则大不相同。西医学的风湿病是指侵犯关节、肌肉、韧带、肌腱、滑囊等,以疼痛为主要表现的疾病。无论其发病原因如何,均属风湿病范畴。确切地讲,其全称应是"风湿类疾病"(rheumatic diseases)。风湿类疾病实际上是一组疾病,到目前为止,已知具有不同名称的风湿类疾病已达100多种,美国风湿病学会(ARA)将这些疾病共分为10大类。既包括人们传统概念所指的受风、受冷、潮湿等环境因素,也包括感染性因素、免疫学因素、代谢性因素、内分泌性因素、退变性因素等;其病变范围可以是局限的,也可以是以关节痛等局部症状为其临床表现之一的全身性疾病。

中医所讲的风湿病是指人体营卫失调,感受风寒湿热之邪,合而为病；或日久正虚，内生痰浊、瘀血、毒热，正邪相搏，使经络、肌肤、血脉、筋骨，甚至脏腑的气血痹阻，失于濡养，而出现的以肢体关节、肌肉疼痛、肿胀、酸楚、麻木、重着、变形、僵直及活动受限等症状为特征，甚至累及脏腑的一类疾病的总称。

实际上中医所讲的风湿病包括了中医的"痹证"、"风湿"、"历节"、"痛风"、"漏肩风"、"鹤膝风"等。但在临床上，中医一般把"风湿"基本上等同于"痹证"。

据考证，成书于 2 000 多年前的《五十二病方》中就有关于"风湿"的记载。而同时代的《神农本草经》中记载"风湿"的就有 26 处之多。《黄帝内经》中，以"风湿"单独出现者有 17 处。但把"风湿"作为独立的病名则始于东汉时期的"医圣"张仲景，他的《金匮要略》中说："病者一身尽疼，发热，日晡所剧者，名风湿。""风湿，脉浮身重，汗出恶风者，防己黄芪汤主之。"由此可见，风湿作为中医病名，至少已有 1 800 年的历史了。我们发现，在中医的古籍中，风湿病大多数都名之为"痹"，而直言风湿者少。这和我们现在一样，民间多称风湿，而中医们仍然称其为"痹"，但患者往往不知"痹"为何物。故把"痹证"更名为"风湿病"有重要的意义。

据考证，"痹"字原作"畀"。1973 年，长沙马王堆三号汉墓出土的《足臂十一脉灸经》中，足厥阴脉的病有"疾畀"（痹）之称；帛书《导引图》虽仅 44 个图像，其"三十九，引畀（痹）痛"为一图像。现在所用的"痹"字，最早见于《黄帝内经》。

"痹"的含义较为丰富，既可以表示病名、症状，也可以表示病机。如《说文解字》曰："痹，湿病也。"宋代王珽《全生指迷方》曰："若始觉肌肉不仁，久而变生他证，病名曰痹。"这里的"痹"是指病名而言。《医学心悟·喉痹》曰："痹者，痛也"，指疼痛的症状。《素问·痹论》曰："痹在于骨则重，在于脉则血凝而不流，在于筋则屈不伸，在于肉则不仁，在于皮则寒。"这里的"痹"则是指病机。"痹"作为病名，有广义和狭义之别。广义的"痹"，泛指机体为邪闭阻，而致气血运行不利，或脏腑气机不畅所引起的病症，如胸痹、喉痹、五脏痹、五体痹等；而狭义的痹，就指"痹证"。

"痹病"之称，首见于宋代窦材《扁鹊心书·痹病》，"风寒湿气合而为痹，走注疼痛，或臂腰足膝拘挛，两肘牵急，乃寒邪凑于分肉之间也。方书谓之白虎历节风……痹者，气血凝闭而不行，留滞于五脏之外，合而为病"。其实，"痹证"、"痹病"实属一物，并无改名之必要，如果要改，不如直接改为风湿病，可雅俗共赏，百姓亦能接受。

第二节 风湿病的历史沿革

在《黄帝内经》之前，古代医家对风湿病虽然有了一定的认识和防治经验，但记载零散，且不够系统。我国最早的典籍《黄帝内经》对风湿病的概念、病因、病机、病位、症状、鉴别、预后等都有详尽的记载，并设有"痹论"、"周痹"等专篇进行论述，其大多数观点至今仍在指导着临床实践。

《黄帝内经》认为，正虚是发病的根本，感受外邪是发病的条件。《素问·评热病论篇》指出："邪之所凑，其气必虚。"《素问·痹论》指出："风寒湿三气杂至，合而为痹也。其风气胜者为行痹，寒气胜者为痛痹，湿气胜者为着痹也。""其热者，阳气多，阴气少，病气胜，阳遭阴，故为痹热。"《素问·四时刺逆从论》指出："厥阴有余病阴痹，不足病生热痹。"这些著名的论断对临床颇具指导意义。

对于痹证的分类，《黄帝内经》根据邪气偏胜的不同，分有行痹、痛痹、着痹、热痹等；根据皮肉筋骨病位的不同，而有皮痹、肌痹、筋痹、脉痹、骨痹之异。

《黄帝内经》除强调痹证与感受外邪等有关外，还认为体质因素在痹证的发病中有重要的作用，如《灵枢·寿夭刚柔篇》认为："粗理肉不坚者，善病痹。"关于预后，《素问·痹论》说："其风气胜者，其人易已也"，"其入脏者死，其留连筋骨间者痛久，其留皮肤间者易已"。《灵枢·厥病》说："风痹淫泺，病不可已者，足如履冰，时如入汤中，股胫淫泺，烦心头痛，时呕时愦，眩已汗出，久则目眩，悲以喜怒，短气不乐，不出三年死也。"这些论述是对大量临床经验的总结，具有相当高的水平。

汉代张仲景在《伤寒论》中指出："伤寒八九日，风湿相搏，身体疼烦，不能自转侧，不呕不渴，脉浮虚而涩者，桂枝附子汤主之。若大便坚，小便自利者，去桂加白术汤主之。""风湿相搏，骨节疼烦，掣痛不得屈伸，近之则痛剧，汗出短气，小便不利，恶风不欲去衣，或身微肿者，甘草附子汤主之。"张仲景在《金匮要略》中将"风湿"与"历节"分篇论述，首先提出"风湿"与"历节"的病名，并立专篇论"血痹"一病。并指出："太阳病，关节疼痛而烦，脉沉而细者，此名湿痹。""湿痹之候，小便不利，大便反快，但当利其小便。""病者一身尽疼，发热，日晡所剧者，名风湿，此病伤于汗出当风，或久伤取冷所致也，可与麻黄杏仁薏苡甘草汤"；"风湿，脉浮身重，汗出恶风者，防己黄芪汤主之"。不仅对风湿痹证进行了详尽的描述，而且还有具体有效的方剂，对临床颇具指导意义。其所创甘草附子汤、乌头汤、桂枝芍药知母汤、黄芪桂枝五物汤等，至今仍为临床常用的有效方剂。

华佗《中藏经》首次提出暑邪可以侵入人体，发生痹证。"痹者，风寒暑湿之气中于人脏腑之为也，入腑则病浅易治，入脏则病深难治，而有风痹、有寒痹、有湿痹、有热痹、有气痹，又有筋、骨、血、肉、气五痹也。"实际上《中藏经》所说的暑痹，实为后世所说的湿热痹。另外，《中藏经》开创性地提出七情致痹说，如"气痹者，愁忧思喜怒过多，则气结于上，久而不消则伤肺，肺伤则生气渐衰，而邪气愈胜，留于上则胸腹痹而不能食，注于下则腰脚重而不能行"。此外，《中藏经》中也非常重视饮食致痹，如"痹者，饮食不节，膏粱肥美之所为也"，"血痹者，饮酒过多，怀热太盛"。说明痹证的发生与饮食不节关系密切。

西晋皇甫谧的《针灸甲乙经》对前人针灸经验进行总结，记录了许多治疗痹证的有效穴位，如"骨痹烦满，商丘主之"，"湿痹不能行，三阴交主之"。

隋代巢元方所著《诸病源候论》一书把痹证分作"历节风候"、"风湿痹候"、"风痹候"、"风不仁候"、"血痹候"、"风身体疼痛候"、"风四肢拘挛不得屈伸候"、"腰痛候"、"风湿腰痛候"、"背偻候"、"脚气疼不仁候"、"脚气痹挛候"、"贼风候"等等。该书认为历节疼痛不可忍,屈伸不得是由"饮酒腠理开,汗出当风所致也。亦有血气虚,受风邪而得之者。风历关节,与血气相搏交攻,故疼痛,血气虚则汗也,风冷搏于筋,则不可屈伸,为历节风也"。强调历节风出气血亏虚为其病之本,饮酒腠理开,汗出当风所致,认识是相当深刻的。

唐代孙思邈所著的《备急千金要方·卷八·诸风》云:"其风最多者,不仁则肿为行痹,走无常处,其寒多者则为痛痹,其湿多者则为着痹,冷汗濡但随血脉上下,不能左右去者,则为周痹也。痹在肌中更发更止,左以应左,右以应右者,为偏痹也。""夫历节风着人,久不治者,令人骨节蹉跌……古今已来,无问贵贱,往往苦之,此是风之毒害者也。"孙氏所谓"久不治者,令人骨节蹉跌",是对本病晚期病邪深入骨骱,使骨节变形的明确记载;"风之毒害者也",给后世治疗应用祛风解毒之药治疗痹证奠定了基础。此外,孙思邈在《备急千金要方》中收集了如汤、散、酒药、膏摩、针灸等很多的方药和疗法,在今天仍有指导意义。

刘完素的学术核心是"六气皆从火化"和"五志过极皆为热病"。而对痹证的治疗,多主张据症治痹,寒热温凉攻补,各选其宜,并不是片面机械地运用寒凉药物,创制了防风汤、茯苓汤、茯苓川芎汤、升麻汤等有效方剂。这为后世多角度立法处方治痹留下了广阔的空间。张从正主张"邪去正自安"的观点,治疗上采用汗、吐、下三法攻邪,"可用郁金散吐之,吐讫,以导水丸通经散泄之,泄讫,以辛温之剂,发散汗出,则可服当归芍药乳没行经和血"(《儒门事亲·痹》)。并且不论行痹、痛痹、着痹,均以通阳为主,阳气通,气血畅,痹自除。李杲独重脾胃,提出了"内伤脾胃,百病乃生"的论点,认为脾胃虚弱,阳气不能上行充实皮毛,散布百脉,风寒湿乘虚而袭,经气郁而不行,不通则痛,症见痹证初起在上在表之候,治疗从脾胃入手,常用羌活、独活、蔓荆子、升麻、柴胡等升阳风燥药以辛香开泄,而风药又能除湿,湿除则经气流通,其病可疗。朱丹溪首创"痛风"病名,他说:"彼痛风也者,大率因血受热,已自沸腾。其后或涉冷水,或立湿地,或偏取凉,或卧当风,寒凉外搏,热血得寒,汗浊凝涩,所以作痛。夜则痛甚,行于阴也。"并指出本病"大率有痰、风热、风湿、血虚",治法用加减地仙丹、青龙丸、乳香丸等。

明代医家张介宾认为,痹证虽以风寒湿合而痹为大则,但须分阴证、阳证,阳证即为热痹,"有寒者宜从温热,有火者宜从清凉。血虚血燥者,则非养血养气不可"。李中梓的《医宗必读·痹》指出:"治行痹者……大抵参以补血之剂……治痛痹者……大抵参以补火之剂……治着痹者……大抵参以补脾补气之剂。"李中梓认为根据各类痹证的特点,攻补兼施,可达治痹之效。

清代医家程仲龄《医学心悟》则谓病由"三阴本亏,恶邪袭于经络"所致。此外,王清任的《医林改错》提出"痹由瘀血致病"说,书中列身痛逐瘀汤、血府逐瘀汤等方,在治疗上颇具特色。叶天士对于痹久不愈者,有"久病入络"之说,倡用活血化瘀及虫蚁搜剔之品,可谓独辟蹊径。他提出"新邪宜速散,宿邪宜缓攻","虚人久痹宜养肝肾气血"的治疗大法,对现今临床仍有指导意义。

综上所述,中医历代文献中有关风湿病的论述相当丰富,《黄帝内经》开其端,历代医家又从临床实践中加以丰富和发展,使之从理法方药等方面更加完备。

第三节　风湿病的分类

中医对于风湿病的分类方法比较多,临床比较常用的分类方法主要有按病因分类、按病位分类及按临床特征分类等。

一、按病因分类

按病因分类是中医对痹证分类最常用、最通用的方法,这种分类方法始于《素问·痹论》,论曰:"其风气胜者为行痹,寒气胜者为痛痹,湿气胜者为着痹",又"其热者,阳气多,阴气少,病气胜,阳遭阴,故为痹热",都是以病因之风、寒、湿、热分类。《金匮要略》和《伤寒论》明确提出了"风湿"和"湿痹"的病名。如《金匮要略·痉湿暍病脉证并治》有云:"太阳病,关节疼痛而烦,脉沉而细者,此名湿痹。""病者一身尽疼,发热,日晡所剧者,名风湿。此病伤于汗出当风,或久伤取冷所致也。"

1.风　痹

以感受风邪为主,侵犯肌肤、关节、经络,以其性走窜,疼痛游走不定为症状特点。因风为阳邪,"上先受之",故多发于上肢、肩背等处;卫阳不固,腠理空疏,故有恶风、汗出等表现。通常称风痹为"行痹"。

2.寒　痹

因阳气不足,感受寒邪为主,其表现以肢体关节疼痛为著,固定不移,遇寒加重,得热痛减或缓解。《黄帝内经》所谓"痛者,寒气多也,有寒故痛也"。因阳气不足,又寒主收引,其性凝滞,故其症常兼恶寒、肢体拘挛、屈伸不利、脉弦紧等。也称"痛痹"。

3.湿　痹

以感受湿邪为主,湿邪留滞于肢体、关节、肌肉之间,临床表现以上述部位肿胀疼痛、重着麻木为特征。因脾主湿,而湿性黏滞,阻碍气机,故一般湿痹多兼有湿困脾土或脾湿不运及气机不畅等症状,如头重如裹、胸闷纳呆、腹胀身倦、舌苔腻、脉濡缓等。也称"着痹"。

4.热　痹

感受热邪或湿热之邪,或风寒湿邪入里郁久化热,以肌肉关节的红肿热痛,伴有身热、汗出、口渴、舌苔黄腻、脉象滑数为特点。因热为阳邪,且易伤阴津,故红肿明显,常兼有红斑、结节,口渴便干。这种风湿病疼痛显著,关节不能屈伸,医家多称为"关节疼烦"。

5.燥　痹

燥痹是以感受燥邪为主,或由于阳热之邪化燥伤阴,引起肌肉筋骨关节失于濡养而致的一类痹证。因"燥胜则干",故"燥痹"之表现,以阴血津液不足,筋骨关节失于濡养,出现肌肉瘦削、关节不利、口鼻干燥、目干而涩等症为主要特点。

风寒湿热燥诸外邪侵袭,多兼夹而至,很少单独伤人。故上述风、寒、湿、热、燥诸痹,多以某一外邪为主,合邪致病,又以风寒湿痹和湿热痹为多见。

二、按部位分类

根据病变部位进行分类,也是对风湿病分类的一种传统方法,这种分类方法最早见于《黄帝内经》,一直沿用至今。人有五体:皮、肉、脉、筋、骨;五体合五脏:肺、脾、心、肝、肾。五体皆可患痹,称为五体痹。五体痹进一步发展可深入脏腑则称为五脏痹。五脏痹也可影响到其所主之形体组织。五体痹与五脏痹理论至今对临床仍有指导意义。

1. 五体痹

(1)皮痹。皮痹是指风、寒、湿、热、燥等邪气侵袭皮腠而引发的病症,即《黄帝内经》所谓之"以秋遇此者为皮痹"。其中之"秋"以及五体痹中其他节令,虽不排除意指该节令多发,但文中是从五行相合而言,并非仅指秋天感受风寒湿气方成皮痹,主要还应从其症状和病机来分析。皮痹的主要临床特征是皮肤麻木不仁,或肤紧发硬,兼有关节不利,《素问·痹论》谓痹症"在于皮则寒",故又常见寒热瘾疹等证。

(2)肌痹。肌痹为风、寒、湿、热之邪滞留于肌腠之间,肌肉失于濡养,而引起肌肉疼痛酸楚,麻木不仁,渐至肢体痿软无力为主症的病症。《黄帝内经》谓:"以至阴遇此者为肌痹",又云:"痹……在于肉则不仁"。

(3)脉痹。脉痹是指风、寒、湿、热等外邪侵袭于脉络之中,引起血络瘀阻,脉道不通,其临床表现为以皮肤暗紫、麻木不仁、肢体疼痛等为主要特征的病症。皆因"痹在于脉则血凝而不流"所致。因心主血脉,亦兼有心悸气短者。重者脉搏细弱,亦有趺阳、寸口无脉者。

(4)筋痹。筋痹是指风、寒、湿、热之邪滞留于筋脉,使筋脉失养,引起筋脉拘挛、屈伸不利、肢节疼痛等症为主的一类病症。《黄帝内经》谓"痹……在于筋则屈不伸"。大凡腰膝不利、筋脉拘挛、能屈不能伸、抽筋痉挛之类,皆属此症。

(5)骨痹。骨痹是指风、寒、湿、热之邪深入于骨,骨失所养引起的以骨节痛重、活动不利、腰脊酸软、关节畸形为主要特征的病症。此所谓"痹在于骨则重"也。骨痹多为风湿病发展较严重的阶段。因肾主骨,骨痹日久多可影响到肾病,严重者出现肾痹的症状。

2.五脏痹

(1)心痹。心痹为脉痹不已,复感于邪,内舍于心,以心脉痹阻的症状为主要表现的病症。《素问·痹论》指出:"心痹者,脉不通,烦则心下鼓,暴上气而喘,嗌干善噫,厥气上则恐。"可见其主要表现为心中悸动不安,气短而喘,血脉瘀滞,肢节疼痛,脉象细弱或结代等。临床上心痹是常见的五脏痹之一。因心为五脏六腑之大主,不仅脉痹,其他痹证病情发展,亦可影响到心脏引起心痹。

(2)肺痹。肺痹为皮痹不已,复感于邪,内舍于肺,引起以肺气闭阻的症状为主要表现的病症。《素问·痹论》曰:"肺痹者,烦闷喘而呕。"又《素问·玉机真脏论》曰:"今风寒客于人……弗治,病入舍于肺,名曰肺痹,发咳上气。"可见肺痹的主要表现除了关节肿痛、皮肤麻木等外,还会出现胸闷气短、咳嗽喘满之症。

(3)脾痹。脾痹为肉痹不已,复感于邪,内舍于脾,致脾气虚衰,失其健运的病症。《素问·痹论》谓:"脾痹者,四肢懈惰,发咳呕汁,上为大塞。"说明了由于病邪深入,进一步损伤脾胃中气,除肌肤疼痛麻木外,加重了脾胃本身的病变,出现脘痞腹胀,饮食不下,四肢怠惰,或肢体痿软无力、恶心呕吐等症。

(4)肝痹。肝痹为筋痹不已,复感于邪,内舍于肝,导致肝之气血不足,疏泄失职的病症。《素问·痹论》指出:"肝痹者,夜卧则惊,多饮数小便,上为引如怀。"《素问·五脏生成》云:"有积气在心下支肤,名曰肝痹,得之寒湿,与疝同法,腰痛、足清、头痛。"说明肝痹者除肢体拘挛、屈伸不利、关节疼痛外,还可出现少腹胀满、夜卧易惊、胁痛腹胀、腰痛足冷等症。

(5)肾痹。肾痹乃骨痹不已,复感于邪,内舍于肾,引起肾气虚衰,腰脊失养,水道不通的病症。《素问·痹论》谓:"肾痹者,善胀,尻以代踵,脊以代头。"《素问·五脏生成》云:"黑脉之至也……有积气在小腹与阴,名曰肾痹,得之沐浴清水而卧。"肾痹是风湿病发展的晚期阶段。由于肾之阴阳气衰,筋骨失养腰脊不举,且水液代谢失常,故肾痹常表现为严重的关节畸形,四肢拘急疼痛,步履艰难,屈伸不利,或有面色黧黑、水肿尿少等症。

三、按特征分类

有些风湿病在临床上确有其独特的征象或发生、发展、诊治的规律。故至今临床上仍在使用。如历节、痛风、产后痹、狐惑、血痹、周痹、众痹、顽痹、鹤膝风、鼓槌风、鸡爪风、尪痹等,可总称为特殊痹。

1.历节(历节风、白虎历节)

历节,因其表现为周身关节皆痛,故曰历节。言其白虎历节者,因其病昼静而夜发,发即彻髓酸痛不歇,其状如虎之啮,故名之。该病名之含义,一是说明其疼痛之范围,周身关节皆痛;二是说明其疼痛之程度,令人彻痛难忍。此病是指风湿痹痛之甚者。因风寒湿热毒,入于血脉,流注于筋骨关节之间,导致气血不通,筋骨肌肉失养。故其临床特点为关节肿痛,游走不定,昼轻夜重,疼痛难忍,甚则肿大变形,屈伸不利,活动受限。

2.痛　风

痛风之病名为元代朱丹溪首创。痛风是由于人体阴阳失调,湿、热、痰、瘀等病理产物聚于体内,复因饮食劳倦,房事不节,感受外邪,内外相合,气血凝滞不通而发病。多发于足、踝,且突然发作,疼痛剧烈,来去如风,可反复发作,故曰痛风。

3.鹤膝风

鹤膝风是以关节病变之形状特征命名的病症。言其肘膝肿痛,臂胫细小,以其像鹤膝之形,而名曰鹤膝风;若仅只有两膝肿大,不能屈伸,股胫枯细,即谓之鼓槌风。二者均属于风湿病发展到一定阶段的病变。概因三阴亏损,而邪气滞留不解,关节肿痛,肌肉削瘦而致。其表现诚如其名，关节肿痛显露，肌肉瘦削枯萎，胫股部细小，或仅膝关节肿大，屈伸不利，或伴有身头痛等。

4.顽痹

顽痹言痹之顽缠难治者，病情复杂，疗效不显，经久难愈。顽痹多因风寒湿热之邪，留滞于筋骨之间，深入脏腑，正虚邪恋，反复发作。表现为关节肿胀变形，筋脉拘挛，关节僵直屈伸不利，腰膝酸软，肌肉瘦削，行则偻俯，严重者关节痿废不用，并伴有寒热、自汗、短气等全身症状。

5.尪痹

尪痹指关节肿大变形，由当代名老中医焦树德首倡，得到中医风湿病学界的认同，并通过全国学术会议确认，而形成独立的病名。尪痹之发生，主要因寒湿邪重，深侵入肾，久致肾、肝、脾皆虚，风、寒、湿邪深入脏腑筋骨，精髓生化乏源，筋骨肌肉失养，痰浊、瘀血凝滞，而出现上述关节肌肉的病变。因其脏腑虚衰，故同时伴有肝、肾阴阳不足的全身症状。

6.产后痹

产后痹是妇人在产褥期或产后百日内，正气虚弱之时外感风寒湿之邪引起的畏寒怕冷，四肢关节、肌肉疼痛，筋脉拘挛的一种病症。产后痹除见风湿病共有的表现外，还有产后多虚（以气血虚、肝肾虚为主）、产后多瘀（包括气郁）的特点。在治疗方面必须把握这些特点。

第二章 风湿病治法与方药

第一节 风湿病辨治十六法

由于患者体质有强弱，阴阳有盛衰，感邪有偏盛，病位有深浅，以及邪入人体后其从化各异，故临床见证纷繁复杂，有营卫失和、表里同病、寒热错杂、虚实并见、痰瘀互结等不同情况，于是形成了症候的多样性，因此，在临床上需要抓主症，选择合适的治法给予治疗，经过多年临床实践，我们通常采用以下十六法进行辨治。

一、祛风散寒法

祛风散寒法指用具有疏散风邪与温经散寒作用的方药，治疗由于风寒之邪侵袭经络关节所致的风寒痹阻证。

【临床表现】肢体关节冷痛，游走不定，遇寒则痛剧，得热则痛减，局部皮色不红，触之不热，关节屈伸不利，或恶风畏寒，舌质淡红或暗红，舌苔薄白，脉弦紧或弦缓或浮。

【治疗方法】祛风散寒，温经通络。

【代表方剂】

1.麻黄附子细辛汤

组成：麻黄 10g，甘草 10g，附子 6g(炮)。

方义：方中麻黄辛温，长于解表散寒于外，附子温阳散寒于内，细辛由里达表,引邪外出,且有很好的止痛作用。方药虽简,但有较强的祛风散寒止痛作用。

2.防风汤

组成:防风、甘草、当归、赤茯苓、杏仁、官桂各 10g,黄芩、秦艽、葛根各 9g,麻黄(去节)15g,大枣 3 枚,生姜 5 片。

方义:方用麻黄防风祛风散寒;肉桂温经散寒;葛根、秦艽通络解肌止痛;当归养血活血,并有"治风先治血,血行风自灭"之意;茯苓健脾利湿;甘草、姜、枣和中调营。诸药共用具有祛风散寒、活血通络之效。

二、散寒除湿法

散寒除湿法指应用具有散寒除湿作用的方药,治疗寒湿之邪阻滞引起的寒湿痹阻证。

【临床表现】肢体关节冷痛、重着,痛有定处,屈伸不利,昼轻夜重,遇寒痛剧,得热痛减,或痛处肿胀,舌质胖淡,舌苔白腻,脉弦紧或弦缓。

【治疗方法】温经散寒,祛湿通络。

【代表方剂】

1.二仙蠲痹汤(赵和平经验方)

组成:仙茅 10g,淫羊藿 20g,杜仲 30g,狗脊 20g,制附子 10g,桂枝 10g,羌活 15g,独活 15g,防风 10g,当归 15g,鸡血藤 30g,络石藤 20g,川芎 10g,砂仁 10g,白豆蔻 10g。

方义:方中以仙茅、淫羊藿、杜仲、狗脊、制附子散寒除湿、温壮肾阳。羌活、独活防风祛风散寒除湿,配用当归、鸡血藤等养血活血之品,寓有"治风先治血,血行风自灭"之意,且可以制约诸般热药之燥性,以防过用耗伤阴血。本方适用于寒湿轻证。

2.乌头汤(《金匮要略》方)

组成:麻黄、芍药、黄芪、甘草各 9g,(炙)川乌 6g(以蜜 400mL,煎取 200mL,即出乌头)。

方义：方中麻黄发汗宣痹；乌头祛寒止痛；芍药、甘草缓急舒筋；黄芪益气固卫，助麻黄、乌头温经止痛，又可防麻黄过于发散；白蜜甘缓，可解乌头之毒。诸药配伍，能使寒湿之邪微汗而解，则病邪去而疼痛止。

三、祛风散寒除湿法

祛风散寒除湿法指用具有祛风、散寒、利湿作用的方药，治疗因风寒湿邪侵袭留着关节阻滞经络而引起的风寒湿痹阻证。

【临床表现】肢体关节冷痛沉重，痛处游走不定，局部肿胀，关节屈伸不利，气候剧变则疼痛加剧，遇寒痛增，得温则减，恶风畏寒，舌质淡红或暗淡，苔薄白或白腻，脉浮紧、沉紧或弦缓。

【治疗方法】祛风散寒，利湿通络。

【代表方剂】

1.蠲痹汤（《医学心悟》方）

组成：羌活 10g，独活 10g，桂心 6g，秦艽 15g，当归 10g，川芎 10g，甘草（炙）6g，海风藤 15g，桑枝 30g，乳香 6g，木香 6g。

方义：方中羌活、独活祛风除湿；桂心温经散寒；桑枝、秦艽、海风藤祛风通络除湿；当归、川芎、乳香养血活血，通络止痛；木香理气。诸药相伍，共奏祛风散寒除湿之功。风气胜者，加秦艽、防风；寒气胜者，加附子；湿气胜者，加防己、萆薢、薏苡仁；痛在上者，去独活，加荆芥；痛在下者加牛膝；挟有湿热，其人舌干喜冷、口渴溺赤、肿处热辣者，此寒久变热也，去桂心，加黄柏 10g。

四、清热祛湿法

清热祛湿法指用具有清热祛湿作用的方药，治疗湿热之邪流注经络关节，阻滞气血，病势缠绵的湿热痹阻证。

【临床表现】关节或肌肉局部红肿、灼热、疼痛、重着，发热，口渴不欲饮，烦闷不安，溲黄，舌质红，苔黄腻，脉濡数或滑数。

【治疗方法】清热除湿，宣痹通络。

【代表方剂】

1.三仁通痹汤(赵和平经验方)

组成:杏仁 10g,白蔻仁 10g,薏苡仁 50g,滑石 30g,通草 6g,竹叶 10g,厚朴 6g,半夏 15g,海桐皮 30g,汉防己 20g,姜黄 15g,鸡血藤 30g,忍冬藤 30g,土茯苓 30g,蒲公英 30g,全蝎 10g。

方义:方以三仁汤宣上、畅中、渗下,所加之土茯苓、防己清热利湿,鸡血藤、姜黄、全蝎活血通络定痛,湿热分消,经络通畅,痹痛自愈。

2.宣痹汤

组成:防己 15g,杏仁 15g,滑石 15g,连翘 9g,山栀 9g,薏苡仁 15g,半夏 9g,晚蚕沙 9g,赤小豆皮 9g。

方义:方中防己善祛经络之湿,通痹止痛;配伍杏仁开宣肺气,通调水道,助水湿下行;滑石利湿清热;赤小豆、薏苡仁淡渗利湿,引湿热从小便而解,使湿行热去;半夏、蚕沙和胃化浊,制湿于中,蚕沙尚能祛风除湿、行痹止痛;薏苡仁还有行痹止痛之功;更用山栀、连翘泻火、清热解毒,助解骨节热炽烦痛。全方用药,通络、祛湿、清热俱备,分消走泄,配伍周密合理。本方对湿热痹阻证之中湿偏胜者有良效。

五、清热解毒法

清热解毒法指用具有清热解毒作用的方药,治疗热毒化火深入筋骨所致的热毒痹阻证。

【临床表现】关节疼痛,灼热红肿,痛不可触,触之发热,得冷则舒,关节屈伸不利,或肌肤出现紫红色斑疹及皮下结节,高热烦渴,心悸,面赤咽痛,溲赤便秘,甚则神昏谵语,舌红或绛,苔黄,脉滑数或弦数。

【治疗方法】清热解毒,凉血通络。

【代表方剂】

1.牛角解毒汤(赵和平方)

组成:水牛角 30g,蒲公英 30g,地丁 30g,紫背天葵 30g,地龙 15g,

赤芍 30g,鸡血藤 30g,僵蚕 10g,薏苡仁 50g,桂枝 10g,生地 30g,砂仁 10g,白豆蔻 10g。

方义:方中重用水牛角清热凉血解毒,水牛角乃血肉有情之骨药,用于治疗风湿等骨病,有同气相求之妙。蒲公英、地丁、紫背天葵乃取五味消毒饮之意,甘寒解毒而不伤正,地龙、赤芍、鸡血藤活血通络,僵蚕、薏苡仁化痰祛湿消肿。单用解毒之品,恐有凉遏之弊,反佐以桂枝,辛温宣散,使热邪易透,湿邪易除。热之所至,其阴易伤,故配以生地黄,且《神农本草经》载:"干地黄逐血痹,填骨髓,长肌肉,除痹。"本证多见于类风湿关节炎、风湿热及痛风等风湿病的活动期,高热甚者加生石膏,肿甚加防己、泽兰。

2.仙方活命饮

组成:穿山甲 10g,甘草 10g,防风 10g,乳香 6g,没药 6g,赤芍药 10g,白芷 10g,当归 10g,贝母 10g,天花粉 10g,角刺 10g,金银花 15g,陈皮 10g。

方义:方中金银花、天花粉清热解毒消肿;防风、白芷散风消肿;穿山甲、皂角刺消肿定痛;当归、赤芍、乳香、没药凉血活血止痛;陈皮理气化滞。本方具有清热解毒、消肿止痛之功。

六、活血化瘀法

活血化瘀法是采用具有活血化瘀作用的方药治疗瘀血痹阻所致的瘀血痹阻证。

【临床表现】肌肉、关节刺痛,部位固定不移,痛处拒按,日轻夜重,局部肿胀或有硬结、瘀斑,面色暗,肌肤甲错或干燥无光泽,口干不欲饮,舌质紫暗,或有瘀斑,舌苔薄白或薄黄,脉沉涩或细涩。

【治疗方法】活血化瘀,通络止痛。

【代表方剂】

1.通络逐瘀汤(赵和平方)

组成:熟地 30g,当归 15g,赤、白芍各 15g,川芎 10g,土鳖虫 10g,

地龙10g,鸡血藤30g,络石藤15g,丝瓜络15g,甘草6g。

方义:本方以四物汤养血活血,土鳖虫、地龙虫蚁搜剔之品通络定痛,鸡血藤、络石藤、丝瓜络长于通经入络,甘草调和诸药。诸药相伍,共奏养血活血、通络定痛之功。痛甚者加乳香、没药,肾虚者加狗脊、骨碎补,日久不愈者加全蝎、蜈蚣、穿山甲。本方为赵和平主任医师经验方,对风湿痹痛、腰椎间盘突出症、骨关节炎等症属血瘀为主者有一定疗效。

2.身痛逐瘀汤

组成:秦艽15g,川芎10g,桃仁10g,红花10g,甘草6g,羌活10g,没药6g,当归10g,五灵脂10g,香附10g,牛膝10g,地龙10g。

方义:方中秦艽、羌活祛风除湿;桃仁、红花、当归、川芎活血祛瘀;没药、灵脂、香附行气血,止疼痛;牛膝、地龙疏通经络以利关节;甘草调和诸药。全方具有活血祛瘀、通经止痛、祛风除湿的作用。若瘀滞较重者可加土鳖虫、三七;若病久气虚,伴见心悸气短,动则汗出,倦怠乏力等,可加黄芪、红参等以扶助正气。

七、寒温并用法

寒温并用法指用辛温与苦寒药相配伍之方药,治疗风寒湿邪虽已化热但尚未祛除的寒热错杂证。

【临床表现】肢体关节疼痛、肿胀,局部触之发热,但自觉畏寒,或局部触之不热但自觉发热,全身热象不显,关节活动不利,可涉及一个或多个关节,舌红苔白,或舌淡苔黄,或舌苔黄白相兼,脉弦数或弦紧。

【治疗方法】温经散寒,清热通络。

【代表方剂】

1.桂枝芍药知母汤

组成:桂枝12g,芍药9g,甘草6g,麻黄12g,生姜15g,白术15g,知母12g,防风12g,附子10g(炮)。

方义:方中桂枝、麻黄、防风,散湿于表;芍药、知母、甘草,除热于中；白术、附子，驱湿于下；而用生姜最多，以止呕降逆。寒重热轻者，可重用麻黄、桂枝等祛风散寒药，并可加细辛；热重于寒者，加生石膏、金银花；伴阴虚发热者加青蒿、鳖甲。

八、化痰宣痹法

【临床表现】关节肿胀，甚至关节上下肌肤漫肿，肢体顽麻疼痛，皮下可见痰核硬结，伴见头晕目眩，头重如裹，胸脘满闷，恶心，纳呆，泛吐痰涎，久病而形体不瘦，眼睑浮肿色暗，舌体胖色暗，苔白腻，脉沉弦滑。

【治疗方法】祛湿化痰，通络宣痹。

【代表方剂】

1.加味导痰汤

组成：陈皮 10g，半夏 15g，茯苓 15g，制南星 10g，枳实 10g，生姜 10g，甘草 6g，生地 30g，丹皮 10g，秦艽 15g。

方义：方以二陈汤燥湿化痰，制南星、枳实、生姜合入更增其祛痰之力，生地、丹皮、秦艽清热祛湿。全方共奏祛湿化痰、通络宣痹之功。

2.阳和汤加减

组成：熟地 30g，鹿角胶 10g，白芥子 10g，肉桂 6g，炮姜 10g，麻黄 6g，制川乌 6g，制附子 10g，甘草 10g。

方义：熟地大补营血；鹿角胶填精补髓，养血助阳，强筋壮骨；炮姜、肉桂温通经络；麻黄、白芥子通阳散结，化痰祛滞；川乌、附子通行经络，驱逐痰湿；甘草调和诸药。

九、化痰逐瘀法

【临床表现】肢体关节肌肉疼痛，关节常为刺痛，痛处不移，甚至关节变形，屈伸不利或僵硬，关节、肌肤色紫暗、肿胀，按之稍硬，有痰核硬结或瘀斑，肢体顽麻，面色暗黧，眼睑浮肿，或胸闷痰多，舌质紫暗或有瘀斑，舌苔白腻，脉象弦涩。

【治疗方法】活血通络，化痰逐瘀。

【代表方剂】

1.双合散

组成：当归10g,川芎10g,白芍15g,生地30g,陈皮10g,半夏10g,白茯苓10g,桃仁10g,红花10g,白芥子10g,甘草6g。

方义：方中桃红四物汤活血化瘀,二陈汤合白芥子涤痰通络,名曰双合,实乃祛痰逐瘀熔于一炉,为治疗痰瘀互结之常用良方。

2.化痰逐瘀汤(赵和平方)

组成：桃仁10g,红花10g,当归10g,川芎10g,生地30g,白芍15g,制南星10g,僵蚕10g,土鳖虫10g,地龙10g,鸡血藤30g。

方义：方中桃红四物汤、土鳖虫、地龙、鸡血藤养血活血,南星、僵蚕化痰通络,本方适用于痰瘀互结之痹证。如头晕健忘者加石菖蒲10g,远志10g;失眠多梦者加酸枣仁30g,延胡索30g,夜交藤30g,合欢皮20g;挟气虚者加黄芪30g,党参30g;挟有痰火者加全瓜蒌30g,黄芩15g;肢体麻木疼痛者加桑枝30g,桂枝15g。

十、益气养血法

【临床表现】关节肌肉酸痛无力,活动后加剧,或肢体麻木,筋脉肌肉抽搐,肌肉萎缩,关节变形,少气乏力,自汗,心悸,头晕目眩,面黄少华,舌淡苔薄白,脉细弱。

【治疗方法】益气养血,祛邪通络。

【代表方剂】

1.八珍五藤汤(赵和平方)

组成：黄芪30g,党参30g,白术30g,茯苓15g,炙甘草10g,熟地30g,当归15g,川芎10g,白芍15g,鸡血藤30g,络石藤15g,夜交藤30g,海风藤30g,青风藤15g。

方义：方中八珍、黄芪益气养血,五藤蠲痹通络,气血足,经络通,则痹自已。若痹证日久,关节肿大者加僵蚕10g,土鳖虫10g;畏寒怕冷甚者加淫羊藿30g,鹿衔草30g;食少纳差者加生谷芽30g,鸡内金10g。

2.三痹汤

组成:黄芪、续断、人参、茯苓、甘草、当归、川芎、白芍、生地、杜仲、川牛膝、桂心、细辛、秦艽、独活、防风、生姜、大枣各10g。

方义:方中人参、茯苓、甘草寓四君子汤之意,健脾利湿,以强后天之本;生地、当归、白芍、川芎,乃四物汤,有补血养血行血之效;独活、秦艽、防风祛风湿止痹痛;杜仲、牛膝补肝肾、强筋骨、除顽痹;细辛发散风寒、通经活络。诸药合用共奏益气养血、扶正祛邪之功。

十一、滋阴通络法

【临床表现】骨节疼痛,筋脉拘急,运动时加剧,口干心烦,或关节红肿灼痛,变形不能屈伸,昼轻夜重,大便干结,小便短赤,舌质红苔薄或少,脉弦细或细数者。

【治疗方法】养阴增液,蠲痹通络。

【代表方剂】

1.增液蠲痹汤(赵和平方)

组成:生地30g,玄参30g,麦冬30g,石斛30g,当归15g,姜黄15g,海桐皮30g,桑枝30g,络石藤15g,鹿角10g,陈皮15g。

方义:方中石斛养阴增液,濡润经脉;当归养血活血;姜黄、海桐皮、桑枝、络石藤祛风湿、通经络;鹿角温肾阳促进阴药的吸收;陈皮理气,防止诸阴药滋腻,阴液得充,经脉得养,则痹证自除。若肾阴虚甚者加龟板15g,鳖甲15g;痛甚者加全蝎10g,延胡索30g;腹胀者加砂仁10g,白蔻10g;痹痛日久,顽固难愈者可加全蝎、蜈蚣、僵蚕等虫蚁搜剔之品。

2.知柏地黄汤

组成:熟地24g,山药12g,山茱萸12g,茯苓9g,泽泻9g,丹皮9g,知母12g,黄柏12g。

方义:方中重用熟地滋肾填精,辅以山茱萸养肝肾而涩精,山药补益脾阴而固精,三药合用,可肝、脾、肾三阴并补;又配茯苓淡渗利湿,以助山药之益脾,泽泻清泄肾火,并防熟地之滋腻;丹皮清泄肝火,并制山茱萸之温,共为佐使药。三补三泻,相辅相成,加入知母、黄柏养阴清热。全方具有滋补而不留邪、降泄而不伤正之特点。用于治疗阴虚痹证,可加入桑寄生、当归、络石藤等活血通络之品。

十二、调和营卫法

【临床表现】肌肉关节疼痛,肌肤麻木不仁,恶风,汗出,头痛,项背僵痛,身热或啬啬恶寒,翕翕发热,舌质淡红,苔薄白,脉浮缓。

【治疗方法】调和营卫,祛邪通络。

【代表方剂】

1.黄芪桂枝五物汤

组成:黄芪 30g,桂枝 30g,白芍 30g,生姜 60g,大枣 12 枚。

方义:本方以黄芪为君,补益在表之卫气,充肌肤,温分肉,有"治血先治气,气行则血行"之意;桂枝解肌祛风,通阳;黄芪、桂枝同用固表而不留邪,补中有通,鼓舞正气祛邪气;佐以芍药敛阴和营兼除血痹,使营阴充足,血脉通行,是治风先治血之意;生姜、大枣调和营卫,其重用生姜者,以生姜能辛温散寒,能助黄芪、桂枝振奋卫阳,辛散表邪。全方有补益气血、调和营卫、散寒除痹之功。

2.蠲痹汤(《魏氏家藏方》)

组成:黄芪 30g,防风 10g,白术 15g,当归 10g,羌活 10g,姜黄 20g,赤芍 10g,附子 10g,薏苡仁 30g,甘草 6g。

方义:黄芪、白术、防风为玉屏风散,可益气健脾固表;当归、赤芍通络和营;羌活、姜黄、附子、薏苡仁祛风除湿,通络止痛;甘草调和诸药。

十三、补肾通络法

【临床表现】关节畸形,变大,僵硬,屈伸不利,筋脉拘急,伴腰膝酸软,夜尿频多,舌质淡苔薄,脉弦细或沉细等症。

【治疗方法】补肾填精,通络止痛。

【代表方剂】

1.补肾通络丸(孟彪方)

组成:鹿角、淫羊藿、炙川乌、生地黄、鳖甲、全蝎、胆南星、穿山甲、炙马钱子、威灵仙、鸡血藤、白术。

方义:方中鹿角具有补肾阳、益精血、强筋骨的作用。鳖甲善于滋阴清热、平肝息风、软坚散结。鹿乃纯阳之物,鹿角为督脉所发,故善温壮肾督;鳖乃至阴之物,善于养元阴而清虚热。鹿角与鳖甲均为血肉有情之品,两者相配,阴阳并调,以助先天之本。淫羊藿配生地阴中求阳,阳中求阴,对调节免疫功能和防治激素停用后的反跳现象均有佳效。马钱子功擅通经络、散结止痛;全蝎长于熄风止痉、解毒散结、通络止痛;炙川乌辛温大热,强于散寒定痛;穿山甲、威灵仙长于通经络;胆南星化痰浊;鸡血藤活血脉;白术健脾胃以强后天之本。全方标本兼顾,共奏补肾填精、通络止痛之功。

十四、虫蚁搜剔法

【临床表现】关节畸形,变大,僵硬,屈伸不利,舌质暗,脉弦细涩等。

【治疗方法】化痰逐瘀,通络止痛。

【代表方剂】

1.麝香丸(钱远铭方)

组成:海马 30g,全蝎 60g,甲珠 60g,乌梢蛇 60g,蜈蚣 40 条,地龙 60g,丹参 90g,牛膝 60g,麝香 1.5g。上药分制碾为细末,炼蜜为丸,如梧子大。每日 3 次,每次 10 粒,渐增至 20 粒。

方义:麝香丸多用虫类药物,其中全蝎、蜈蚣、乌梢蛇、甲珠等均属祛风疏利、善于穿窜之品,大有消除经络陈痰瘀积之功,非一般草木之品所能及者。其中尤以麝香一味,芳香走窜,大能疏通经络,消肿止痛,协同上述诸药,共奏满意疗效。

2.益肾蠲痹丸(朱良春方)

组成：生、熟地各 150g，当归 100g，鸡血藤 200g，淫羊藿 100g，鹿衔草 100g，淡苁蓉 100g，炙乌梢蛇 100g，炙全蝎 20g，炙蜈蚣 20g，炙蜂房 100g，蕲螂虫 100g，广地龙 100g，土鳖虫 100g，共研极细末。老鹳草 120g，徐长卿 120g，苍耳子 120g，寻骨风 120g，虎杖 120g，甘草 30g，浓煎汁泛丸，如绿豆大。每次服 6～8g，日服 2 次，食后服。妇女经期或妊娠忌服。

方义：本方选用地黄、淫羊藿、骨碎补、当归等温肾壮督之品外，又取钻透剔邪、散瘀涤痰之功的蜂房、全蝎、土鳖虫、乌梢蛇等，共奏益肾壮督、蠲痹通络之效。在立法用药、配伍组方上，标本兼顾，攻补兼施，辨证与辨病相结合，大队虫类药与草木药融为一体，突破了常规用药方法，故临床用于治疗顽痹可收到良好的效果。

十五、温补肝肾法

【临床表现】关节冷痛、肿胀，昼轻夜重，屈伸不利，腰膝酸软无力，足跟疼痛，畏寒喜暖，手足不温，自汗，口淡不渴，毛发脱落或早白，齿松或脱落，或面浮肢肿，或小便频数，男子阳痿，女子月经后衍量少，舌质淡胖嫩，舌苔白滑，脉沉弦无力。

【治疗方法】温阳益肾，祛风散寒，除湿通络。

【代表方剂】

1.附子汤(《宣明论方》)

组成：附子(炮)50g，独活 50g，防风(去苗)50g，川芎 50g，丹参 50g，萆薢 50g，菖蒲 50g，天麻 50g，官桂 50g，当归 50g，黄芪 25g，细辛(去苗)25g，山茱萸 25g，白术 25g，甘菊花 25g，牛膝(酒浸)25g，甘草(炙)25g，枳壳(麸炒，去瓤)25g。共为末，每服 15g，水 1 大盏，加生姜 5 片，煎至 7 分，去滓温服，每日 3 次，不拘时候。

方义：本方主治肾阳不足、风寒湿之邪深侵而致的骨痹。方中附子通行十二经脉，大辛大热，温阳散寒疗痹痛为主药；防风、独活、细辛、草薢祛风散寒除湿,使风寒湿之邪得以外解;山茱萸、牛膝、官桂益肾温阳,共为辅药;川芎、当归活血通络;黄芪、白术、枳壳补气行气;石菖蒲芳香性温,祛湿通窍治耳聋;菊花清利头目;天麻祛风通络,共为佐药;生姜辛温发散,散寒通络为使药。全方具有温阳益肾、散风祛湿散寒、活血通络之效。临证加减:湿重加薏以仁、茯苓、苍术;风胜加白僵蚕、白花蛇;寒重加川草乌、麻黄。

2.独活寄生汤

组成:独活 9g,寄生、杜仲、牛膝、细辛、秦艽、茯苓、桂心、防风、川芎、人参、甘草、当归、芍药、干地黄各 6g。

方义:方中独活、秦艽、防风、细辛祛风除湿,散寒止痛;杜仲、牛膝、寄生,补肝肾,强筋骨,祛风湿;当归、熟地、白芍、川芎养血活血;人参、茯苓、甘草补气健脾;桂心温通血脉。诸药合用,共奏祛风湿、止痹痛、补肝肾、益气血之功。若疼痛较甚可酌加制川乌、地龙、红花;若寒邪偏重者,可酌加附子、干姜;湿邪偏重者,酌加防己、苍术、薏以仁等。

十六、益气养阴法

【临床表现】患者关节肌肉酸楚疼痛,抬举无力,局部肿胀、僵硬、变形,甚则筋肉挛缩,不能屈伸,皮肤不仁或呈板样无泽,或见皮肤结节瘀斑,伴形体瘦弱,倦怠乏力,心悸气短汗出,眼鼻干燥,口干不欲饮,舌胖质红或有裂纹,苔少或无苔,脉沉细无力或细数无力。

【治疗方法】益气养阴,活血通络。

【代表方剂】

1.黄芪桂枝五物汤合生脉散

组成:黄芪 60g,芍药 30g,桂枝 30g,生姜 30g,大枣 30g,党参 30g,麦冬 15g,五味子 10g。

方义:生脉散是益气养阴的代表方剂,有益心气、养血脉之功,合黄芪桂枝五物汤,对阴阳形气不足、久治不愈、气阴两虚的顽痹患者,两方合用旨在调以甘药,用人参、黄芪补益正气,配白芍、五味子、麦冬、生姜、大枣以护阴血助营气,佐以桂枝以通阳解肌。诸药配合,共奏益气和血、濡养筋脉、调营和卫、祛邪除痹之功。临床可酌加忍冬藤、葛根、海桐皮,以舒筋通络,热邪明显时加桑枝、络石藤。

第二节 风湿病常用中药心得

一、蜂 房

为胡蜂科昆虫大黄蜂或果马蜂、日本长脚胡蜂的巢。

【性味】甘,平。有毒。

【归经】肝、胃经。

【功效】祛风止痛,攻毒消肿,杀虫止痒。

【应用心得】

蜂房因得风露日久,善能祛风除湿,行血止痛,为治疗风湿痹痛之要药。鄂西北山区气候寒冷潮湿,患风湿者甚众,山民们常采集屋檐下之露蜂房及山中野川乌,切碎后炒焦研细末,取适量黄酒冲服,或以上药加麦麸炒热后外敷,散寒除痹,每获良效。赵和平主任医师之强力风湿灵药酒即以此对药为主药。蜂房亦归类于虫类药,对类风湿关节炎、强直性脊柱炎等关节僵硬、疼痛、变形均有一定作用,常与蜈蚣、土鳖虫、穿山甲等虫蚁搜剔之品及当归、鸡血藤等养血活血之药配用。治疗急性乳腺炎,可取蜂房剪碎置于铁锅中,以文火焙至焦黄取出,研为极细末,每次3g,用黄酒冲服,每日3次,有一定效果。此外,本品亦常用于治疗喉痹肿痛、瘰疬瘙痒、小儿遗尿、阳痿等病。对于慢性肝炎表现为阳虚者,汪庆安医生常用蜂房治疗,认为本品既能助阳,又能攻毒外出。慢性肝炎见阳虚症状者,毒邪深伏于肝,与湿胶结,加之正气不足,正虚邪恋而缠绵不愈。湿为阴邪,易伤阳气,而蜂房能助阳气,化湿邪,攻毒外出,一药三用。

【用量用法】3～10g,水煎服。

二、猪蹄甲

猪科动物猪的蹄甲。

【性味】咸,平。

【归经】胃、大肠经。

【功效】通经活络,解毒生肌,化痰通乳。

【应用心得】

猪蹄甲我院老中医都称之为豨珠,《神农本草经》谓其:"主五痔,伏热在肠,肠痈内蚀。"验之临床,效果明显。猪蹄甲主要含角蛋白、肽类、氨基酸类、酯类、糖类、甾体化合物、无机盐及多种微量元素等化学成分。现代药理研究证实,猪蹄甲有止血、抗炎、抗感染、催乳、止汗等多种药理作用。猪蹄甲给人的感觉是污秽之物,但本药洗净炒过后不仅不臭,而且还有香味。本药药源广泛,价廉易得,药性似穿山甲而药力略缓,是临床不可多得之良药。因猪蹄甲中含有的胆固醇单体及锌、硒等微量元素,与穿山甲基本一致,故常用猪蹄甲作为穿山甲的代用品使用。赵和平主任医师认为,本品长于通经络、止痹痛、化瘀浊、通肠道,配鸡血藤、红藤、穿破石、穿山龙等可治疗风湿痹痛;配红藤、败酱草可治疗肠痈;配艾叶、苦参、鸡屎藤等可治诸痔疾;配三棱、莪术、白芥子、王不留行可治疗子宫肌瘤、卵巢囊肿;配黄芪、当归、通草可治疗产后乳少。

【用量用法】10 ~ 20g,水煎服,入丸散每天 1 ~ 3g。

三、白花蛇

为眼镜蛇科动物银环蛇的幼蛇或蝰科动物五步蛇的干燥尸体。

【性味】甘、咸,温。有毒。

【归经】肝、脾经。

【功效】祛风通络,定惊止痉,镇痛消症。

【应用心得】

蛇性走窜,善行而无处不及,实为祛风良药,朱良春老中医谓其能外达皮肤，内通经络，而透骨搜风之力尤强，称其为"截风要药"。凡疠风顽痹，肢体麻木，筋脉拘挛，半身不遂，口眼㖞斜，惊痫抽掣，瘾疹瘙痒，症势深痼，而风毒壅于血分者，均以此为主药，屡屡获效。治疗类风湿关节炎可采用朱老"蛇蝎散"：全蝎15g，白花蛇20g，六轴子4.5g，炙蜈蚣10条，钩藤30g，共研细末，分作10包。每次服1包，第1d服2次，以后每晚服1包，服完10包为一个疗程。经临床验证，此方对强直性脊柱炎、腰椎间盘突出症、骨关节炎及其他风湿顽痹均有一定疗效。对于诸般顽痹、筋脉拘挛、关节不利、肌肉顽麻者也可采用谢海洲经验方：白花蛇1条，全蝎5g，当归10g，川芎10g，地龙10g，羌活10g，独活10g，防风6g，威灵仙15g，水煎服（《谢海洲用药心悟》）。治疗中风口眼㖞斜，半身不遂，常与防风、羌活、当归等配伍，如《濒湖集简方》白花蛇酒。此外，本品亦常用于治疗小儿惊风抽搐及各种皮肤顽疾。

【用法用量】水煎服，3～9g；研末吞服，每次0.5～1g，每日2～3次。或浸酒、熬膏、入丸、散服。

四、乌梢蛇

为脊椎动物门游蛇科动物乌梢蛇除去内脏的干燥躯体。

【性味】甘，平。

【归经】肺、脾、肝经。

【功效】祛风通络，定惊止痉。

【应用心得】

乌梢蛇善行，长于祛风通络，定惊止痉。现代药理研究证明其有抗炎、镇痛、镇静、抗惊厥等作用。临床常用于治疗风湿顽痹、筋肉麻木拘挛等，尤其以偏于风寒、游走不定者最好，可配伍羌活、秦艽、防风等。孟彪主任医师以本药为主配伍葛根、鹿衔草、当归、川芎等治疗颈椎病效果亦佳。治疗慢性湿疹、荨麻疹等风热留于皮肤的疾患，可配伍徐长卿、白鲜皮等。用于治疗破伤风惊痫、抽搐可配伍白花蛇、蜈蚣，如《圣济总录》中的"夺命散"。

【用量用法】入煎剂用6～12g；研粉吞服，每次2～3g；亦可浸酒服。

五、穿山甲

为鲮鲤科地栖性哺乳动物鲮鲤的干燥鳞甲。

【性味】咸,微寒。

【归经】肝、胃经。

【功效】活血散结,通经下乳,消痈溃坚。

【应用心得】

穿山甲,味淡性平,气腥而窜,其走窜之性,无微不至,故能宣通脏腑,贯彻经络,透达关窍,凡血凝血聚为病,皆能开之。以治疗痈,放胆用之,立见功效。并能治症瘕积聚,周身麻痹,二便秘塞,心腹疼痛。若但知其长于治疮,而忘其他长,犹浅之乎视山甲也(《医学衷中参西录》)。用于风湿痹痛日久入络之肢体拘挛、关节畸形、强直等症,常以穿山甲配伍土鳖虫、僵蚕、蜂房等能化痰逐瘀、通络止痛。用于症瘕痞块、瘰疬等症,常以本品配伍三棱、莪术、丹参、鳖甲等同用;若属气滞痰凝,则应配伍行气、软坚药同用,治疗风湿病伴有皮下结节,如脂膜炎、结节性红斑后期等,常配伍猫爪草、山慈菇等。用于产后乳汁不下,可配伍王不留行、通草,气血不足者可再加黄芪、当归、人参等以补益气血,则效果更佳。因为穿山甲为国家二级保护动物,药源已逐渐稀少,且价格较贵,故多研面冲服,有效而且节约药材。

【用量用法】内服:3～9g,水煎服;研面服:1～3g;外用:适量。

六、全　蝎

为钳蝎科动物东亚钳蝎的干燥虫体。

【性味】咸,微平。有毒。

【归经】肝经。

【功效】息风止痉,攻毒散结,通络止痛。

【应用心得】

张寿颐曰:"蝎乃毒虫,味辛,其能治风者,盖亦以善于走窜之故,则风淫可祛,而湿痹可利。"本品特长有三:一为长于通络,《玉楸药解》

谓其:"穿筋透骨,逐湿除风。"故常用于风湿顽痹;二为善于解痉,故可用于面神经痉挛,小儿惊风及阵发性咳嗽等顽症;三为善于定痛,故常用于治疗顽固性偏正头痛。带状疱疹后遗神经痛临床治疗颇难,但经过反复观察,全蝎对此有较好的止痛作用,可取本品研末冲服,每次服2g,每天3次,如配用辨证的汤剂则效果更佳。治疗风湿顽痹,可以本品配伍蜈蚣、威灵仙、鸡血藤、马钱子、穿山甲等;用于治疗顽固性偏正头痛,朱良春老中医常以本品配伍钩藤、紫河车。此外,本品亦可用于治疗疮疡肿毒、瘰疬痰核等症。本品有一定毒性,用量不可过大。在常量下服用,虽无明显副作用和毒性,但仍属窜散之品,血虚生风者忌用,孕妇慎用。一般认为全蝎药力在尾,尤其治破伤风、急惊风之抽搐、痉挛,用蝎尾较好,治中风半身不遂用全蝎较好。但目前药房一般并未细分头、身、尾,而是用全蝎。

【用量用法】3～10g,水煎服;研粉吞服,每次0.6～2g;外用适量。

七、蜈　　蚣

为蜈蚣科节足动物少棘巨蜈蚣的干燥全体。

【性味】辛、咸。有毒。

【归经】肝经。

【功效】祛风止痉,通络止痛,攻毒散结。

【应用心得】

张锡纯说:"(蜈蚣)其性尤善搜风,内治肝风萌动,癫痫,眩晕,抽掣,外治风中经络,口眼歪斜,手足麻木。"在临床上凡风动抽搐或顽麻疼痛,诸药无效者,配用本品,多能奏效。治疗风湿痹痛,多与全蝎配伍,息风止痛作用尤佳。蜈蚣脊柱特别发达,以通达督脉见长,故常用于强直性脊柱炎的治疗。但虫类药物偏燥,久用有伤阴燥血之嫌,可与生地、当归养血之品相伍,则无斯弊。此外,本品外用尚可治疗疮疡肿毒、瘰疬溃烂、蛇虫咬伤等。

【用法用量】内服:入散剂0.6～1g,入煎剂1～2条。外用:适量。

八、僵　蚕

为蚕蛾科昆虫家蚕的幼虫在未吐丝前,因感染白僵菌后发病致死的干燥虫体。

【性味】咸,平。

【归经】肝、肺经。

【功效】祛风定惊,通络定痛,化痰散结。

【应用心得】

僵蚕僵而不腐,得清化之气,故又名"天虫",是治疗温病最为常用的药物,如杨栗山《寒温条辨》中首推本品和蝉蜕为治疗时行温病的要药。本品常于通络定痛,临床可用于治疗各种风湿痹痛。治疗重型类风湿关节炎,反复发作,久治未愈而寒湿偏胜者,可采用朱良春老中医的"五虎汤"(炙僵蚕、炙全蝎各 6g,蜈蚣 3 条,制川乌、草乌各 3g)多可收效。治疗风湿痹痛证属痰瘀互结者,赵和平主任医师常以僵蚕配伍土鳖虫,以化痰逐瘀;痰重者可加白芥子;瘀血明显者,可配地龙、鸡血藤等以增强疗效。此外,本品亦常用于痰核瘰疬、惊风抽搐及风热头痛、目赤、咽喉肿痛、喉痹等症。

【用量用法】5～10g,水煎服。

九、地　龙

为巨蚓科动物参环毛蚓、通俗环毛蚓、威廉环毛蚓或栉盲环毛蚓的干燥体。

【性味】咸,寒。

【归经】肝、脾、膀胱经。

【功效】通络止痛,清热定惊,平喘利尿。

【应用心得】

地龙善于通络止痛,故适用于经络阻滞、血脉不畅、肢节不利的痹证。因其性寒故尤适宜于治疗热痹,常与防己、络石藤、忍冬藤、桑枝等除湿热、通经络药物配伍;若用治风寒湿痹、肢体关节麻木、疼痛、屈

伸不利等症，可与川乌、草乌、南星、乳香等祛风散寒、通络止痛药配
伍，如《太平惠民和剂局方》小活络丹。对于痰瘀互结者，赵和平主任
医师常以僵蚕与地龙相配，效果较佳。《本草纲目》言其"性寒下行，性
寒故有解诸热疾，下行故能利小便，治足疾而通经络也"。现代药理研
究表明，本品含蚯蚓解热碱、蚯蚓素、蚯蚓毒素等，有解热镇静、抗惊
厥、扩张支气管等作用。临床上常用于治疗高热惊厥、癫狂、肺热哮
喘、小便不利、尿闭不通、气虚血滞之半身不遂等。此外，本品外用对
于流行性腮腺炎亦有较好的疗效。方法：捉五六条鲜蚯蚓冲去泥土，
放入一小碗内，添一匙白砂糖，静置 15min，即可看到渗出的液体，清
澈透明，用敷料蘸浸此药液糊贴到患处，每 3h 换一次，1～2d 即愈
（《杏林薪传》）。

【用法用量】内服：水煎服，4.5～9g；鲜品 10～20g，研末吞服，每
次 1～2g。外用：适量。

十、土鳖虫

为鳖蠊科昆虫地鳖或冀地鳖的雌虫干燥体。

【性味】咸，寒。有毒。

【归经】心、肝、脾经。

【功效】逐瘀，破积，通络，理伤。

【应用心得】

《长沙药解》说它"善于化瘀血最补损伤"。《本草经疏》认为土鳖
虫"治跌打扑损，续筋骨有奇效"。本品活血疗伤，续筋接骨，为伤科要
药，治骨折伤痛，配自然铜、骨碎补、乳香等祛瘀接骨止痛，如《杂病源
流犀烛》接骨紫金丹；骨折伤筋后筋骨软弱，常配续断、杜仲等壮筋续
骨，达到促进骨折愈合和强筋骨的目的，如《伤科大成》壮筋续骨丸。
临床上治疗跌打损伤引起的腰痛单用土鳖虫焙干研面，每服 3g，每天
2 次，一般服用 3d 即有良效。本品为虫蚁搜剔之品，善于走窜，具有
使"血无凝者，气可流通"之功用，故常用于治疗久痹顽痹，因痹证日久
多有痰瘀互结，故临床常以本品与僵蚕作为对药治疗各种顽痹，对于

关节肿痛及变形者尤为适合。本品配伍益母草、仙鹤草尚可治疗顽固性蛋白尿。土鳖虫药性平和，活血而不伤气血，无论证属虚实，只要挟瘀，其舌质紫暗或有瘀斑瘀点之顽病久病均可用之。孕妇及无瘀血者忌用。

【用量用法】入汤剂3～9g；研末服1～3g，以黄酒送服为佳；或入丸、散。

十一、水牛角

牛科动物水牛的角。

【性味】苦、咸、寒。

【归经】心、肝经。

【功效】清热解毒，凉血止血。

【应用心得】

水牛角咸寒入血，可清血分热毒，本品乃血肉有情之骨药，用于治疗风湿等骨病，有同气相求之妙。治疗风湿热痹，包括类风湿关节炎、风湿热及痛风等风湿病的活动期，以关节红肿热痛，痛势较剧，舌红苔黄腻，脉滑数为特征者，可配伍蒲公英、地丁、紫背天葵、地龙、赤芍、生地、砂仁、白豆蔻等；赵和平主任医师曾创有牛角解毒汤一方，专为风湿热痹所设，经过多年临床验证，效果尚佳。本品治疗过敏性紫癜常配伍槐米、连翘；治疗各种血证常配伍仙鹤草、黄芩等。此外，临床常把本品作犀角的代用品而用于热入营血所致的高热、神昏、惊风抽搐及吐血发斑等。本品药源广泛，价格低廉，凡血分有热者，皆可配用。但本品力量较弱，量少难以为功。

【用量用法】30～50g，水煎服。

十二、狗　　骨

为犬科动物狗的骨头。狗杀死后，剔去骨骼上的筋肉，将骨挂于当风处晾干。不能曝晒，以免走油变色，以四肢骨为佳。

【性味】甘、咸、温。

【归经】脾、肝、肾经。

【功效】强壮筋骨，驱风定痛。

【应用心得】

狗骨作用类似于虎骨，而力量稍弱。狗骨能补肝肾，强筋骨，祛风定痛，《四川中药志》谓本品"治风湿关节痛，冷骨风痛，腰腿无力及四肢麻木"。临床上常以本品作为虎骨的代用品，用于治疗筋骨软弱，足膝无力，行走艰难，筋骨疼痛挛急，屈伸不利，白虎历节，疼痛走注等。可与其他补肝肾、祛风湿之品配用，也可研面和水煎服，亦可熬膏用。王为兰老中医狗骨胶制法可供参考，其方法如下：

【组成】狼狗骨 5 000g，黄酒 160g，冰糖 250g。

【制法】取骨用刀刮净筋肉，或置冷水中浸泡，勤换水，待筋肉腐烂，捞出刮净，用清水洗净，打碎，置锅内，注入适量清水，用武火加热煮熬，注意保持一定水位及沸点。煮熬 8 ~ 10h，取出汤液，再加清水煮熬，反复出汤 4 次，置容器内沉淀滤净，将滤净的汤液置锅内用武火加热。间断搅拌，捞出泡沫，随着药液的浓度增加，酌减火力，保持微沸，约 12h。将冰糖加入汁内，待冰糖溶化，浓度加大，加入黄酒，不断搅拌。8 ~ 10h 后，改用微火，待浓度呈极黏稠，起大泡，表面有丝状物时取出，趁热倾入抹麻油的胶槽内。冷凝后，按规格切成小块，置阴凉避风处。约 10d 翻动 1 次，干燥后，垫防潮纸装盒包装。

【用法用量】内服：浸酒或烧存性研末，每次 1.5 ~ 3g。狗骨胶可每服 3 ~ 10g，黄酒炖化服用，或入汤药中烊化。外用：适量，煅黄研末调敷。

十三、蚂　蚁

为蚁科动物丝光褐林蚁及拟黑多翅蚁等多种无毒蚂蚁的全体。

【性味】咸、酸，平。

【归经】肝、肾经。

【功能主治】补肾益精，通经活络，解毒消肿。

【应用心得】

蚂蚁又名玄驹,是一种温和的滋补良药,能够扶正固本、补肾益精,除了有很好的补益作用外,对风湿类疾病也有很好的治疗作用。痹证的发生主要是由于素体肾气亏虚,风、寒、湿三邪侵袭,经络气血运行不畅,筋骨失养,日久则渐致筋挛骨松,关节变形,不得屈伸。肾主骨,藏精生髓,肝主筋,肝肾同源,肝肾共养筋骨,肾虚则髓不能满,肝虚则筋不利。而蚂蚁可补肾驱寒,养肝荣筋,并能祛瘀通络,实乃治本之法。虽起效慢,但无毒无害,远期疗效可观。为了加强疗效,也可配伍应用黄芪、淫羊藿、枸杞子、骨碎补等益气、抗风湿、补肾、健骨的中药。本品除了治疗风湿病,也常用于治疗肾虚、头昏、耳鸣、失眠、多梦、阳痿、遗精等病。

【用法用量】内服:研末,2～5g;或入丸剂;或浸酒饮。外用:适量,捣烂涂敷。

十四、蚕　沙

为蚕蛾科昆虫家蚕幼虫的干燥粪便。

【性味】辛、甘,温。

【归经】肝、脾、胃经。

【功效】祛风除湿,活血通经。

【应用心得】

蚕沙为蚕之粪便,为秽浊之品,能以浊治浊,长于清理经络及肠道之湿浊。如《温病条辨》的名方宣痹汤,即是以本品配伍防己、滑石、连翘、栀子、薏苡仁等清热除湿药治疗湿热蕴于经络,寒战热炽,关节红肿烦痛等症。病在上肢者,可配桑枝、桂枝;病在下肢者,可配独活、牛膝。治疗类风湿关节炎,病久关节变形,僵硬不遂,可用本品与白花蛇、全蝎、蜂房、僵蚕、白芥子等相配以搜风湿、化痰浊而止痹痛。本品与吴茱萸、木瓜等配伍常用于治疗湿邪所致腰痛、呕吐、腹泻、小腿腓肠肌痉挛等,方如王孟英的蚕矢汤。湿浊较重,头晕颈痛者也可用本品制成药枕,睡时枕于颈下亦有一定作用。

【用量用法】10～15g,水煎服。

十五、雷公藤

为卫矛科植物雷公藤的根。

【味】苦、辛、凉。有大毒。

【归经】肝、肾经。

【功效】清热解毒,祛风除湿,舒筋活血,通络止痛,杀虫止痒。

【应用心得】

本品具有通行十二经络之力,临床常用于治疗风湿痹痛,如类风湿关节炎、强直性脊柱炎及其他风湿免疫类疾病,多有较好的疗效。现代药理研究证实,雷公藤含有 70 多种成分,具有 10 多种药理作用,尤其是具有较显著的抗炎作用,且其大多数成分具有免疫抑制作用,少数呈免疫调节作用,恰好是对类风湿关节炎发病机制中的主要环节发挥作用。雷公藤副作用较多,其中对生殖系统的影响在一定程度上限制了本药的应用。育龄女性服药 2 ~ 3 个月后会出现月经紊乱,主要为月经量减少,服药长者闭经发生率为 30%~ 50%。为了减少以上副作用, 我们常采用以下措施:①雷公藤常用 6 ~ 10g, 配用鸡血藤30g,鸡血藤具有调经作用(雷公藤能使部分病人出现白细胞减少,而鸡血藤能升高白细胞)。也可以配用当归、熟地等养血之品。②如果病人出现了较为严重的月经紊乱,则先停用雷公藤,改用马钱子或青风藤,等月经调理正常后再用雷公藤。因雷公藤毒性较大,部分患者口服后可出现消化道反应,如恶心、腹胀、轻度腹痛、胃纳减退、腹泻等,此时可减少药量或口服香连丸即可缓解。对于患者出现头晕、口干、口腔黏膜糜烂、咽痛、皮肤瘙痒、皮疹等副作用者,汤药中加入对症治疗的药物多可减轻或缓解。

【用量用法】成人可用 6 ~ 15g,水煎服,小儿酌减。

【注意事项】本品有大毒,用药剂量不宜过大,年老体弱者更应加倍注意。为了减少不良反应,须严格去净二层根皮,药用木质部分,煎剂宜煎熬 1h 以上。饭后服用可减轻消化道反应。用药过程中定期检查血常规、尿常规、肝肾功能,必要时停药。有心、肝、胃、肾、脾等脏器疾病的患者及青年妇女慎用,孕妇忌用。

【急性中毒与解救】本品毒性大,有服叶 2～3 片发生中毒者,服用嫩芽 7 个(约 12g)或根皮 30～60g 可以致死,甚至食用雷公藤花酿制的蜂蜜亦可引起中毒。一般内服后约 2h 出现症状,如煎服同时饮酒者,症状出现更早、更重。中毒症状为剧烈呕吐、腹痛、腹泻、血便、胸闷、气短、心跳无力、脉搏细弱、血压下降、发绀、体温下降、休克及呼吸衰竭。两三日后发现脱发、浮肿、尿毒症以致急性肾功衰竭。一般在中毒后 24h 左右死亡,最多不超过 4d。如中毒后能度过 5d,预后较好。本品急性中毒可采用一般急性中毒解救措施,对症治疗。还应给予低盐饮食。民间常服鲜羊血 200～300mL,也有人研究可用兔胃解毒,疗效有待观察。(《中药药理与应用》,人民卫生出版社 1983 年版)

十六、鸡血藤

为豆科攀援灌木密花豆(三叶鸡血藤)或香花崖豆藤(山鸡血藤)的藤茎。

【性味】苦、微甘、温。

【归经】肝、肾经。

【功效】补血行血,舒筋活络,强筋健骨。

【应用心得】

本品温而不燥,补而不滞,既能补血又能行血,守走兼备,尤其适用于痹证日久,血虚体弱者。《本草纲目拾遗》称"其藤最活血,暖腰膝,已风瘫"。鸡血藤的成分有鸡血藤醇,其药理表现为补血、显著抗炎、较强抑制前列腺素生物合成,以及对细胞免疫功能双向调节作用。本品色红专入血分,藤类又长于入络,故本品长于治疗风湿痹痛、肢体麻木、腰膝酸痛等,多配伍四物汤或红藤、络石藤、雷公藤等祛风湿药物。若是老人手足痿弱、麻木、瘫痪、眩晕,由于血脉瘀滞之类中风等症者,如脑血管意外所致的肢体瘫痪,可在病情稳定期用鸡血藤调气补血,行滞活络,常配桑椹、丹参、杜仲、山萸肉等药。治疗血栓闭塞性脉管炎可配伍忍冬藤、当归、玄参、党参、蜈蚣、川牛膝、丹参、石斛、鹿角霜等。治疗原发性血小板减少性紫癜，可配伍仙鹤草、升麻、栀子等。此外，本品也常用于月经不调、经闭腹痛、白细胞减少症等疾病的治疗。可以水煎服，亦可以熬制鸡血藤膏配合中药内服或作为疾病巩固治疗时服用。鸡血藤甘温无毒，性较温和，一般小剂量（10～20g）养血和血，中剂量（20～30g）活血通经，大剂量（30～150g）逐瘀通络止痛。

【用量用法】10～150g，水煎服；亦可浸酒服。

十七、青风藤

为防己科落叶木质藤本植物青藤或青风藤科植物青风藤的干燥藤茎。

【性味】辛、苦，微温。

【归经】肝、脾经。

【功效】祛风除湿，通络止痛，利水消肿。

【应用心得】

《本草便读》云："凡藤蔓之属，皆可通经入络，盖藤者缠绕蔓延，犹如网络，纵横交错，无所不至，其形如络脉。"青风藤长于祛风除湿、通络止痛，临床常用于治疗各种风湿痹痛，因又能利水消肿，故对于下肢肿胀明显者效果尤佳。《本草汇言》载："青风藤，散风寒湿痹之药也，能舒筋活血，正骨利髓。故风病软弱无力，并劲强偏废之症，久服常服，大建奇功。"《本草纲目》载："治风湿流注，鹤膝风，麻痹瘙痒，损伤疮肿，入酒药中用。"用于热痹，关节红肿热痛者，用青风藤15g、汉防己9g配伍水煎服，名为清防饮；治疗腰椎间盘突出症，可用青风藤30g、黄芪60g、黑豆30g，水煎服，有一定疗效。青风藤主要含有青藤碱、青风藤碱、双青藤碱等，其药理作用为具有显著的抗炎、镇痛、抑制免疫、镇静、释放组胺等作用。临床观察本品治疗风湿痹痛确有疗效，但青藤碱组胺释放作用可促使肥大细胞和嗜碱性粒细胞释放组织胺，导致皮肤瘙痒、潮红、出汗等不良反应，故服用本品宜从小量服起，如无过敏反应可加大剂量，或配用徐长卿30g、地肤子30g即可减轻不良反应。此外，本品亦可用于跌打瘀肿，无论内服还是外敷，均有助于消肿散瘀。

【用法用量】内服：每次 10 ～ 15g，水煎服。外用：适量。

【附注】青风藤根部在四川、河南作汉防己用，湖北以华防己和木防己藤茎作青风藤，广西用青风藤科青风藤藤茎，福建以茜草科植物鸡矢藤藤茎作青风藤。日本称青藤为汉防己，实际上与我国正品汉防己并不相同。上述复杂品种，仅华防己藤与青藤近似，但均不是正品，与青藤显著不同，应加以鉴别。

十八、海风藤

为胡椒科常绿攀援藤本植物风藤的藤茎。

【性味】辛、苦，微温。

【归经】肝经。

【功效】祛风除湿，通经活络。

【应用心得】

《本草再新》认为本品："行经络，和血脉，宽中理气，下湿除风，理腰脚气，治疝，安胎。"《浙江中药手册》载："宣痹，化湿，通络舒筋。治腿膝痿痹，关节疼痛。"用于治疗风湿痹痛、关节不利、筋脉拘挛及跌打损伤疼痛，常配秦艽、当归、桂枝、桑枝等，如《医学心悟》蠲痹汤和松枝酒均配有海风藤。现代药理研究证实：海风藤成分有细叶青蒌藤素、黄酮类等，其药理表现为抗炎、镇痛、抗血小板聚集及提高心肌对缺氧的耐受性，海风藤又能阻断皮肤血管通透性增强反应，可用于治疗类风湿关节炎、结缔组织病的肿胀疼痛等。本品对反应性关节炎、类风湿关节炎、骨关节炎、坐骨神经痛、颈椎病，均有一定效果。因本品擅长治疗关节游走性疼痛，故称为"截风要药"。但本品力缓，少用难以为功。

【用法用量】内服：10 ～ 30g，水煎服；大剂量可用至 50g。外用：适量，浸酒外敷。

十九、忍冬藤

为忍冬科多年生绿缠绕灌木金银花的幼嫩藤茎。

【性味】甘,寒,无毒。

【归经】心、肺、脾、胃经。

【功效】清热解毒,散结消肿,通经活络。

【应用心得】

本品性寒而不伤胃,燥湿而不伤阴,是祛风通络药中少数性凉而药性平和的中药。《本草纲目》载本品可治疗"一切风湿气及诸肿毒,痈疽疥癣,杨梅诸恶疮,散热解毒"。本药是治疗风湿类疾病的常用药物,对类风湿关节炎、反应性关节炎、骨关节炎、颈椎病、痛风等,均有一定的效果,现代药理研究认为本品主要含黄酮类忍冬苷和绿原酸等成分。其药理作用主要表现为抗炎止痛、抑制体液免疫、抗过敏、抗变态反应作用。治疗风湿热痹我们常配伍土茯苓、苍术、黄柏、薏苡仁、川牛膝、络石藤、蒲公英等,本品既可以水煎内服,又可以水煎外洗,还可以泡酒服。外洗治痹我们常采用:忍冬藤、鸡血藤、海风藤、络石藤、雷公藤、威灵仙各30g,煎水熏洗患处。复方忍冬藤酒方:忍冬藤60g,鸡血藤30g,徐长卿30g,威灵仙30g,乌梢蛇15g,红花15g,对治疗多种风湿痹痛有较好的疗效。本药亦可用于治疗温病发热、热毒血痢、传染性肝炎、痈肿疮毒等。

【用法用量】内服:煎汤,9～30g;入丸、散或浸酒。外用:煎水熏洗、熬膏贴或研末调敷。本品甘寒无毒,鲜者用量可加大。

二十、络石藤

为夹竹桃科植物络石的干燥带叶藤茎。

【性味】苦,微寒。

【归经】心、肝、肾经。

【功效】祛风通络,凉血消肿。

【应用心得】

《要药分剂》云:"络石之功,专于舒筋活络,凡患者筋脉拘挛不易伸屈者,服之无不获效,不可忽之。"《本草正义》载:"此物善走经脉,通达肢节,今用以舒节活络,宣通痹痛甚验。"本品苦可燥湿,寒可清热,故尤其适用于湿热痹证,对关节肿痛者效果尤佳。临床常配用忍冬藤、秦艽、生地、桑枝等。治疗筋骨疼痛,亦可单用本品泡酒服,亦有一定效果。《神农本草经》谓其"主痈肿不消,喉舌肿,水浆不下",可见本品有消肿功能。《近效方》有"治疗喉痹咽塞,喘息不通,须臾欲绝,用络石藤一百克,煮水一大碗,徐徐服下,极效"的记载,验之临床,确有一定疗效。另外,本品亦有一定祛风止痒作用,对于各种皮肤瘙痒,可配伍夜交藤、蝉蜕、徐长卿等内服外用均可。

【用量用法】10～30g,水煎服。

二十一、红　　藤

为木通科植物大血藤的干燥藤茎。

【性味】苦,平。

【归经】大肠、肝经。

【功效】祛风止痛,活血通络,清热解毒。

【应用心得】

红藤色红,藤类中空有孔,既入血分,又入气分,长于通经活络。治疗风湿痹痛,腰腿疼痛,关节不利,常与独活、鸡屎藤、鸡血藤等药同用,亦可单用本品泡酒或与鸡血藤、杜仲、木瓜、五加皮、鸡矢藤等泡酒服。本品既能清热解毒、活血化瘀,又能祛腐排脓,乃治疗肠痈腹痛之要药。本品亦为伤科要药,常用于跌打损伤的治疗,内服或配成膏药外用,均有效验。本品亦可用于癥瘤的治疗。

【用法用量】水煎服,9～30g。外用适量。

二十二、夜交藤

为双子叶植物药蓼科植物何首乌的藤茎或带叶藤茎。

【性味】甘、微苦,平。

【归经】心、肝经。

【功效】养血安神,祛风通络。

【应用心得】

药理研究表明本品有镇静催眠作用。临床常用于治疗阴虚血少之失眠多梦、心神不宁、头目眩晕、皮肤痒疹等症,也可用于治疗血虚血瘀引起的各种风湿痹痛。治疗失眠可配伍酸枣仁、延胡索、五味子、合欢花;治疗皮肤瘙痒常以本品 60g 配伍徐长卿、白鲜皮、刺蒺藜,水煎内服或外洗;治疗风湿痹痛常配伍合欢皮、徐长卿、威灵仙、鸡血藤、络石藤等。

【用法用量】内服:入煎剂 10 ～ 30g,大剂量可用 60g。外用:适量。

二十三、天仙藤

为马兜铃科多年生攀缘草本植物北马兜铃的带叶干燥草质藤茎。

【性味】苦,温。

【归经】肝、脾经。

【功效】活血通络,利湿消肿。

【应用心得】

用于风湿痹痛、腰腿痛、关节肿痛。天仙藤能行气活血通络,有较好的镇痛作用,且能利湿浊、消水肿,临床可根据证型配入祛风除湿剂中应用。如治疗肩臂痛,可配伍姜黄、羌活、白术、半夏等药,如《仁斋直指方》的天仙散。此外,本品也可用于治疗气血不通之心腹痛、产后腹痛、症瘕积聚及奔豚疝气作痛。

【用量用法】6 ～ 10g,大剂量可用 10 ～ 20g,水煎服。

二十四、麻　黄

为麻黄科植物草麻黄、木贼麻黄、中麻黄的草质茎。

【性味】辛、微苦,温。

【归经】肺、膀胱经。

【功效】发汗解表,宣肺平喘,利水消肿,散寒通滞。

【应用心得】

用于治疗寒湿犯表或风湿痹证初起,症见发热恶寒、身体烦疼、肢节酸痛不适者,可配伍桂枝、杏仁、甘草、白术,如《金匮要略》的麻黄加术汤。用于外感风寒,寒邪在表,脉浮紧,头身肌肉紧张而疼痛者,常与桂枝配伍,如麻黄汤。用于治疗水肿,腰以上肿者可发汗,腰以下肿者可利小便,麻黄既能发表,又可利水,故两擅其能,灵活配伍可用于多种水肿。

【用量用法】3～10g,水煎服。

二十五、桂　枝

为樟科植物常绿乔木肉桂树的干燥嫩枝。

【性味】辛、甘,温。

【归经】心、肺、膀胱经。

【功效】发汗解肌,温通经脉,助阳化气。

【应用心得】

桂枝为桂树的枝条,故长于走四肢,尤其是上肢臂部之风湿痹痛更为适合。对于风寒为主者,可配伍麻黄、附子等,如桂枝附子汤。用于治疗外感风寒、周身疼痛不适者,可采用桂枝汤加味,并在服药后喝热粥,以助其药力。配伍茯苓、泽泻等亦可用于治疗水湿停留所致的肢体水肿、痰饮等。此外,本品亦可用于热痹的反佐用药,以防寒药冰伏。如本品可与生石膏、水牛角等配用治疗热痹,如赵和平主任医师的经验方牛角解毒汤等。

【用量用法】6～10g,水煎服。

【注意事项】温热病及阴虚阳盛之证,一切血证不可单独使用。

二十六、羌　活

为伞形科多年生草本植物羌活的干燥根茎和根。

【性味】辛、苦,微温。

【归经】膀胱、肝、肾经。

【功效】祛风湿,止痛,解表。

【应用心得】

本品辛散祛风,味苦燥湿,性温散寒,有较强的祛风湿、止痛作用,配伍其他祛风湿止痛药,可用于治疗各种风寒湿痹,肢节疼痛。因其善入足太阳膀胱经,以除头项肩背之痛见长,故上半身风寒湿痹、肩背肢节疼痛者尤为多用,如临床常用的蠲痹汤(《是斋百一选方》)即以本品配伍防风、姜黄、当归等。若风湿在表,头项强痛,腰背酸重,一身尽痛者,可配伍独活、藁本、防风等药,如羌活胜湿汤(《内外伤辨惑论》)。此外,因本品辛温发散,气味雄烈,善于升散发表,有较强的解表散寒作用,故临床亦常用于治疗外感风寒之寒热、骨痛、头痛等表证者。

【用量用法】3～6g,大剂量可到10～15g,水煎服。

二十七、独　活

为伞形科当归属多年生重齿植物毛当归的干燥根。

【性味】辛、苦,微温。

【归经】肾、膀胱经。

【功效】祛风除湿,通痹止痛。

【应用心得】

独活辛苦微温,入膀胱经,凡膀胱经所过之处的疼痛、麻木等病均可治疗。对于风湿痹痛,表现为项背肌肉僵痛和下半身关节风湿痹痛,腰背或髋膝酸痛,两足麻木。常配防风、秦艽等加强祛风作用,配杜仲、桑寄生补肾强腰膝,方如独活寄生汤。本品亦可用于治疗风寒感冒而夹湿所致的头痛。

【用量用法】3～9g,大量亦有用至30g者,水煎服。

二十八、白　芷

为伞形科植物白芷或杭白芷的干燥根。

【性味】辛,温。

【归经】肺、胃、大肠经。

【功效】祛风止痛,解表散寒,宣通鼻窍,燥湿止带,消肿排脓。

【应用心得】

白芷辛散温通，长于止痛，可用治风寒湿痹，关节疼痛，屈伸不利，如《滇南本草》谓本品"祛皮肤游走之风，止胃冷腹痛寒痛，周身寒湿疼痛"。治风寒湿痹可与苍术、草乌、川芎等药同用，如《袖珍方》神仙飞步丹；本品善入足阳明胃经，故阳明经头额痛以及牙龈肿痛尤为多用。治阳明头痛、眉棱骨痛、头风痛等症，属外感风寒者，可单用，如《是斋百一选方》都梁丸；或与防风、细辛、川芎等祛风止痛药同用，如《太平惠民和剂局方》川芎茶调散。白芷辛散温通，可祛风解表散寒，用治外感风寒、头身疼痛、鼻塞流涕之症，常与防风、细辛、羌活等同用，如《此事难知》九味羌活汤。此外，本品尚能祛风止痒，如我院赵和平主任医师经验方荆防饮即以本品配伍荆芥、防风、升麻、麦冬、生地、白芍等组成，用治多种皮肤风湿瘙痒，效果较佳。

【用法用量】水煎服，3～9g。外用适量。

二十九、防　风

为伞形科植物防风的干燥根。

【性味】辛、甘，温。

【归经】膀胱、肝、脾经。

【功效】解表祛风，胜湿止痛，止痉止泻。

【应用心得】

本品质松而润，为"风药之润剂"，"治风之通用药"，以其能祛风发表、胜湿止痛，故常用于治疗外感风湿、头身重痛，可配伍羌活、川芎、藁本等，如羌活胜湿汤。防风善祛经络及筋骨中的风湿，能随所引而治一身尽痛，是治疗痹痛常用之药。凡风寒湿痹，肌肉关节疼痛，游走不定，手足屈伸不利，以风邪为主者，均可应用，如防风汤。本药还常用于治疗肝郁乘脾之泄泻，如痛泻要方即有本药。因风能胜湿，风药能够升举阳气，故亦常用于脾虚久泻。因风药可以解痉，防风亦常用于治疗偏头痛、腹痛等。

【用量用法】6～10g，水煎服。

三十、苍　术

为菊科多年生草本植物茅苍术和北苍术，或关苍术的干燥根茎。

【性味】辛、苦，温。

【归经】脾、胃经。

【功效】燥湿健脾，祛风除湿。

【应用心得】

本品气味雄厚浓烈，长于燥湿辟秽，无论湿热寒湿，凡舌浊厚腻者皆可应用。苍术治疗首见于《神农本草经》："主风寒湿痹，死肌痉疸。"前人认为"治外湿以苍术最为有效"。治疗风寒湿痹可以本品配伍仙茅、淫羊藿、薏苡仁、羌活、独活等；若属热痹，有发热，口渴，关节红肿剧痛，苔白，脉数，则与清热药石膏等配伍，方如白虎加苍术汤；若以湿为主者，可以本品配伍土茯苓、防己、黄柏、忍冬藤等；对于湿痹，赵和平主任医师有时亦单用苍术200g，浓煎，加入蜂蜜100g，顿服，效果亦佳；因苍术含丰富的维生素A，故亦可治疗维生素A缺乏所致的夜盲症和麻疹后角膜软化症。用于精神不振，肢体无力，偏于虚寒者，可配熟地黄、干姜等药，有强壮功效。

【用量用法】3～10g，水煎服；或入丸、散。

三十一、穿破石

为桑科植物构棘或柘树的根。

【性味】淡、微苦，凉。

【功效】祛风利湿，活血通经。

【应用心得】

穿破石根茎金黄，流白色浆汁，通利之中尚有补益作用。故民间常用于治疗劳伤、积损及陈年旧疾。药如其名，其穿透作用比较好，药力虽较穿山甲缓，但价格低廉，是其优势。治疗风湿痹痛，可用本品配伍红藤、鸡血藤、当归等；治疗癥瘕积聚如卵巢囊肿、子宫肌瘤、前列腺增生等可配伍白芥子、皂角刺、僵蚕等；此外，本药还有一定降压作用，可配伍丹参、豨莶草、桑寄生等治疗高血压病。

【用量用法】15～30g,水煎服,或浸酒内服,也可用鲜品加酒捣敷。

三十二、威灵仙

为毛茛科植物威灵仙、棉团铁线莲或东北铁线莲的干燥根及根茎。

【性味】辛、咸,温。

【归经】膀胱经。

【功效】祛风除湿,通络止痛,消骨哽。

【应用心得】

《药品化义》谓:"灵仙,其猛急,善走而不守,宣通十二经络。主治风、湿、痰壅滞经络中,致成痛风走注,骨节疼痛,或肿,或麻木。"临床常用于风湿痹痛的治疗,对于缓解疼痛和筋脉拘挛尤为有效。治疗风湿痹痛可配伍仙茅、淫羊藿、徐长卿等;治疗骨质增生症可配伍熟地、骨碎补、鹿含草、淫羊藿、鸡血藤等;治疗顽固性麻木,可配伍炙川乌、炙草乌、淫羊藿、防风、防己、木瓜、甘草等。现代药理研究表明:威灵仙有镇痛、抗利尿、抗疟、降血糖、降血压、利胆、排泄尿酸的作用,对痛风引起的肿热疼痛有较好疗效。治疗痛风常配伍土茯苓、萆薢等。此外,本药对鱼骨刺梗阻咽喉部、泌尿系结石、梅核气、痰核瘰疬等都有一定疗效。

【用量用法】10～30g,水煎服。身体素弱者不宜用量过大,外用适量。

三十三、穿山龙

薯蓣科多年生缠绕性草本植物穿龙薯蓣的根茎。

【性味】苦,微寒。

【归经】肝、肺经。

【功效】祛风除湿,活血通络,清肺化痰,凉血消痈。

【应用心得】

穿山龙长于祛风除湿,活血通络,临床常用于湿热痰瘀痹阻经络引起的关节疼痛,特别是对缓解晨僵有良效。现代药理研究证实穿山龙主要成分为薯蓣皂甙等多种甾体皂甙,在体内有类似甾体激素样的作用,水煎剂对细胞免疫和体液免疫均有免疫作用,而对巨噬细胞吞噬功能有增强作用,对金黄色葡萄菌等多种球菌及流感病毒等有抑制作用。因其性偏凉,故多用于热痹的治疗,如类风湿关节炎的急性发作期,可与桑枝、忍冬藤、秦艽等药同用。此外,本品还可用于痰热咳嗽。

【用量用法】15～30g,水煎服。

三十四、寻骨风

为马兜铃科植物绵毛马兜铃的根茎或全草。

【性味】苦,平。

【归经】肝经。

【功效】祛风湿,通经络,活血止痛。

【应用心得】

寻骨风长于祛风除湿治疗骨病,临床常用于治疗风湿痹痛,肢体麻木,关节不利,常与追地风、威灵仙、桑枝等祛风通络药配伍;治疗骨病常与骨碎补、肉苁蓉、鸡血藤、莱菔子等同用。此外,本品也可用于治疗跌打损伤、瘀血肿痛等症。无论水煎内服,还是外洗,或制成流浸膏、浸膏片和注射液都有一定疗效。

【用量用法】5～15g,水煎服。

三十五、祖师麻

为瑞香科植物黄瑞香的根皮或茎皮。

【性味】辛,温。有小毒。

【功效】祛风除湿,散瘀止痛。

【应用心得】

本品有较强的祛风止痛作用,临床常用于治疗风湿病所致的关节痛、腰腿痛、四肢麻木及跌打损伤等,本品单用即有效,也可与羌活、独活、透骨草、乳香、没药等配伍,黄酒煎服,效果较佳。现已有祖师麻针剂及膏剂,应用于临床亦有较好的疗效。

【用量用法】3～6g,水煎服,外用适量。

三十六、五加皮

为萝摩科植物杠柳的根皮。

【性味】辛、苦,温。

【归经】肝、肾经。

【功效】祛风湿,强筋骨。

【应用心得】

本品一方面能够祛风除湿,通络止痛;一方面能够补益肝肾,强筋壮骨。常用于治疗风湿痿痹。本品药力偏于走下半身,善祛下焦腿足之湿邪,常与黄芪、当归、川芎、牛膝、续断、海桐皮、千年健等祛风湿药和补益药配伍浸酒,如五加皮酒,经临床验证,具有较好的镇痛和强壮作用,不仅对风湿痹痛有效,而且对足膝痿弱、肾虚、小便无力、遗尿等也有一定的治疗作用。此外,本品也常用于小儿发育迟缓、筋骨痿弱、行迟的治疗。

【用量用法】10～15g,大剂量可用到30g,水煎服或浸酒。

三十七、老鹳草

为牻牛儿苗科植物铆牛儿苗、老鹳草或野老鹳草的干燥地上部分,前者习称"长嘴老鹳草",后两者习称"短嘴老鹳草"。

【性味】辛、苦,平。

【归经】肝、肾、脾经。

【功效】祛风湿,通经络,清热毒,止泻痢。

【应用心得】

老鹳草辛能行散,苦而能燥,性善疏通,有较好的祛风湿、通经络作用。治风湿痹痛,麻木拘挛,筋骨酸痛,可配伍威灵仙、独活、红花、鸡血藤等水煎服,亦可单用本品100g煎服或熬膏服。《本草纲目拾遗》载:"老鹳草祛风,疏经活血,健筋骨,通络脉,治损伤,痹证,麻木,皮风,浸酒常饮,大有效。"临床上可采用本品泡酒,按酒量服之,以不醉为度,坚持数月,多有良效。治疗面神经炎,可用本品水煎熏洗患处,或配合牵正散内服,效果较佳。本品亦可用于治疗泄泻、痢疾、疮疡等。

【用法用量】内服:水煎服,10～30g,大剂量可用至100g;或熬膏、酒浸服。外用:适量。

三十八、延 胡 索

为罂粟科紫堇属多年生草本植物,延胡索的干燥块茎。

【性味】辛、苦,温。

【归经】肝、心、胃经。

【功效】活血散瘀,行气止痛。

【应用心得】

本品既入血分,又入气分,既能行血中之气,又能行气中之血,气畅血行,通则不痛。现代药理研究表明,延胡索可分离出15种生物碱,其中延胡索甲素、乙素、丑素、癸素均有镇痛作用,尤以延胡索乙素的镇痛、镇静作用最为显著。临床证实本品止痛作用的确较乳香、没药、五灵脂为强,醋制可增强止痛作用,确为中药中的止痛良药。凡由气滞血瘀引起的身痛,胃脘痛,肝胆疾病所引起的疼痛,痛经及失眠等病皆可使用本品。延胡索配酸枣仁可用于多种痛证及失眠症。延胡索的常用量为15～30g,久用不会上瘾,但治疗痹证时一般不要与马钱子配用,现代药理研究证实延胡索能增强马钱子毒性。治疗跌打损伤或血瘀引起的遍体疼痛可配伍丹参、当归、乳香、没药、土鳖虫、鸡血藤等;治疗气滞血瘀引起的胸胁刺痛可配伍川楝子、香附;治疗失眠症可配伍酸枣仁、合欢花、夜交藤。

【用法用量】10～30g,水煎服。

三十九、伸 筋 草

为石松科多年生常绿草本蕨类植物石松的干燥全草。

【性味】苦、辛,温。

【归经】肝、脾、胃经。

【功效】祛风散寒,除湿消肿,舒筋活血。

【应用心得】

伸筋草效如其名,长于伸展筋骨,缓解痉挛,通络止痛。用于风寒湿痹,肢体麻木,可用本品配伍仙茅、淫羊藿、羌活、独活、桂枝、炮附子、鸡血藤、透骨草等;治疗转筋可配伍白芍、炙甘草、木瓜;治疗跌打损伤可配苏木、土鳖虫、三七粉等;用于治疗肝肾不足,筋脉失养所致的关节屈伸不利,可与当归、熟地黄、续断、桑寄生、杜仲等补肝肾、强筋骨及养血药同用,疗效较佳。

【用量用法】10～30g,水煎或浸酒服,亦可水煎外洗。

四十、透骨草

为凤仙花科植物凤仙的茎。

【性味】苦、辛,温。有小毒。

【功效】祛风除湿,舒筋活血,通络止痛。

【应用心得】

本品具有祛风湿、止疼痛作用,凡风湿瘀毒侵入关节,滞络损骨,根深蒂固者,均可应用。治疗风湿痹痛、屈伸不利等症可以本品配伍伸筋草、威灵仙、五加皮、油松节、穿破石等。疼痛甚以寒湿为主者,可酌加制川乌、制草乌。本品可内服亦可外洗,均有效果。对于诸般痹痛,孟彪主任医师常采用下方外洗,效果较佳。处方:透骨草30g,制川乌30g,制草乌30g,延胡索30g,鸡血藤30g,威灵仙30g,细辛15g,没药15g。治疗骨关节炎可加陈醋250mL与水同煎。此外本品亦可用于治疗跌打肿痛、妇女经闭腹痛等。

【用量用法】10～30g,水煎服。孕妇忌服。

四十一、透骨香

为杜鹃花科植物云南白珠树的干燥茎叶,根亦可入药。

【性味】辛,温。

【功效】祛风除湿,活血通络。

【应用心得】

《滇南本草》谓本品"治筋骨疼痛,泡酒用之良。其梗,洗风寒湿痹,筋骨疼痛,暖骨透热,熬水洗之"。可见本品有透骨祛风之效。临床常用于治疗风湿痹痛、风湿性关节炎、跌打损伤、筋骨疼痛等症,单用本品30g水煎服即有良好的祛风除湿止痛作用,本品水煎外洗亦可治疗湿疹。

【用法用量】内服:9～30g,水煎服或浸酒服。外用:适量。

四十二、猫爪草

猫爪草为毛茛科植物小毛茛之块根。

【性味】辛、甘,微温。

【归经】肝、肺经。

【功效】清热解毒,化痰止咳,散结止痛及抗痨作用。

【应用心得】

猫爪草药性平和,长于解毒消肿,对于风湿病活动期所致的关节肿痛或有积液者尤为适合。现代药理研究证实,本药有抗结核杆菌、抗癌、抗急性炎症等作用。治疗风湿病活动期关节肿痛、有积液常取本品配伍夏枯草、土茯苓、土贝母等;治疗瘰疬痰核,疔疮可采用本品与夏枯草各100g,水煎,过滤取汁,再熬成膏,加冰片少许,贴患处;治肺癌可用本品配伍夏枯草、白花蛇舌草等,水煎服,加服小金丹,每次3g,每日2次。

【用量用法】10～30g,水煎服。

四十三、山慈菇

本品为兰科植物杜鹃兰、独蒜兰或云南独蒜兰的干燥假鳞茎。前者习称"毛慈菇",后两者习称"冰球子"。

【性味】微辛、苦,微寒。

【归经】肝、脾经。

【功效】清热解毒,化痰散结。

【应用心得】

本品味辛气寒,善能泄热散结,对痈肿疔毒、瘰疬痰核,内服、外敷均可应用。临床常采用本品配伍夏枯草、猫爪草、浙贝母等治疗疔疮肿毒、瘰疬痰核、蝎螫虫咬及无名肿毒等。因本品有很好的解毒化痰和止痛作用,故临床亦常用于治疗多种风湿顽症。如配熟地、骨碎补、炙龟板、全蝎、炮山甲等治疗骨质增生症;配土茯苓、防己、地龙、萆薢、威灵仙等治疗痛风。

【用量用法】10～15g,水煎服。

四十四、钻 地 风

为虎耳科植物钻地风的根及茎藤。

【性味】酸、苦,平,微温。

【功效】舒筋活络,祛风活血。

【应用心得】

本品用于治疗风寒湿邪痹阻经络所致的筋骨疼痛、痿软麻木,可单用煎剂,或泡酒服。如治疗四肢关节酸痛,可取钻地风根或藤750g,八角枫、五加皮、丹参各250g,白牛膝300g,麻黄25g。切细,入黄酒6 000g,红糖、红枣各500g,装入小坛内密封,再隔水缓火炖4h。每天早晚空腹饮50g(原方为每次200g,量太大,故减量)左右。头汁服完后,可再加黄酒5 000g,如上法烧炖、服用。(《浙江天目山药植志》)

【用量用法】9～15g,水煎服或浸酒。

四十五、徐 长 卿

为萝藦科多年生草本植物徐长卿的干燥根或带根全草。

【性味】辛,温。

【归经】心、肝、胃经。

【功效】祛风止痛,温经通络,解毒消肿。

【应用心得】

徐长卿辛能发汗解表,理气散结,温能散寒止痛,故能祛风湿通经络而止痛。临床常用于治疗各种风湿疼痛。朱良春老中医常以本品配伍姜黄,行气活血,驱邪镇痛。赵和平主任医师常以本品配伍合欢皮气血并调,宣痹通络。本品对于心腹痛、痛经及跌打损伤等症,亦有明显止痛功效。本品能理气护胃,对于痹证兼有胃胀者尤为适合。另外,本品尚能用于治疗风疹、皮肤瘙痒、痈肿疮毒、毒蛇咬伤等。治疗皮肤瘙痒,可以本药配伍白鲜皮、地肤子、夜交藤等,内服、外洗皆有效验。

【用法用量】入煎剂,根 6 ~ 12g,全草 15 ~ 30g;入丸、散,3 ~ 9g。外用:适量。

四十六、海桐皮

为豆科落叶乔木刺桐的干燥树皮。

【性味】苦、辛,平。

【归经】肝、脾、肾经。

【功效】祛风除湿,通经止痛,杀虫止痒。

【应用心得】

本品药性平和,长于祛风除湿,通络止痛,痹证无论寒湿、湿热均可应用。用于风湿腰膝痛不可忍,可配伍金毛狗脊、骨碎补、续断、川牛膝、杜仲等。外用配青风藤、海风藤、桂枝、伸筋草、路路通、土茯苓各 30g 等药水煎,乘热熏洗关节,每日 1 ~ 2 次,每次 30min 左右,坚持 1 个月以上,治疗跌打损伤及各种风湿关节肿痛、肌肉挛缩、运动障碍,对消肿止痛和改善活动能力有一定作用。用海桐皮、薏苡仁各 60g,川牛膝、川芎、杜仲、全蝎、木瓜、红藤各 30g,生地黄 180g,酒 3 000g,浸 1 个月左右,每日早晚饭后饮 30mL,对治疗颈肩腰腿疼痛有一定疗效。赵和平主任医师临床常把海桐皮与姜黄作为对药治疗风湿痹痛,或加于三仁汤或于补肝肾、益气血药中加入此药对,治疗多种风湿痹痛,常获良效。此外,本品亦可用于治疗疥癣、皮肤瘙痒等症。

【用法用量】内服:入煎剂 6 ~ 12g,入散剂 1 ~ 3g。外用:适量。

四十七、路 路 通

　　为金缕科植物落叶乔木枫香树的干燥成熟复果。

　　【性味】辛、苦，微温，平。

　　【归经】肝、胃、膀胱经。

　　【功效】除湿热，祛风止痛，利水，下乳。

　　【应用心得】

　　路路通，四面八方都通达，中医取其象，认为其善于通行经络，利水下乳。用于风湿痹痛，如关节肿痛，肢节麻木，四肢拘挛，常配羌活、独活、穿破石、鸡血藤、伸筋草、透骨草、当归等药。用于跌打损伤、筋骨疼痛等症，路路通能散瘀止痛，常配苏木、土鳖虫、红花、丹参等活血化瘀之品，水煎服，也可配入外洗方中。用于荨麻疹、风疹瘙痒等症可配伍徐长卿、地肤子、白鲜皮及养血活血之品。配伍当归、川芎益母草等亦可用于治疗闭经。

　　【用量用法】3～10g，水煎服。稍大量（15g）偶见心悸。

四十八、豨 莶 草

　　为菊科植物豨莶和腺梗豨莶或少毛豨莶的全草。

　　【性味】苦，寒。

　　【归经】肝、肾经。

　　【功效】祛风湿，强筋骨。

　　【应用心得】

　　本品味苦性寒，善于祛除风湿热邪，而且能通经络活血止痛，用至60g以上，常可降低抗"O"，可明显控制风湿病活动。对于其他痹痛表现为关节红肿热痛者亦可大剂量应用本品，常可获效。豨莶草有补肝肾、强筋骨的功效。用于治疗肝肾亏虚所致的腰酸肢麻，头晕目花，耳鸣，须发早白等症，可用首乌丸。方用：制何首乌360g，生地黄200g，牛膝（酒炙）40g，桑椹180g，女贞子（制）40g，墨旱莲250g，桑叶（制）40g，黑芝麻160g，菟丝子（酒蒸）80g，金樱子250g，补骨脂（盐炒）40g，豨莶草（制）80g，金银花（制）20g。共研细末。炼蜜为丸，每丸重9g。每天服3次，每次服1丸。此外，本品尚有清热解毒之功，可用于治疗热毒风盛或湿热下注所致的便血、肛门肿痛等，可采用豨莶草、金银花、槐花、地榆炭、黄芩各50g，大黄20g，共研细末，炼蜜为丸，每次服9g，每天3次，常可获效。

【用量用法】6～30g，大剂量可用至60g以上，水煎服。

四十九、千年健

为天南星科植物千年健的根茎。

【性味】辛，温。

【归经】肝、肾经。

【功效】祛风湿，强筋骨，止痛消肿。

【应用心得】

治疗风湿痹痛，我们常与穿破石、海桐皮、老鹳草等祛风止痛药配伍，可增强疗效。千年健辛能散，温能补，故有强筋壮骨的作用，多与熟地黄、当归、骨碎补、五加皮、党参、白术配伍，以调补气血，除痹止痛，标本兼治，用于治疗筋骨疼痛，两足痿弱，手足麻木，屈伸不利者，效果较佳。治疗骨质增生症、股骨头坏死等病，我们常采用猪脚伸筋汤，即千年健、伸筋草、木瓜、杜仲各60g，生山楂30g，猪脚1只，文火炖烂，吃肉喝汤，每周一剂，坚持数月，有一定疗效。

【用量用法】6～15g，水煎服。

五十、木　瓜

为蔷薇科落叶灌木川木瓜、云木瓜、山木瓜的干燥成熟果实。

【性味】酸，温。

【归经】肝、脾经。

【功效】舒筋活络，和胃化湿。

【应用心得】

木瓜味酸，得木味之正，故尤专入肝益筋走血，善疗风湿痹痛、筋脉拘挛、脚气肿痛等。如木瓜煎,治筋急项强,不可转侧,即以本品配乳香、没药、生地。治脚气肿痛,冲心烦闷,常与吴茱萸、槟榔等配伍。治疗老年人腿肚转筋,可以本品配伍白芍、甘草、伸筋草、淫羊藿,水煎服,兼以外洗,效佳。本品亦常用于治疗吐泻转筋。木瓜治此症,一则使湿浊得化,中焦调和;二则舒筋活络,使吐利过多而致的足腓挛急得以缓解。如蚕矢汤治疗此症,即以本品与薏苡仁、蚕沙、黄连、吴茱萸等同用。此外,本品尚有消食作用,可用于消化不良症,如本院老中医刘吉善治疗小儿厌食症的经验方:太子参、莲米、木瓜、石斛、谷芽、麦冬、甘草,用于临床效果较好。

【用量用法】6～12g,水煎服。

五十一、萆　薢

为薯蓣科多年生蔓生草本植物绵萆薢、福州萆薢、粉背薯蓣的干燥地下块茎。

【性味】苦、甘,平。

【归经】肝、肾、胃经。

【功效】利湿浊,祛风湿。

【应用心得】

本品善走下焦而利水湿、泌清浊,为治疗小便浑浊、色白如米泔水之膏淋的要药;又长于祛风湿而通络止痛,用于风湿痹痛、腰痛等。如《本草纲目》云:"萆薢之功,长于去风湿,所以治缓弱顽痹、遗浊、恶疮诸病之属风湿者。"对于风湿热痹或肌肉红肿、挛急疼痛者,可用萆薢配伍土茯苓、络石藤、薏苡仁、防己等;痹证日久而见筋骨疼痛,屈伸不利者,可用大剂萆薢(30～60g)配伍五加皮、续断、骨碎补等;若湿热淋证常配合瞿麦、萹蓄、滑石、车前草等;若皮肤湿疹可配白鲜皮、地肤子、龙胆草等。

【用量用法】9～15g,大剂量可用30～60g,水煎服。

五十二、天 麻

为兰科植物天麻的干燥块茎。

【性味】甘,平。

【归经】肝经。

【功效】祛风通络,息风止痉,平抑肝阳。

【应用心得】

天麻又名定风草,既能祛外风,又能息内风。《开宝本草》谓本药"主诸风湿痹,四肢拘挛,小儿风痫、惊气,利腰膝,强筋力"。治疗风湿痹痛,关节屈伸不利者,可与秦艽、羌活、独活、桑枝等祛风湿药同用,如《医学心悟》秦艽天麻汤。用治妇人风痹,手足不遂,可与牛膝、杜仲、附子浸酒服,如《十便良方》天麻酒;用治中风手足不遂,筋骨疼痛等,可与没药、制乌头、麝香等药配伍,如《圣济总录》天麻丸。用于眩晕、头痛辨证属于肝阳上亢者可配伍钩藤、石决明、栀子、黄芩、川牛膝、杜仲等,如《杂病证治新义》天麻钩藤饮。

【用法用量】水煎服,3 ~ 9g。研末冲服,每次 1 ~ 1.5g。

五十三、松 节

为松柏科植物常绿大乔木油松、马尾松及同属若干植物的含油节瘤,或茎干瘤状节。

【性味】苦,温。

【归经】肝、肾经。

【功效】祛风燥湿,活血止痛。

【应用心得】

松节乃松树枝干之结节,善于祛风通络,疏利关节,凡历节肿痛、挛急不舒、风湿痹痛、关节肿胀,多有效验。李时珍曰:"松节,松之骨也,质坚气劲,久亦不朽,故筋骨间……诸病宜之。"治疗风湿病,筋骨关节疼痛,可用本药泡酒服,亦可与苍术、威灵仙、牛膝等同用,还可用于外洗方中。朱良春老中医认为本品能提高免疫功能,对体气虚弱,易于感冒，屡屡感染者，每日取松节 30g，红枣 7 枚煎服，连用 1 个月，有提高固卫御邪之功，能预防感冒之侵袭，赞之为"中药丙种球蛋白"（《朱良春用药经验集》）。验之临床，确有一定疗效。

【用法用量】内服：入煎剂 9 ～ 15g，浸酒 10 ～ 20g。外用：适量。

五十四、马钱子

为马钱科植物云南马钱或马钱的成熟种子。

【性味】苦，寒。有大毒。

【归经】肝、脾经。

【功效】通络止痛，散结消肿。

【应用心得】

民谚云"马钱子，马钱子，马前吃了马后死"，即言其有剧毒，服之可数步毙命。但本药运用得当，确为良药。临床多用于治疗风湿顽痹，麻木瘫痪。《医学衷中参西录》载："其毒甚烈……开通经络，透达关节之力实远胜于它药也。"故其为治风湿顽痹、拘挛疼痛、麻木瘫痪之常用药，可治疗各种风湿病，包括类风湿关节炎、强直性脊柱炎、骨关节炎等。单用有效，也可配麻黄、甘草、乳香、没药、全蝎等为丸服；《现代实用中药》用马钱子与甘草等份为末，炼蜜为丸服，以治手足麻木、半身不遂。用于散结消肿定痛，可与穿山甲同用，如《救生苦海》中的马前散、《外科方奇方》中的青龙丸等；若喉痹肿痛，可配山豆根等研末吹喉，如《医方摘要》番木鳖散。治疗胃下垂可配伍黄芪、枳壳、升麻。现代研究表明，马钱子具有明显抗炎及抑制免疫反应作用。

马钱子的炮制至关重要，我们常采用张锡纯制法：将马钱子先去净毛，水煮两三沸而捞出，用刀将外皮皆刮净，浸热汤中，日暮各换汤一次，浸足三昼夜，取出，再用香油煎至纯黑色，擘开视其中心微有黄意，火候即到。用温水洗数次，以油气净尽为度（《医学衷中参西录》）。因本品味极苦，入汤剂及散剂往往难以下咽，故临床应用时常配合相关药物，制成水丸，每日服量不超过药典规定量。临床观察，患者服药少则数月，多则数年，未发现有蓄毒现象。马钱子虽为良药，但应用时应注意以下几点：①用制马钱子，要炮制得宜（不可炮制太轻，轻则毒性较大；也不可炮制过度，过度则药力丧失）。②用制马钱子要配合其他扶正药，以丸剂为宜。如配黄芪、当归、生地、赤芍等，既增加疗效，又减少其毒性。研究表明，麝香、延胡索可增强马钱子的毒性，故不宜同用。马钱子配伍一定量的赤芍可降低其毒性，随着赤芍用量增大，马钱子毒性降低程度增加。甘草对马钱子毒性亦有影响，有报道，马钱子与倍量以上的甘草同煎，可减少或解除马钱子毒性作用。临床常配用全蝎，全蝎可缓解马钱子的抽搐等副作用。③要从小量开始，逐渐加至治疗量。④对个别敏感者，用微量治疗为妥，或即刻停药。

马钱子的毒理作用是对脊髓有高度的选择性兴奋作用，对大脑皮质及延髓也有兴奋作用。中毒表现为：中毒之初有咀嚼肌，颈肌抽动，吞咽困难，呼吸加速，有窒息感，继而紫绀、大汗、强直性痉挛、角弓反张、牙关紧闭、面肌痉挛呈苦笑状，严重者可因呼吸麻痹而死亡。抢救措施：首先停药，将患者置于安静的环境中，避免声、光刺激，并以硫酸镁或硫酸钠导泻，静滴速尿促进毒物排出。急性中毒者应予立即洗胃。抽搐者可用苯妥英钠静注。对于中毒反应较轻者可取生甘草60g，水煎服，也可以服绿豆汤等解救。

【用法用量】内服：0.3～0.6g，炮制后入丸、散用。外用：适量，研末调涂。

【注意事项】马钱子有大毒，不宜生用；孕妇禁用；其有毒成分能被皮肤吸收，故外用时不宜大面积涂敷。

五十五、附　子

为毛茛科多年生草本植物乌头的块根上所附生的块状子根的加工品。

【性味】辛、甘，大热。有毒。

【归经】十二经。

【功效】回阳救逆，补火助阳，逐风寒湿邪。

【应用心得】

附子为中药中的一员猛将,辛热有毒,长于散寒定痛,通行经络,回阳救逆。临床常用于风寒湿痹的治疗,尤其对寒邪偏胜,表现为冷痛,遇寒即发,得温则解,并常伴畏寒、肢冷、苔白、脉弦细者效果更佳,如《金匮要略》的桂枝加附子汤。本品也常用于亡阳厥逆,肌肤冰冷,呼吸气微,脉微细或沉伏,即休克虚脱的救治,如李可老中医的破格救心汤,由附子30～300g,干姜60g,炙甘草60g,高丽参10～30g(加煎浓汁兑服),山萸净肉60～120g,生龙牡粉、活磁石粉各30g,麝香0.5g(分次冲服)等组成。用于命门火衰,下半身冷,腰膝酸软冷痛,小腹冷而有牵掣痛,小便次数多,脉细弱,常配山萸肉、熟地黄,如附桂八味丸。

【用量用法】熟附片的常用量为3～10g,水煎服。如作药引加强补药作用时,用3～6g即可;用于温中散寒、通络止痛,用10～15g;救治虚脱休克,可用20～300g,但须由有经验的医生用药,不可盲目加大剂量。

【注意事项】

本品临床常用,据临床报道,中毒事件时有发生,究其原因主要是:①剂量过大或连续服用时间过长,从而导致蓄积中毒;②配伍不当,如与贝母相配;③大量应用时煎煮时间过短,少于30min;④患者体质虚弱等。其中毒的途径有口服丸剂、酊剂、汤剂中毒、膏剂过敏以及乳母服药殃及乳儿等。中毒的预防:为了防止附子的中毒,我们首先要弄清它的适应证,附子的适应证主要是虚证寒证,主要掌握脉无力,口中和(口不渴,舌不干燥)。如果用于热性病,一定要配以它药,只取其止痛或强心之功。如治疗湿热痹可配以苍术、滑石、薏苡仁、竹叶、连翘、白蔻、茯苓皮等,取其镇痛除痹之长。

另外,合理的配伍也能减轻附子的毒性以保证用药安全。如:①附子配蜂蜜,因为蜂蜜中有许多氨基酸,能与乌头碱反应生成无毒的盐。②附子配干(生)姜,熟附片同干(生)姜同煮(煮1h),其毒性大为降低。附子配干姜用于回阳救逆,如四逆汤;附子配生姜用于温经散寒,如桂枝芍药知母汤。③附子配甘草,附子与甘草同煎,可减轻其毒性。④附子配大黄或麻黄,大黄、麻黄中含有较多鞣质,与附子同煎,有毒的乌头碱可生成不为肠道吸收的鞣酸乌头碱,从而降低了毒性。⑤附子配酸味药物,附子配伍白芍、木瓜或乌梅等酸味药物,既可增强疗效,又能降低毒性,因为这类药物能把乌头碱分解成乌头原碱。

在煎服法上,我们强调,附子超过10g应该久煎,因久煎之后,毒性基本消失,而有效成分不致破坏。一般情况下,10～20g先煎半小时,20g以上先煎1～2h,并以口尝舌间无麻感为度较为安全。在服法上,我们认为应中病即止,饭后服用。如果病势已去大半,则当减量,也可以加薏苡仁、泽泻、通草等甘淡渗泄其毒,以防毒物蓄积为害。因饭后服用可以使药物吸收缓慢,也减少了毒素的吸收。

对于剂型,我们认为,汤剂为最佳选择。因为汤剂久煎可以减毒,而丸、散、酊等剂型,并没有消除有毒成分,剂量有时难以掌握。再者,病人的体质不同,对药物的耐受力也不同。临床上,我们常根据病人的体质和病情,适当调整附子的用量。如体弱多病者、老人、小儿等均应减量。对于过敏体质的人,服用附子,应从小剂量开始,逐渐增加药量,直至以知为度,中病即止。一旦出现瞑眩及唇舌麻木等感觉,当立即停药或减量。

综上所述,我们认为,只要对附子进行严格炮制,适当配伍,久久煎煮,中毒是完全可以避免的。毒药并不可怕,可怕的是没有章法地乱用。我们只有明其利而用之,知其弊而制之,方堪称善用此药也。

五十六、川 乌

为毛茛科植物乌头的干燥块根。

【性味】辛,大热。有大毒。

【归经】脾、肺、膀胱、三焦经。

【应用心得】

川乌属于辛热有人毒之品,许多临床医生都不敢用,怕中毒,怕出医疗事故。其实只要掌握住用药的诀窍是不会中毒的,而且常能化腐朽为神奇,达到立竿见影的效果。我们所说的诀窍就是应用附子中的注意事项,川乌与附子为同一植物,只不过是散寒止痛力量大些。对于风寒湿邪所致的痹痛、麻木诸症,多与草乌、麻黄、生姜等配伍。用于治疗风寒湿邪或痰湿瘀血留滞经络,肢体筋脉挛痛,关节屈伸不利,痛无定处,或腿臂间痛,日久不愈者,以本品与草乌、地龙、乳香、没药等配伍,方如《太平惠民和剂局方》活络丹。川乌总生物碱有抑制免疫性炎症及镇痛的作用,对皮肤黏膜的感觉神经末梢有局部麻醉作用。故我们也常把川乌作为外用药使用,或研面外敷,或与木瓜、伸筋草、细辛等水煎外洗,对于风寒湿痹痛均有明显的效果。

【用法用量】3 ～ 6g,水煎服,或入丸、散。外用:研末调敷。

【注意事项】阴虚阳盛、热证疼痛者及孕妇忌服。反半夏、瓜蒌、贝母、白蔹、白及。

五十七、草　乌

为毛茛科植物北乌头及乌头的干燥块根。

【性味】辛、苦,热。有大毒。

【归经】心、肝、脾经。

【功效】祛风除湿,温经止痛,并有麻醉作用。

【应用心得】

草乌辛热有大毒,其性悍烈,善于通经络,止疼痛,常用于治风寒痰湿瘀阻经络的肢体麻木疼痛,常与川乌、地龙、乳香、没药等配伍,如《太平惠民和剂局方》活络丹。王士福老中医常以草乌配川乌治疗风湿顽痹多有疗效,其经验是重用二乌(各30g)配以生甘草30g,且二乌同生甘草先煎1h,后下余药,其毒自解。但如无经验,还是小量酌加为好,以免中毒。因草乌具有显著的麻醉镇痛作用,故亦常可水煎外洗。

【用量用法】3 ～ 6g,水煎服。

【注意事项】本品毒大力猛,须炮制后用方可内服,并当先煎 1 ～ 2h,以降低毒性,孕妇忌用。反半夏、瓜蒌、贝母、白蔹、白及。

五十八、细　辛

为马兜铃科多年生草本植物北细辛、汉城细辛或华细辛的干燥全草。

【性味】辛,温。

【归经】肺、肾经。

【功效】散风祛寒,通窍止痛,下气祛痰。

【应用心得】

细辛味辛性温,辛可散内外之寒,温能化内生之饮,并长于止痛。如治疗少阴病反发热脉沉者,常用麻黄附子细辛汤;治疗肺寒伏饮而咳喘、痰多色白、清稀如泡沫,常采用小青龙汤;治疗风寒湿痹、四肢逆冷,可采用当归四逆汤加味;治疗头风头痛,经久不愈的眉棱骨痛,常采用川芎茶调散;龋齿作痛可单用本品浓煎,用棉球醮药汁咬于痛处,可有立竿见影之效;治疗口腔溃疡,可取细辛适量研末,每次取 2g,生姜汁调和,外敷神阙穴,上覆塑料薄膜,胶布固定,4～6h 后取下,连用 3～5d,有一定疗效。关于细辛的用量,差异很大,少者严守古之细辛不过钱之说,多者用至数十克。我们认为,不必拘泥"细辛不过钱"之说,据病情的需要,可酌情加量,治疗风湿痹痛,我们一般用 6～10g,多时用 15g。现代药理研究认为,细辛对炎症介质释放、毛细血管渗透性增强、白细胞游走、结缔组织增生等环节均有抑制作用。这种良好的抗炎作用,是细辛治疗风湿痹痛的药理学基础。

【用量用法】3～6g,水煎服,大剂量可用 10～30g。

【注意事项】本品性味辛烈,用量不宜过大。忌与藜芦同服。

五十九、肉　　桂

为樟科常绿乔木植物肉桂的干燥树皮。

【性味】辛、甘,热。

【归经】脾、肾、心、肝经。

【功效】补火助阳,引火归原,散寒止痛,活血通经。

【应用心得】

本品性热峻烈,长于散寒止痛,故常用于治疗风寒湿痹中以寒邪为主之痛痹。治真寒腰痛,常以本品配附子、杜仲,如《罗氏会约医镜》桂附杜仲汤。治肝肾不足兼外感风寒湿的腰痛,本品常配独活、桑寄生、杜仲、防风等,如独活寄生汤。此外,治跌打损伤、外伤瘀痛,可以桂心配当归、蒲黄,研为细末,以酒送服(《备急千金要方》)。肉桂善于引火归原,常用于治疗虚阳上浮所致的咽痛、牙痛、口腔溃疡等。肉桂与黄连相伍,寒热并用,名曰"交泰丸"(《韩氏医通》),可治疗心肾不交引起的失眠。但本方药力较为单薄,程宝书老中医创立一方,名曰"柴胡龙牡交泰丸"。方用:黄连30g,肉桂15g,柴胡、清半夏、黄芩、茯苓、丹参、柏子仁、玄参、麦冬、五味子、炒枣仁、龙骨、牡蛎各50g,甘草15g。共研细末,炼蜜为丸,每丸重9g,每日服3次,每次服1丸,治疗失眠颇效。对于脾肾阳虚,畏寒怕冷者亦可采用肉桂研面,每天用2g加入稀饭中服,亦有一定疗效。

【用法用量】内服:水煎服每次3～6g,宜后下;研末冲服每次1～2g。外用适量,研末调敷或浸酒涂搽。

【注意事项】有出血倾向者及孕妇慎用,不宜与赤石脂同用。

六十、干　姜

为姜科多年生草本植物姜的干燥根茎(宜用未发芽的老姜)。

【性味】辛,温。

【归经】心、肺、脾、胃经。

【功效】温中散寒,回阳通脉,燥湿化痰。

【应用心得】

《珍珠囊》云:"干姜其用有四:通心助阳,一也;去脏腑沉寒痼冷,二也;发诸经之寒气,三也;治感寒腹痛,四也。"用于寒湿痹痛,干姜辛热,能走能守,常与附子相配,用于寒湿痹痛,姜得附子其热大增,附子得姜其毒自减。故现代临床有不少方剂常配入干姜治疗寒湿痹痛,方如桂枝加附子汤,可酌情把生姜改为干姜,或生姜、干姜同用,应用于治疗寒湿偏胜之痹证。用于回阳救逆,治疗亡阳证,如四逆汤。本品亦常用于温化痰饮,如小青龙汤。

【用量用法】3～9g,稍大量可用12～15g,水煎服。

【注意事项】阴虚内热而咽喉疼痛,或多汗者,均不宜用干姜。孕妇慎用。

六十一、土茯苓

为百合科多年生常绿木质藤本植物红土茯苓、白土茯苓的干燥根茎。

【性味】甘、淡,平。

【归经】肝、胃、肾经。

【功效】清热除湿,泄浊解毒,通利关节。

【应用心得】

《本草纲目》载:"土茯苓能健脾胃,去风湿,脾胃健则营卫从,风湿去则筋骨利。"《本草正义》谓:"土茯苓,利湿去热,能入络,搜剔湿热之蕴毒。其解水银、轻粉毒者,彼以升提收毒上行,而此以渗利下导为务,故专治杨梅毒疮,深入百络,关节疼痛,甚至腐烂,又毒火上行,咽喉痛溃,一切恶证。"临床体会,本药可用于治疗多种风湿痹痛。如治疗痛风可以本品配伍威灵仙、萆薢、虎杖;治疗湿热痹痛可配伍防己、黄柏、忍冬藤、地丁、天葵子、水牛角;治疗风湿病活动期关节肿痛、积液可配伍夏枯草、猫爪草、土贝母等;对于风湿病挟有感染者用本品配伍忍冬藤、金银花、蒲公英等;对于梅毒或因梅毒服用汞剂而致肢体拘挛症,古代重用本品配伍皂荚、牵牛子煎服,有解毒、利关节之效。内服外洗疗效更佳。此外,本品与苦参、黄柏、苍术、白鲜皮、土槿皮、百部等相伍水煎外洗,治疗阴痒或慢性湿疹等疗效亦佳。

【用量用法】红土茯苓 15 ~ 30g,白土茯苓 30 ~ 60g,水煎服;最大剂量 0.5 ~ 0.75kg,如抗癌或外洗。

六十二、白鲜皮

芸香科多年生草本植物白鲜和狭叶白鲜的根皮。

【性味】苦、寒。

【归经】脾、胃、膀胱经。

【功效】清热燥湿,祛风解毒。

【应用心得】

本药首载于《神农本草经》,《本草纲目》记载:"白鲜皮,气寒善行,味苦性燥,为诸风痹要药,世医止施疮科,浅矣。"本药长于燥湿清热,为治疗湿热痹证不可多得之良药,白鲜皮药源广泛,价格低廉,值得推广应用。治疗湿热痹证可以本品配伍土茯苓、防己、杏仁、蚕沙等;白鲜皮单味研细末外敷,可以治疗外伤出血;本品亦常用于治疗湿热所致的疮痒、疥癣、阴痒、瘰疬、痰核、黄疸等病,如可配伍苦参、蛇床子、地肤子治湿热疮痒、疥癣、阴痒;配藿香、茵陈治湿热黄疸;配蒲公英、夏枯草、猫爪草等量,水煎浓缩成膏,外敷,治痈肿疮疖、瘰疬、痰核、痄腮等。现代药理研究证实,本品有抗炎、抗菌、抗过敏及增强免疫等作用。但本品毕竟为苦寒之品,脾胃虚寒者慎用。

【用量用法】15 ～ 30g,水煎服。

六十三、秦　皮

为木犀科落叶乔木植物苦枥白蜡树、尖叶白蜡树或宿主白蜡树的干燥枝皮或干皮。

【性味】苦、涩,寒。

【归经】肝、胆、大肠经。

【功效】清热燥湿,清肝明目,收涩止痢,祛湿止痛。

【应用心得】

现代药理研究认为,秦皮具有抗菌、消炎、镇静、镇痛、利尿、镇咳、祛痰和平喘作用。其成分马栗树皮苷具有消炎镇痛、利尿、促进尿酸排泄的作用,有实验研究证明,秦皮能明显降低骨关节炎关节软骨中的 MMP-1 及关节液中的一氧化氮、前列腺素 E_2 水平,减缓骨关节炎的发生。故可在治疗类风湿关节炎、骨关节炎及痛风等疾病时加入秦皮,对于减轻关节肿痛有一定疗效。临床可与威灵仙、徐长卿、土茯苓、僵蚕等配伍应用。用于湿热菌痢,常与黄芩、黄连配伍,如《伤寒论》中的白头翁汤。用于湿热带下,可以本品水煎坐浴。此外,本品亦常用于肝热上冲的目赤肿痛、目生翳障、麦粒肿等症的治疗。

【用量用法】3～15g,水煎服。

六十四、知　母

为百合科多年生草本植物知母的干燥根茎。

【性味】苦、甘,寒。

【归经】肺、胃、肾经。

【功效】清热泻火,滋阴润燥。

【应用心得】

知母甘寒,善于滋阴降火,常与黄柏、龟板、熟地黄、陈皮等同用,如《丹溪心法》虎潜丸,常用于治疗肝肾亏虚引起的痿痹;与杜仲、龟甲、枸杞子等同用,治肾虚精亏腰疼,如《医学入门》杜仲丸。治疗风湿病伴有更年期症状,表现为周身游走性疼痛而伴有自主神经功能紊乱者。可以本品配伍黄柏、当归、仙茅、淫阳藿、巴戟天等,如二仙汤。此外,本品亦常用于风寒痹痛方中作为反佐药,以防祛风湿药温燥伤阴,常与麻黄、桂枝、白术、甘草等同用,如《金匮要略》中治疗"诸肢节疼痛,身体尪羸,脚肿如脱,头眩短气,温温欲吐者"的桂枝芍药知母汤。焦树德前辈在治疗类风湿关节炎、强直性脊柱炎等病导致的骨损害时,对从阳化热者,常以知母、酒浸黄柏、生地黄入方,如补肾清热治尪汤。此外,本品亦常用于治疗消渴、热病烦渴、阴虚发热、骨蒸劳热、遗精盗汗等。

【用量用法】6～12g,水煎服。

六十五、桑　枝

为桑科植物桑树的嫩枝。

【性味】苦,平。

【归经】肝、肺经。

【功效】祛风湿,通经络,利关节,行水气。

【应用心得】

本品药性平和,长于祛风除湿,善达四肢经络,内服外用均有效验。通利关节,常与桂枝、羌活、独活等配伍。治疗风湿痹痛,四肢拘挛,屈伸不利或肢体麻木,无论久病、新患,无论证属寒热,均可配用。用于治疗风湿热痹,关节红肿疼痛功能障碍者,可与络石藤、忍冬藤等配伍。本品亦常用于治疗中风半身不遂。

【用量用法】10～30g,水煎服。

六十六、茵　　陈

菊科植物茵陈蒿的幼苗。

【性味】苦、辛,凉。

【归经】脾、胃、肝、胆经。

【功效】清热解毒,利湿退黄。

【应用心得】

本品药性平和,乃治脾胃、肝胆湿热之专药。古人以之治疗黄疸多效,今用其治疗湿热痹痛效果亦佳。治疗湿热痹证可以本品配伍土茯苓、木瓜、威灵仙等;以本品配垂盆草、败酱草常可降转氨酶;我院赵和平主任医师常以本药配藿香治疗口腔溃疡;治疗妇科炎症、湿热带下,可以本品配艾叶、苦参、败酱草、白花蛇舌草等;此外,本药配木槿花、凌霄花、玫瑰花、红花、野菊花治疗黄褐斑及面部色素沉着亦有良效。现代药理研究证实,茵陈具有利胆保肝、解热、利尿、抗菌、抗病毒等功效。临床体会,凡湿热为患之证皆可配用,赵和平主任医师经验方解毒1号即以本品配伍藿香、芩连等组成,广泛用于内外妇儿各科疾病。但本品力缓,量小常难取效。

据说,华佗给一黄痨病人治病,苦无良药,无法治愈。过了一段时间,华佗发现病人突然好了,急忙问他吃了什么药。病人说吃了一种绿茵茵的野草。华佗一看是青蒿,便到地里采集了一些,给其他黄痨病人试服,但试了几次,均无效果。华佗又去问已痊愈的病人吃的是几月的蒿子,病人说是三月里的。华佗醒悟到,春三月阳气上升,百草发芽,也许三月蒿子有药力。第二年春天,华佗又采集了许多三月间的青蒿,给黄痨病人们服用,果然吃一个好一个,但过了三月青蒿却又没有功效了。为摸清青蒿的药性,第三年,华佗又把根、茎、叶进行分类试验。临床实践证明,只有幼嫩的茎叶可以入药治病,并取名"茵陈"。这就是"华佗三试青蒿草"的传说。他还编歌供后人借鉴:"三月茵陈四月蒿,传于后人切记牢。三月茵陈治黄痨,四月青蒿当柴烧。"

【用量用法】15～30g,水煎服。

六十七、两面针

为芸香科植物两面针的干燥根。

【性味】苦、辛,平。有小毒。

【归经】肝、胃经。

【功效】通络祛风,行气止痛,活血散瘀。

【应用心得】

两面针,药如其名,其叶边有刺,诸有刺者,皆能消肿止痛。现代药理研究证实,两面针含有一种木脂类化合物,具有良好的解痉和镇痛作用。本品常用于风湿痹痛的治疗,既可单用也可配伍其他祛风湿药,内服外用皆能祛风、通络、止痛。《云南中草药选》载:单用两面针泡酒可治风湿骨痛、跌打劳伤。外用如《全国中草药汇编》治风湿性关节炎、腰肌劳损,以本品加鸡骨香、了哥王根皮,制成醇剂外用;也可用本品熬成膏外贴患处,均有祛风定痛之效。

【用法用量】内服:入汤剂6～15g。外用:适量,研末调敷或煎水洗,或制酊剂涂患处。

六十八、黄 柏

为芸香科植物黄皮树或黄檗的干燥树皮。前者习称"川黄柏",后者习称"关黄柏"。清明之后剥取树皮,除去粗皮、晒干压平;润透,切片或切丝。生用或盐水炙、炒炭用。

【性味】苦,寒。

【归经】肾、膀胱、大肠经。

【功效】清热燥湿,泻火除蒸,解毒疗疮。

【应用心得】

《珍珠囊》谓："黄柏之用有六：泻膀胱龙火，一也；利小便结，二也；除下焦湿肿，三也；痢疾先见血，四也；脐中痛，五也；补肾不足，壮骨髓，六也。"黄柏苦寒沉降，长于清泻下焦湿热，善治下肢腿足之痹痛。如常用的二妙散即以本品与苍术配伍，广泛用于湿热痹痛及下焦湿毒之证，加牛膝名三妙散；再加入薏苡仁，名四妙散；均为治疗湿热痹阻证，下肢关节红肿热痛的常用方。此外，本品亦常用于治疗湿热所致的热痢、黄疸、黄浊白带、疮疡肿毒、湿疹，阴虚火旺之潮热骨蒸、盗汗、遗精等。

【用法用量】内服：3～12g，水煎服。外用适量。

六十九、防　己

为防己科植物粉防己的干燥根。

【性味】苦，寒。

【归经】膀胱、肾、脾、肺经。

【功效】祛风止痛，利水消肿。

【应用心得】

防己味苦性寒，长于祛风湿，清热通络止痛，故本品尤适宜于湿热偏盛所致的骨节烦痛，屈伸不利，如《温病条辨》中的宣痹汤即以本品与薏苡仁、滑石、蚕沙等配伍。治疗风寒湿痹，关节疼痛，可与辛热的乌头、桂枝等相伍，如《备急千金要方》中的防己汤。防己有很好的利水退肿之功，治疗风水身肿，汗出恶风，小便不利者，可采用《金匮要略》中的防己黄芪汤（防己、黄芪、白术、甘草）。治疗双膝关节积液久治不愈者，可以采用防己黄芪汤合五苓散加减。治疗脚气肿痛，可与木瓜、桂枝、牛膝等同用（《本草切要》）。此外本品亦可用于痰饮的治疗，如己椒苈黄丸等。

【用量用法】4.5～9g，水煎服。服用剂量过大（30～100g）可中毒。

七十、苦　参

为豆科多年生落叶亚灌木植物苦参的根。

【性味】苦,寒。

【归经】心、肝、胃、大肠、膀胱经。

【功效】清热燥湿,祛风杀虫,利尿。

【应用心得】

《本草正义》:"苦参,大苦大寒,退热泄降,荡涤湿火,其功效与芩、连、龙胆皆相近,而苦参之苦愈甚,其燥尤烈,故能杀湿热所生之虫,较之芩、连力量益烈。"本品常用于湿热所致的黄疸、泻痢、带下、小便不利、湿疹、皮肤瘙痒、脓疱疮等症,有时亦用于治疗湿热痹,如当归拈痛汤即以本品配伍猪苓、泽泻、茵陈蒿等。但本品确为大苦大寒之品,用时须顾及患者脾胃。

【用法用量】3～10g,水煎服,外用适量。

七十一、秦　艽

为龙胆科龙胆属多年生草本植物秦艽、麻花秦艽、粗茎秦艽或小秦艽的干燥根。

【性味】苦、辛,平。

【归经】胃、肝、胆经。

【功效】祛风湿,除黄疸,清虚热。

【应用心得】

古人认为秦艽是"三痹必用之药",无论证属寒热均可用之。用于治疗风湿痹痛、肢节疼痛、挛急不遂者,常配蜂房、桂枝、威灵仙等药。如行痹,关节痛无定处,可与防风、羌活、桂枝等配伍,方如防风汤。若中风半身不遂,有上肢拘挛等血虚表现者,可配当归、白芍、首乌等养血药,方如秦艽当归汤。秦艽有清热利湿之功,用于治疗痔疮肿痛,可配伍桃仁、皂角子、苍术、防风、黄柏、当归、泽泻、槟榔、熟大黄,如《外科启玄》中的止痛如神汤。本品还有养血润燥之功,治疗血虚风燥,皮肤皱揭,筋燥爪干者,可以本品配伍当归、生熟地、白芍、黄芩、防风、甘草,如《赤水玄珠》中的滋燥养荣汤。此外,本药亦常用于治疗黄疸、阴虚内热、骨蒸潮热等。

【用量用法】3～12g,大剂量可用到15～20g,水煎服。

七十二、蒲公英

蒲公英属菊科多年生草本植物。

【性味】苦、甘,寒。

【归经】肝、胃经。

【功效】清热解毒,消痈散结,利尿解毒。

【应用心得】

《本草新编》谓:"蒲公英,至贱而有大功,惜世人不知用之。阳明之火每至燎原,用白虎汤以泻火,未免大伤胃气。盖胃中之火盛,由于胃中之土衰也,泻火而土愈寒矣。故用白虎汤以泻胃火,乃一时之权宜,而不恃之为经久也。蒲公英,亦泻胃火之药,但其气甚平,既能泻火,又不损土,可以长服、久服无碍。"本品甘寒,清热泻火而不伤胃,因兼入肝胃二经而有护肝、健胃之能,故对风湿病久用中西药物而伴有肝损害及胃肠道病变者,尤为适宜。治疗气阴两虚之风湿痹痛可用本品配伍黄芪120g,石斛30g,牛膝30g,远志30g;治疗湿热痹可配伍忍冬藤、土茯苓、防己等;对于风湿病挟有感染者,可用本品配伍忍冬藤、金银花、土茯苓等;治疗消化性溃疡可配伍海螵蛸、白及、陈皮、枳实等;治疗肠痈可配伍白花蛇舌草、地丁、天葵子、红藤、豨珠等;治疗慢性活动性肝炎可配伍旱莲草、虎杖、茵陈、垂盆草;此外,亦可以本品配白鲜皮、夏枯草、猫爪草等量,煎水浓缩成膏,外敷,治痈肿疮疖、瘰疬、痰核、痄腮及关节腔积液。

【用量用法】30～50g,水煎服。

七十三、乳　香

为橄榄科小乔木植物卡氏乳香树,或其他同属植物皮部渗出的油胶树脂。

【性味】辛、苦,温。

【归经】肝、心、脾经。

【功效】活血行气止痛,消肿生肌。

【应用心得】

乳香气香窜,性温,为宣通脏腑流通经络之要药。张锡纯谓:"故凡心胃胁腹肢体关节诸疼痛皆能治之……其通气活血之力,又善治风寒湿痹,周身麻木,四肢不遂及一切疮疡肿疼,或其疮硬不疼。"本品既可内服,又可外敷。治疗气血瘀阻,肢体疼痛,筋脉拘挛,可与当归、丹参、没药同用,如活络效灵丹;治疗跌打损伤,常与没药、血竭、麝香、冰片等为末内服,如《良方集腋》七厘散;若血瘀肿痛,而无出血者,可以配伍没药、土鳖虫、苏木等,以水酒各半煎服,如《伤科大成》活血止痛汤。治疮口溃烂,久不收口,可用香油炸乳香、没药,加入黄丹成膏,摊成膏药,每天换一次,连用半月至一月即可收口。

【用法用量】内服:3～9g,水煎服;或入丸、散剂;内服宜炒去油。外用:适量,生用或炒用,研末调敷或外搽。

七十四、没　药

为橄榄科灌木或乔木没药树,或其他同属植物皮部渗出的油胶树脂。

【性味】苦、辛,平。

【归经】心、肝、脾经。

【功效】活血止痛,消肿生肌。

【应用心得】

乳香气香味淡,善透窍以理气;没药气淡,味辛而微酸,善化瘀以理血。二者常相须为用,合称乳没,可制成膏药摊贴,治疗疔疮、疮痈、无名肿毒及皮肤溃烂久不收口。乳没加当归、丹参,即活络效灵丹,善治气血郁滞,肢体疼痛;治疗外伤、骨折可以本品配伍自然铜、三七等内服或外用。

【用法用量】内服 3 ～ 10g,水煎服;或入丸、散剂;内服宜制过用。外用:适量,生用或炒用,研末调敷或外搽。

七十五、桃　　仁

为蔷薇科植物桃或山桃的种子。

【性味】苦、甘,平。

【归经】心、肝、大肠经。

【功效】破血祛瘀,润肠通便。

【应用心得】

本品善活血通络,祛瘀力量较强,适用于治疗气滞血瘀所致的跌打损伤、瘀血留滞疼痛等,常与红花、赤芍、当归等同用,如桃红四物汤;治疗寒凝瘀滞、肢节疼痛、得温则减者,可配桂枝、红花、细辛、当归等同用;治跌打损伤,瘀肿疼痛,常配当归、红花、大黄、天花粉等,如复元活血汤。此外,本品配伍杏仁亦常用于肠燥便秘的治疗。

【用法用量】3 ～ 9g,水煎服。

七十六、红　　花

为菊科植物红花的筒状花冠。

【性味】辛,温。

【归经】心、肝经。

【功效】活血通经,祛瘀止痛。

【应用心得】

风湿痹痛从一开始即有瘀滞存在,故活血药亦为常用之品。红花色红入血分,味辛性温,更长于行血化瘀滞。在风湿病中有明显瘀滞现象者,常以本品配伍桃仁、威灵仙、海桐皮等。用于治疗胸痹心痛、血瘀腹痛、胁痛等可与其他理气活血之品相伍,如王清任的血府逐瘀汤。用于跌打损伤,瘀滞肿痛,常以红花与苏木、乳香、没药等同用;红花油涂擦患处可消肿止痛。红花注射液可静脉输入,取效更捷,为临床应用提供了方便。

【用法用量】3～10g,水煎服。外用适量。

七十七、川 芎

为双子叶植物药伞形科植物川芎的根茎。

【性味】辛,温。

【归经】肝、胆、心包经。

【功效】祛风止痛,活血行气。

【应用心得】

川芎味辛性温,长于活血行气,祛风止痛,能上行头目,下行血海,为血中气药,凡属血瘀气滞者皆可使用。临床常用于治疗风湿痹痛、筋挛拘急等。如《备急千金要方》独活寄生汤即以本品配伍独活、秦艽、防风、桂枝等药同用。有人认为本品辛散,易于动血,其实不然,只要配伍适量滋阴养血之品,如白芍、当归、生地等,是不会出现伤阴动血的。川芎常用量为6～30g,治疗顽固性头痛可用至30～45g,临床应用多年,未见不良反应。

【用法用量】6～30g,大剂量可用至45g,水煎服。

七十八、赤 芍

为毛茛科多年生草本植物赤芍或川赤芍的干燥根。

【性味】苦,微寒。

【归经】肝经。

【功效】活血化瘀,凉血止痛。

【应用心得】

痹者,闭也,经脉瘀阻不通之义,痹证从始至终都有瘀的存在,本品长于活血化瘀,故能用于多种痹证的治疗,因其能凉血止痛,故用于治疗各种痹痛挟有瘀热者尤为适合,如治疗椎间盘突出症、骨关节炎的急性期,症见痛有定处,患处红肿者,常以本品配伍桃仁、红花、当归、川芎、乳香、没药、丹皮等同用。治疗类风湿关节炎,可与金银花、牛膝、当归、生地黄、玄参、白花蛇舌草、青风藤等配伍。用于治疗跌打损伤所致的筋骨肌肉瘀血肿痛,常配乳香、没药、血竭、土鳖虫、自然铜等药。

【用量用法】6～12g,水煎服,或入丸、散。

【注意事项】不宜与藜芦同用。

七十九、苏　木

为豆科灌木或小乔木植物苏木的干燥心材。

【性味】甘、咸、辛,平。

【归经】心、肝经。

【功效】行血祛瘀,消肿止痛。

【应用心得】

苏木色红入血分,长于活血止痛。现代药理研究证明苏木有良好的镇静、催眠及抗炎作用,故常用于治疗风湿痹痛。如治疗腰椎骨质增生及腰椎管狭窄症常以本品配伍黄芪、当归、丹参、鸡血藤、杜仲、狗脊、鹿角片、地龙、穿破石等,以通督活血、补肝益肾。近代有研究显示苏木的免疫抑制疗效类似于雷公藤,故亦常用于类风湿关节炎等风湿免疫病的治疗。此外,苏木亦为伤科常用药,可用于治疗各种瘀血肿痛、骨折筋伤。对于单纯瘀血肿痛,可以本品配乳香、没药、赤芍等活血药,如《伤科补要》和营止痛汤。治骨折筋伤,可以本品配伍自然铜、血竭、乳香、没药等;若肝肾不足者,可加骨碎补、桑寄生等补肝肾强筋骨。本品研细末外敷,亦有消肿止痛之功。

【用法用量】内服:3～9g,水煎服;或研末以酒调服。外用:适量。

【注意事项】孕妇慎用。

八十、牛　膝

怀牛膝为苋科植物牛膝的干燥根,川牛膝包括麻牛膝及甜牛膝的根。

【性味】苦、酸,平。

【归经】肝、肾、膀胱经。

【功效】补肝肾,强腰膝,破血行瘀。

【应用心得】

怀牛膝长于补益肝肾,常与杜仲、狗脊、续断、桑寄生等配伍治疗肾虚腰腿痛,也可用于治疗风湿病或跌打损伤所致的腰腿疼痛。川牛膝长于活血化瘀、祛风除湿、宣通关节,常与苍术、络石藤、海桐皮、萆薢等相伍,治疗风湿性腰腿疼痛。亦可用于治疗跌打损伤、瘀血肿痛,可与杜仲、乳香、没药、木瓜、麻黄、马钱子等配伍。二者均可引药下行,引火下行,对于上实下虚、上热下寒之证皆可配用。

【用量用法】9～15g,大剂量可用到60g。

八十一、合 欢 皮

为豆科植物合欢的干燥树皮。

【性味】甘,平。

【归经】心、肝、肺经。

【功效】解郁安神,活血消肿。

【应用心得】

本品味甘性平,入心、肝经,善解肝郁,为悦心安神要药。适宜于情志不遂、忿怒忧郁、烦躁失眠、心神不宁等症,能使五脏安和,心志欢悦,以收安神解郁之效。临床常与酸枣仁、柏子仁、首乌藤、龙骨、牡蛎等安神之品配伍应用。本品入心、肝血分,能活血祛瘀、续筋接骨,故可用于跌打损伤、筋断骨折、血瘀肿痛之症,如《续本事方》用合欢皮配麝香、乳香研末,温酒调服治跌打损伤、损筋折骨。因其有活血定痛之效,常与徐长卿相伍作为对药治疗各种风湿痹痛,效果明显,尤其对于伴有烦躁失眠、精神抑郁者,效果更佳。另外,本品也可用于治疗肺痈、疮痈肿毒等病。古有黄昏汤(《千金方》),即单用黄昏(即合欢皮)手掌大1片,细切,以水3L,煮水1L,分3服,用以治疗治肺痈。我院老中医以本品配徐长卿15g、水牛角30g,名开心丸,对治疗精神抑郁有一定疗效。

【用量用法】6～30g,水煎服,外用适量。

八十二、黄　芪

为豆科多年生草本植物膜荚黄芪、蒙古黄芪、多序岩黄芪的干燥根。

【性味】甘，微温。

【归经】肺、脾经。

【功效】补气固表，利尿托毒，排脓，敛疮生肌。

【应用心得】

黄芪长于补气温阳，对于气血虚弱所致的肢体关节疼痛麻木均有一定效果。如《金匮要略》中治疗"血痹"的黄芪桂枝五物汤即以本品为主药。若疼痛症状较明显，则配桂枝、延胡索、当归等加强镇痛作用。治疗周围神经麻痹、脑血管意外、中风后遗症时，常以本品配伍桃仁、红花、川芎、地龙等活血化瘀药，如《医林改错》的补阳还五汤，方内即重用黄芪。对于膝关节肿痛久不消者，我们常采用四神煎治疗，多能数剂取效，即生黄芪240g，远志肉、牛膝各90g，石斛120g，金银花30g。用法：生黄芪、远志肉、牛膝、石斛用水十碗煎两碗，再入金银花30g，煎一碗，一气服之。服后觉两腿如火之热，即盖暖睡，汗出如雨，待汗散后，缓缓去被，忌风。此外，本品也常用于中气下陷所致的脱肛、子宫脱垂、崩漏及表虚自汗症。治疗原发性肾病综合征辨证属脾肾两虚或以气虚为主者，可采用《闻过喜医集》中介绍的"刘氏经验方"：黄芪30g，党参15g，当归10g，升麻3g，柴胡5g，丹参20g，芡实15g，白术15g，山药15g，仙茅10g，淫羊藿10g，凤尾草10g，山楂15g，甘草5g。用于临床有一定效果。

【用量用法】一般10～30g，治肾炎和严重的风湿病要用量大，可用至30～240g。

八十三、白　术

为菊科多年生草本植物白术的干燥根茎。

【性味】甘、苦，温。

【归经】脾、胃经。

【功效】健脾益气,燥湿利水,和胃止呕,止泻,止汗,安胎。

【应用心得】

白术质润而气香,健运脾阳,滋养胃阴,为健脾益胃之专剂。《神农本草经》谓白术"主风寒湿痹"。概无湿不成痹,健脾即可祛湿,故白术亦常用于治疗风湿病。如治疗腰中冷,如坐水中的甘姜苓术汤即以此为主药,治疗身体尪羸、脚肿如脱的桂枝芍药知母汤亦配有此药。用于治疗脾胃气虚、大便溏泄、饮食减少、脘腹虚胀、倦怠乏力等,可配伍党参、干姜、茯苓等,如理中汤。本品亦常用于治疗脾虚水肿、体弱自汗。本品应用60g以上尚有较好的通便作用。

【用量用法】10～30g,大剂量可用至60～90g,水煎服。

八十四、薏苡仁

为禾本科一年生草本植物薏苡的成熟干燥种仁。

【性味】甘、淡,微寒。

【归经】脾、胃、肺、大肠经。

【功效】利水渗湿,清热除痹,健脾补肺。

【应用心得】

薏苡仁长于健脾祛湿,可缓解肌肉挛缩疼痛,常用于治疗湿热痹痛、四肢拘挛、关节肿胀等症,本品药性温和,无论寒证、热证都可应用。偏寒者,可配麻黄,如麻杏薏甘汤;偏热者,可配络石藤、忍冬藤;湿重者,可配苍术,如薏苡仁汤。湿邪流连,头身困重,肢体酸楚疼痛,常与滑石、蔻仁等配伍,如三仁汤。赵和平主任医师认为,无湿不成痹,注重祛湿是治痹取效的关键。故临床喜用三仁汤加姜黄、海桐皮、夜交藤等治疗风湿痹痛多获良效,并创有三仁通痹汤一方。因其能健脾祛湿,故亦可用于治疗脚气水肿、脾虚泄泻等。

【用量用法】15～30g,大剂量可用60～90g,水煎服。

八十五、当　归

为伞形科多年生芳香草本植物当归的根。

【性味】甘、辛，温。

【归经】肝、心、脾经。

【功效】活血止痛，补血调经。

【应用心得】

痹者，闭也，不通之谓。大凡痹证，皆与气血瘀滞有关，血不行则作痛。因其既能养血又能活血，故各种血虚、血瘀作痛之症皆可用之。如《医学衷中参西录》之活络效灵丹，即以当归为主药，配以丹参、乳香、没药，用于一切瘀滞所致疼痛之症，临床应用效果较佳。若治风湿顽痹，尤其是久痛入络者，常以当归与虫类搜剔药如土鳖虫、全蝎、地龙、蜈蚣等配伍，如朱良春老中医的益肾蠲痹丸。若治湿热痹，可与羌活、茵陈、苦参等配伍，如当归拈痛汤。治疗冻疮或四肢逆冷诸症，可与桂枝、细辛、芍药等配伍，如当归四逆汤。治疗气虚血瘀之崩漏，可与黄芪、三七、桑叶相伍，如加味当归补血汤。崩漏每多挟瘀，故亦用当归，取其养血活血之功，盖瘀血去则新血生而血自归经。有人认为对于崩漏不能多用当归，此浅见也，当归配以大剂补气之黄芪，止血之三七，凉肝之桑叶，不会出现出血量增多，且一般 3～5 剂即见明显效果。因本品富含油脂故又长于润肠通便及润燥止咳。

【用量用法】9～12g，大剂量可用到 30g，水煎服。亦可入丸剂及其他剂型。

八十六、白　芍

为毛茛科多年生草本植物芍药的干燥根。

【性味】苦、酸，微寒。

【归经】肝、脾、肺经。

【功效】补血敛阴，平肝止痛。

【应用心得】

白芍长于养肝之阴血，对于肝旺脾弱、肝气郁结所致诸症均有效果，如四逆散、柴胡疏肝散、逍遥散等，常用来治疗肝气郁结型之风湿病。对肝阴不足、肝阳上亢所致的眩晕、头胀、头痛、烦躁易怒、耳鸣、肢体麻木等症，可配伍石决明、钩藤、生地黄、女贞子、枸杞子等配用，以滋水涵木，平抑肝阳。对于血不养筋引起的手足肌肉痉挛抽搐，尤其小腿腓肠肌痉挛，常配甘草同用，即芍药甘草汤。有实验证明，白芍和甘草的有效成分配合后，有互相增强的协同作用，如配以伸筋草、淫羊藿、木瓜等则效果更佳。芍药甘草汤也可用来治疗风湿性多肌痛所致肌肉疼痛。如证属营卫不和所致的周身不适、自汗恶风、关节冷痛等，可取本品敛阴和营，与温通卫阳之桂枝相配，以协调营卫，方如桂枝汤，阳虚者可酌加附子，可用来治疗产后风湿等多种风湿痹痛。本品大量应用有明显的通便作用，如果患者平素便稀或兼有脾肾虚者，可配用炒白术或骨碎补即可消除此副作用。

【用量用法】10～30g，水煎服。大剂量可用至30～90g，但不宜长期大剂量服用。

八十七、石　斛

为兰科草本植物环草石斛、马鞭石斛等多种石斛的茎。

【性味】甘、淡，凉。

【归经】胃、肾经。

【功效】滋阴，清热，益肾，壮筋骨。

【应用心得】

石斛品种繁多，但其治疗作用，大体相同。《本草通玄》说："石斛甘可悦嗓，咸能润喉，甚清膈上。"古人常以此代茶。《神农本草经》：载石斛"主伤中，除痹，下气，补五脏虚劳羸瘦，强阴，久服厚肠胃"。石斛长于养阴除痹，应用大剂量石斛（120g）治疗风湿痹痛见于《验方新编》中的四神煎，我们减其量（常用30～60g）治疗本病亦取得了很好的疗效。并石斛为主药，配用生地、海桐皮、鹿角、全蝎等制成丸药，名之曰石斛蠲痹丸,现为我院协定处方之一,用于临床多年,治疗阴虚痹取得了满意的疗效。本地药房尚有金钗出售,色泽鲜美,效果极佳,实为石斛的一个品种（金钗石斛）,但价格为普通石斛的6倍。经过长期观察,本品有良好的营养神经及安神作用,故常配以蝉蜕、钩藤等治疗小儿夜啼及神经衰弱等症。本药为养阴之品,凡舌苔厚腻、便溏者慎用。

【用量用法】10～20g,治疗风湿病可用至30～120g,水煎服。

八十八、黄　精

为百合科黄精属多年生草本植物黄精、长叶黄精、多花黄精、狭叶黄精、卷叶黄精的干燥根茎。

【性味】甘,微温。

【归经】肺、脾、胃经。

【功效】补脾润肺,生津止渴。

【应用心得】

本品药性平和,对于风湿痹痛、筋骨疼痛无论寒证热证均可应用。偏热者配伍络石藤、忍冬藤等药;偏寒者配伍羌活、防风等药;湿重者配伍苍术、薏苡仁等药。亦可与红藤、丹皮、老鹳草配伍,能清热凉血止痛。治疗高血压病我们常采用董建华老中医的黄精四草汤,即黄精20g,夏枯草15g,益母草15g,车前草15g,豨莶草15g,水煎服,效果较佳。本品亦可作为滋养强壮剂,药性与党参相似,凡病后体弱、慢性病消耗性营养不良、腰膝酸软、头晕眼干等症均可配伍应用。

【用量用法】10～15g,较大量可用15～30g,水煎服。

八十九、紫河车

为人类的胎盘。

【性味】甘、咸、温。

【归经】肺、肝、肾经。

【功效】益气养血,补肾益精。

【应用心得】

《本草经疏》谓："人胞乃补阴阳两虚之药,有反本还元之功。"熊笏《中风论》载："欲在表之卫气盛,必须益其肾间动气,如树木培其根本,则枝叶畅茂也,然诸药总不如紫河车之妙,其性得血气之余,既非草木可比,且又不寒不热,而为卫气生发之源。盖以血肉之属,为血肉之补,同气相求也。"现代药理研究表明,紫河车含有性腺激素、卵巢激素、黄体激素、多种氨基酸、胎盘球蛋白、纤维蛋白稳定因子、尿激酶抑制物、纤维蛋白酶原活化物等。丙种胎盘球蛋白具有增强机体免疫力的特殊功能,干扰素具有抗病毒和抗癌的作用。通过长期临床观察,本药的确能改善患者体质,使体瘦患儿逐渐变胖,使平时易感冒者减少患外感的次数,对子宫发育不良之不孕,精血不足的阳痿遗精及风湿痹痛亦有良效。凡挟有表邪者不宜单独使用,实证者禁服。紫河车加工方法:用新鲜的紫河车,横直割开血管,用水反复洗漂干净。另取花椒适量装入布袋中加水煎汤,去渣,将洗净之紫河车置花椒汤中煮2～3min,及时捞出,沥净水,以黄酒适量拌匀,再置笼屉中蒸透,取出,烘干。对于体质素弱者还可用新鲜胎盘,半个或1个,水煎服食,每星期1次,坚持1～3个月多有良效。本品对气血亏虚、肾精不足所致的风湿痹痛、身体虚弱羸瘦、体虚易反复外感、血虚面黄、阳痿遗精、不孕、少乳等均有一定效果。

【用量用法】本品多研面服用,每次1.5～3g,重症加倍,或配入丸剂,也可用免煎品紫河车,每袋3g,每次服1袋,每天2次冲服。

九十、狗　脊

为蚌壳蕨科多年生草本植物金毛狗脊的干燥根茎。

【性味】苦、甘,温。

【归经】肝、肾经。

【功效】祛风湿,补肝肾,强腰膝。

【应用心得】

《神农本草经》谓本品:"主腰背强,机关缓急,周痹,寒湿膝痛,颇利老人。"本药长于补肾强腰壮督,且温而不燥,走而不泄,药性较为平和,本药对风湿痹痛、腰痛脊强、不能俯仰、足膝软弱腰膝酸软有较好的效果,对于肝肾不足引起的腰膝酸痛、步履乏力,常与杜仲、桑寄生、川续断等配用。配川乌、苏木、萆薢等可治风寒湿邪闭阻经络之周身疼痛、四肢沉重麻木、项背拘急者,如《普济方》四宝丹。若与萆薢、菟丝子同用,可治各种腰痛,如《太平圣惠方》狗脊丸。此外,以本品100g,配鹿角30g,益智仁100g,共研为面,每次3g,每天2次口服,亦可治疗肾气虚寒所致的尿频、带下等。

【用量用法】10～15g,水煎服。

九十一、杜　仲

为杜仲科杜仲属植物落叶乔木杜仲的干燥树皮。

【性味】甘、辛,温。

【归经】肾、肝经。

【功效】补肝肾,强筋骨,安胎。

【应用心得】

杜仲可补肝肾、强筋骨,凡风湿痹痛、腰膝酸痛证属肝肾不足者,用之最为适合,常与桑寄生、人参、熟地、细辛等配伍,如独活寄生汤。因其性温,故能除湿散寒,对寒湿所致之腰痛,杜仲亦属常用之品,可与独活、桂枝、秦艽等配伍。杜仲补肾安胎亦有良效,治疗习惯性流产,可采用《本草纲目》中的保胎丸,方用:杜仲(糯米煎汤浸透炒去丝)240g,续断60g,山药180g。共研细末,炼蜜为丸,每服9g,每日3次,对于肾气不足、胎元不固之频繁流产,收效颇佳。此外,本品对肾虚所致的阳痿、小便频数、高血压病亦有一定疗效。

【用量用法】6～15g,水煎服。

九十二、鹿衔草

为鹿蹄草科植物鹿蹄草或圆叶鹿蹄草等的全草。

【性味】甘、苦,温。

【归经】肺、胃、肝、肾经。

【功效】补肝肾,强筋骨,祛风湿,止痹痛,止血,止咳。

【应用心得】

鹿衔草又名鹿蹄草、鹿含草。《滇南本草》谓本品"添精补髓,延年益寿。治筋骨疼痛、痰火之证,煎点水酒服"。临床体会,本品有强壮作用,扶正祛邪两善其能,对于平素体质虚弱或肝肾亏虚的风湿痹痛,疗效较好,如治疗颈椎病常以本药配伍葛根、白芍、当归、桂枝等;治疗骨质增生症常配熟地、骨碎补、淫羊藿、鸡血藤等;治疗足跟痛常配伍鹿角、鳖甲、延胡索等;本品也能通过扩张血管而降低血压,故对兼有风湿的高血压病人尤为适宜。本品亦可用于治疗腰膝无力、月经过多、久咳劳嗽、咳血等。

【用法用量】10～30g,水煎服。

九十三、淫羊藿

为小檗科多年生草本植物淫羊藿及同属其他植物的全草。

【性味】辛,温。

【归经】肝、肾经。

【功效】祛风湿,补肾助阳。

【应用心得】

本品味辛性温,能祛风散寒除湿,常用于治疗风寒湿痹偏于寒湿者,多表现为四肢关节疼痛麻木或筋骨拘挛,我院赵和平主任医师拟有治痹良方——二仙蠲痹汤,即是由淫羊藿、仙茅配伍杜仲、狗脊、制附子、桂枝、羌活、独活、防风、当归、鸡血藤、络石藤、川芎、砂仁、白豆蔻等组成。淫羊藿,药如其名,羊食之贪合,可增强欲望,验之临床,本品对性欲淡漠者确有疗效。对于阳痿伴有气虚或阳虚者,可配伍红参大补元气,常收意外之效。治疗肾阳虚所致的身体虚弱、精神疲乏、腰腿酸软、头晕目眩、精冷、性欲减退、夜尿频多、失眠健忘等症,可口服龟鹿补肾丸(由淫羊藿、菟丝子、续断、锁阳、狗脊、酸枣仁、制何首乌、熟地黄、金樱子、鹿角胶、龟甲胶、覆盆子等组成)。

【用量用法】10 ～ 30g,水煎服。

九十四、骨碎补

为水龙骨科植物槲蕨、中华槲蕨、石莲姜槲蕨、崖姜、光亮密网蕨以及骨碎补科植物大叶骨碎补、海州骨碎补等的根茎。

【性味】苦,温。

【归经】肝、肾经。

【功效】活血续伤,补肾强骨。

【应用心得】

骨碎补味苦性温,入肝肾经。有补肾、强筋、壮骨,活血、止血、止痛之功。临床常用于治疗肾虚久泻、腰痛、齿痛、风湿痹痛、跌打闪挫、骨折等。骨碎补可治疗各种与骨或与肾虚有关的疾病,尤其是治疗骨质增生症、风湿痹痛等偏于肾阳亏虚者,效果较好。中医认为"肾主骨生髓",而"齿为骨之余",牙齿的生长、脱落与肾中精气的盛衰密切相关,牙齿松动、早脱都是肾虚的表现。骨碎补入肾经,补肾强骨,对治疗肾虚牙痛、牙齿松动效果明显。本药可内服亦可外用。将骨碎补研细末,用干净纱布包好,放于松动的上下牙之间紧咬,每次 20min,每日 1 次,同时亦可用药粉按摩牙龈,可增强治疗效果。对于跌仆损伤、筋骨折伤之症,可取骨碎补捣细筛末,和姜,酒炒热外敷,或鲜品用米粥捣匀,包裹伤处;内服常与续断、自然铜、乳香、没药等配伍,如《太平圣惠方》骨碎补散。通过配伍,用于风湿痹痛,疗效亦佳。

【用法用量】9 ～ 15g,水煎服,亦可浸酒或入丸、散。

【注意事项】本品性温补益,主治虚证牙痛,若胃火上炎等实证牙痛不宜用;阴虚内热及无瘀血者慎服。

九十五、补骨脂

为豆科一年生草本植物补骨脂的成熟果实。

【性味】辛、苦,温。

【归经】肾、脾经。

【功效】温肾助阳,纳气,止泻。

【应用心得】

补骨脂色黑入肾,性温可助阳散寒,临床常配伍胡桃仁、杜仲治疗肾虚腰痛,如《太平惠民和剂局方》中的青娥丸。治疗梦遗失精之腰痛,如《圣济总录》中的补骨脂散。治疗骨质增生症、上肢麻痛、脊柱活动欠利可以本品配伍黄芪、菟丝子、狗脊、川断、川芎、鸡血藤、葛根,如汤承祖教授之经验方益肾坚骨汤。补骨脂也是治疗白癜风常用之中药,可取本品100g浸入75%酒精250mL中,1周后,以棉签蘸药液涂擦患处,每日2～3次,有一定疗效。此外,本品也常用于治疗肾不纳气的虚喘。

【用法用量】6～9g,水煎服,或入丸、散剂。

九十六、巴戟天

为茜草科多年生蔓性藤本植物巴戟天的根。

【性味】辛、甘,微温。

【归经】肾经。

【功效】散寒除湿,补肾助阳。

【应用心得】

巴戟天味辛性温而不燥烈,实为益肾温阳之佳品。用于寒湿痹痛,可配伍狗脊、杜仲、附片、桂枝等药。对于筋骨失养所致的膝骨关节炎,可以本品配伍白芍、熟地、麦冬、炒枣仁等,如《辨证录》中的养筋汤。治疗肾阳虚之阳痿、遗精等症,可以本品配伍知柏地黄加菟丝子、肉桂、附子、狗肾、鹿鞭、淫羊藿、红参、仙茅、枸杞子、肉苁蓉等,如张琪教授的补肾壮阳丸。

【注意事项】本品辛温,所治风湿病属寒湿所致者,若属湿热下注、足膝红肿热痛等症,则忌用。

【用量用法】9～15g,水煎服。

九十七、续　断

为川续断科植物川续断或续断的根。

【性味】苦、辛，微温。

【归经】肝、肾经。

【功效】补肝肾，强筋骨，止血安胎，疗伤续折。

【应用心得】

本品有补肝肾、强筋骨、活血脉、止疼痛之功。治疗肝肾不足、气滞血瘀、脉络闭阻所致的骨性关节炎、腰肌劳损，症见关节肿胀、疼痛、麻木、活动受限者，可以本品配伍狗脊、淫羊藿、独活、骨碎补、鸡血藤、熟地黄、乳香、没药等，如壮骨关节丸。对于跌仆损伤、骨折、肿痛等，常与杜仲、牛膝、补骨脂等配伍，如《扶寿精方》续断丸；治风寒湿痹、筋挛骨痛，常与萆薢、防风、牛膝等同用，如《局方》续断丸。本品炒用，善于止血，如《医学衷中参西录》中治崩漏的固冲汤、治胎漏的寿胎丸。

【用量用法】6～12g，水煎服。

【注意事项】续断用于活血续筋骨，宜酒炒；用于补肾安胎，宜盐水炒。

九十八、桑寄生

为桑寄生科植物常绿寄生小灌木桑寄生、槲寄生的干燥带叶茎枝。

【性味】苦，平。

【归经】肝、肾经。

【功效】补肝肾，祛风湿，养血安胎。

【应用心得】

《本经逢原》谓：寄生得桑之余气而生，性专祛风逐湿，通调血脉。本品既能补肾强筋壮骨，又能祛风除湿，一药而两善其能，标本兼治。故常用于风湿痹痛兼有肝肾虚损和其他血虚表现者，如最为有名的独活寄生汤即以本品为方中主药，并配伍独活、杜仲、牛膝、当归、防风、秦艽、党参等药，以补肝肾、强筋骨、祛风湿。本品也常用于肝肾虚损、冲任不固之胎动不安、胎漏、高血压、冠心病、头痛、眩晕、耳鸣、心悸等。《神农本草经》记载本品充肌肤、坚发，故亦常用于治疗皮肤干燥症、脱发等。

【用量用法】9～30g，大剂量可用至60g，水煎服。

第三节 风湿病对药传真

一、麻黄配苍术

苍术，辛、苦、温，为燥湿健脾之要药，能以其辛温之气味升散温化水湿，使脾气继续上归于肺，脾健则湿化。因此，治疗湿证常以苍术复脾之升作为方药的主体，通过燥湿达到祛邪扶正，然在脾虚湿积时肺亦不能独健，必失其下输之功能，通调受阻则湿必停蓄，又将辛温能发汗利尿之麻黄作配以助肺宣达，促其迅速复其通调，两药协作具有升脾宣肺而化湿之功。多年来许氏对积湿为病恒以苍术、麻黄两药为主，再根据具体变异增加对症药物。通过临床长期观察与运用，并发现两药用量配伍不同而其作用有异。如两药等量使用，临床常见能发大汗；苍术倍于麻黄则发小汗；苍术3倍于麻黄常见尿量增多，有利尿之作用；苍术4倍于麻黄，虽无明显之汗利，而湿邪则能自化。故多年来恒以两药之汗、利、化作用，广泛用于因湿邪引起的临床湿证。（许公岩经验）

二、桂枝配知母

桂枝既可走气分外散风寒以通阳化湿，又能入血分温通血脉以除寒开痹，取"塞者通之"之意也，实有扶阳之中助解表，散寒之中护阳气之妙。知母甘以润燥和阴，苦寒以燥湿清热，使桂枝得知母之寒润利血通脉而不致辛温伤津动血，知母得桂枝之辛温香燥能养阴清热而不致碍脾生湿，滞塞脉道。二药一静一动，一寒一温，动静相宜，寒温相济，且桂枝能"温筋通脉"（《别录》）而久用无弊，故此药对痹证发作日久，伤及肝肾，正虚邪恋，而见实中有虚，虚中挟实，外有风

寒湿邪,内有郁热伤津,正气不足,肝肾亏虚的复杂证情者尤为适合。(陈纪藩经验)

三、桂枝配羚羊角

桂枝辛温发散,能祛风散寒,温通经脉;羚羊角属咸寒之品,为清热解毒之良药,《本草纲目》云能舒"历节掣痛"。两药合用,一温一清,有清热解毒、通阳散寒之效,乃治热痹之对药。刘老认为,热痹虽系寒邪化热而成,然寒温之邪未必尽化,此际寒热交杂,新旧之邪同客于关节经络,若单纯通阳,恐热邪更盛,一味清热,又虑寒邪弥漫。治宜寒温兼顾,使阴寒之邪得温而散,阳热之邪得寒而清,方为周全。(刘树农经验)

四、桂枝配白芥子

桂枝辛温,横行肢节,通达营卫,有温通经脉之效。白芥子辛温,功能利气豁痰、消肿散结,用于痰注肢体者有温通祛痰之功,故有能"治皮里膜外之痰"的称誉。临证体验,瘀血与痰浊为患,单用活血则瘀难去,用药必须活血化痰并用。如活血药中伍以白僵蚕、白芥子化痰散结、行痰通络,则可增强化瘀之功,又瘀血得寒则凝,遇温则行,因而行血药若与桂枝、白芥子合用,疗效更佳。实践证明,二药配伍合用,对于痰血瘀阻经络之病因病机,所导致的肢体僵直屈伸不利,尤以症兼凉麻者效果更佳。一般用量为 10 ~ 15g。(孙伯扬经验)

五、羌活配秦艽

羌活味薄升散,宣散表邪,《珍珠囊》谓:"去诸骨节疼痛。"秦艽苦寒降泄,祛风除湿,被称为"风中之润剂",偏于走上肢,对于风湿痹证之新痹、久痹、寒痹均可使用,又称为"三痹必备之品"。二药伍用,并走上焦,一辛温,一苦寒,相辅相成,共奏祛风湿、止痹痛、清虚热之功,而不伤胃。临床上用于风寒湿邪引起的各种风湿痹证而兼有虚热者,尤其用于治疗上半身疼痛之风湿痹证,效果颇佳。(彭江云经验)

六、羌活配独活

羌活辛苦温,归膀胱、肾经,行上焦而理上,长于祛风寒,能直上巅顶,横行肢臂,治游风头痛、风湿骨节疼痛等症。《药类法象》云其"治肢节疼痛,为君,通利诸节如神";独活辛苦微温,归肝、膀胱经,行下焦而理下,长于祛风湿,能通行气血,疏导腰膝下行腿足,治伏风头痛、腰腿膝足湿痹等症。二药伍用,一上一下,直通足太阳膀胱经,共奏疏风散寒、除湿通痹、活络止痛之功,主要治疗风痹为患、周身串痛、项背挛急疼痛,外感风寒以致发热恶寒、项背拘急疼痛、头痛、关节疼痛,以及历节风(多由风寒湿邪侵袭经络、流注关节所致),症见关节肿痛,游走不定,痛势剧烈,屈伸不利,昼轻夜重,或关节红肿热痛。羌活的常用量为 3～6g,独活为 6～10g。(钱远铭经验)

七、羌活配苍术

羌活味苦辛性温,气清性烈,能祛风除湿,通络止痛,善行气分,能上行巅顶,旁行四肢,善治腰以上之风寒湿痹,尤以肩背肢节疼痛为佳。苍术味苦性温燥,芳香气烈,内能燥脾运湿,外可散风除湿,既能治标,又能治本。长于治疗寒湿偏盛而出现的关节酸痛。二药相伍,祛风胜湿之力大增,用于治疗风寒湿痹所致的肢体关节疼痛重着、关节酸楚不舒者最为适合。此药对用于偏寒者最宜,偏热者如配合寒凉之品,亦可配用。羌活常用量为 6～10g,苍术常用量为 10～15g。

八、羌活配防风

羌活辛温燥烈,善行气分,能搜风除湿,通痹止痛,长于治疗腰以上之风寒湿痹;防风味辛甘性温,为风中之润剂,可祛周身之风,且能散寒止痛。二药相配,相须为用,刚柔相济,小剂配伍应用,又有升举清阳之功。主治风寒湿邪所致的关节肿痛,以治上半身痛尤效;用于头身疼痛,尤以治太阳头痛疗效最佳。(谢海洲经验)

九、羌活配威灵仙

羌活气味雄烈,祛风胜湿,解表散寒,善行气分,偏于走上肢,善治腰以上肩背颈项及上肢风寒湿痹;威灵仙味辛咸,性温善走,能通行十二经脉,既可祛风湿,又能通络止痛,适用于风寒湿痹,关节疼痛,屈伸不利,肌肉麻木,筋骨酸痛等,凡风湿痹痛,无论上下皆可配用,为风湿痹痛之要药。二药配伍,共奏祛风除湿、通络止痛之效。

十、独活配细辛

独活味辛苦,性温,气芳香,性善走窜,治足少阴伏风,走气分;细辛辛温,性升浮,通肾气止痛,入血分。二药合用,肾经气血之风寒均可搜除,而能蠲痹止痛。临床上风寒湿痹腰痛、脊强而冷、下肢关节痹痛均可选用。(肖森茂经验)

十一、独活配怀牛膝

二药合用,相使配对,一则擅入足少阴经,能益肾壮骨,祛风除湿,通痹止痛,具有扶正祛邪并施、标本兼顾之优点;二则二者性善下行,行下焦而理下,既能引药下行,又能疏导腰膝下行腿足。导师在临床中常将二者用于:痹证日久,肝肾两虚,症见腰膝酸痛、动作不利等,尤其用于症见下肢疼痛的风湿痹证。导师对于独活、怀牛膝的用量一般为15g,取其"治下焦如权,非重不沉"之意,使药物直达病所,因势利导,祛邪通痹。(彭江云经验)

十二、防风配防己

防风辛甘微温,入膀胱、肝、脾经,功效祛风胜湿、解痉止痛。防己味苦性寒,入膀胱、脾、肾经。功能利水消肿,祛风止痛。韩树勤老中医认为,防风、防己二者合用,走遍全身之肌表,但防风重走上肢,防己走下肢,上下贯通,并奏祛风散寒除湿、通络止痛之效,以治风寒湿痹、

关节疼痛、四肢挛急等症,使病家一身风湿热痛悉尽蠲之,相得益彰。(韩树勤经验)

十三、葛根配防风

葛根性凉味甘辛,归脾胃,又兼入膀胱经,功能发表解肌,清热生津,兼以升阳。《本草经疏》曰:"葛根……发散而升,风药之性也,故主诸痹。"防风辛甘微温,入膀胱、肝、脾经,功效祛风胜湿、解痉止痛,善治脊背僵痛。《本草汇言》曰:"防风,散风寒湿之药也,故主诸风周身不遂,骨节酸痛,四肢挛急,痿痹痫痉等证。"而《景岳全书》则曰:"此风药之润剂。"两药合用,沟通引导,升散清阳,直入太阳督背,祛风除湿,解颈项脊背之僵硬疼痛、屈伸不利,当为首选。并且凉温相配,虽为风药之对,却无伤阴之弊,是祛邪外出的佳药。若加用片姜黄活血化瘀可增强疗效,对病位在颈、肩、脊背者更适宜。(阎小萍经验)

十四、荆芥配防风

荆芥味辛而不烈,性微温而不燥,药性平和,擅长发汗散寒;防风辛散祛风,其性微温,甘缓而不峻,长于祛风,古称"祛风圣药",《神农本草经》称此药可治疗"风行周身骨节疼痛"。荆芥、防风皆具辛温之性,可以宣散风寒邪气。两药相配,对于外感导致的颈椎病,或因外感而病情加重,表现为颈项僵直,转侧不利者,多有良效。(施杞经验)

十五、白芷配细辛

白芷性味芳香辛温,药力升腾,适于治疗头项关节疼痛,尤其适用于治疗颞颌关节炎。细辛为祛风胜湿之要药,有较好的止痛作用,适用于风寒湿痹。但与寒凉药配伍亦可用于寒热错杂的痹病。细辛用量要大,不能拘泥于"细辛不过钱"的陈规。古人所订这一戒律只是指服用粉剂不能超过5g,并非指服用汤剂。如欲发挥细辛的有效作用,细辛必须过钱。常用的剂量少则6g,多则可达20g,从未发现任何不

良反应。只要认证确切,就应大胆使用。(张鸣鹤经验)

十六、生地配丹皮

生地苦甘、寒,有清热凉血、养阴生津之功,丹皮味苦,辛、性寒,清热凉血,活血散瘀,二药相伍,则清热凉血之力增强,共奏清热凉血、活血散瘀止痛之功。对于治疗类风湿关节炎热毒痹阻筋脉关节所致的关节红肿热痛,筋脉拘急或系统性红斑狼疮血分热毒壅盛所致面部及周身的斑疹、结节及肢体关节疼痛有良效。(胡荫奇经验)

十七、生地黄配白薇

生地黄鲜品有凉血止血作用,干品凉血而能活血,《神农本草经》云其"……除寒热积聚,除痹"。现代研究指出地黄有多方面作用,治疗风湿性关节炎可使疼痛减轻,肿胀消退,发热渐降,血沉恢复正常。本品治类风湿关节炎能滋阴液,行血滞,除痹痛,清郁热。白薇咸寒,功能清热凉血,为血分要药,临床多用于阴虚液亏,潮热骨蒸。《别录》载白薇"疗伤中淋露,下水气,利阴气"。"利阴气"即很好地说明了白薇通血脉的作用。阴虚则液亏,血液黏稠,运行缓慢,常伴肢体脏腑失濡,郁滞更生内热,故可用生地黄、白薇养阴退热除血痹。凡风湿病症见低热、口干、舌质偏红者即可用之。(周仲瑛经验)

十八、川芎配细辛

川芎一则为血中气药,入血分达活血行气止痛,二则辛散温通而祛风止痛;细辛气味香窜,升散之力颇强,具有较强的散寒止痛功效。两者合用,以细辛之升散引川芎之辛温,在细辛祛风散寒的基础上,止痛作用增强。对于细辛的用量,在临床用药时由 3g 至 8g,未发现不良反应。细辛的用量不能一味求大,当其主要起止痛作用时可酌量增加,应根据患者的自身情况辨证用药。该药对适用于一切风湿痹证。(彭江云经验)

十九、老鹳草配川芎

老鹳草不仅能祛风湿、强筋骨,且有清热活血作用;川芎辛温,性善走窜,乃活血行气、祛风止痛之品。二药配伍,活血通络、祛风止痛之功得到加强,临床常可用于治疗风湿久羁、痹阻经络、气血凝滞所致的风湿痹痛。(周通池经验)

二十、徐长卿配穿山龙

徐长卿味辛,性微温,归肝、胃经,有较好的祛风止痛作用。穿山龙味苦,性微寒,入肝、肺经,功能祛风除湿、活血通络。两药配合祛风活络止痛效果明显,广泛地用于风寒湿阻、气滞血瘀所引起的关节疼痛之症。(胡荫奇经验)

二十一、徐长卿配姜黄

痹痛一症,多因风、寒、湿、热邪之侵袭,着于经脉所致。尽管其见症各异,施治有温凉之殊,而宣通痹着实为要务。根据朱师之经验,徐长卿与姜黄相伍,行气活血,有利于痹着之宣通,有明显的驱邪镇痛作用。风湿痹痛,加用虎杖、鹿衔草等,有较好的疗效。至于顽痹,因病邪深伏经隧,急切难解,应以益肾蠲痹为主,在对症方药中加用徐长卿可以缓解疼痛之苦。(朱良春经验)

二十二、徐长卿配生地黄

徐长卿味辛性温,可镇痛、活血解毒、利水消肿,《本草药性备要》言其可"除风湿",《福建民间中草药》谓其"益气,逐风,强腰膝";生地黄味甘性寒,《神农本草经》言其"主折跌绝筋,伤中,逐血痹,填骨髓,长肌肉,作汤除寒热积聚,除痹"。且现代药理研究证实生地黄有抗炎作用。二者一辛散一甘缓,一温一寒,皆可除痹镇痛,相得益彰,用于各种类型关节疼痛的治疗,功效卓著。(王新陆经验)

二十三、徐长卿配千年健

徐长卿性温味辛散,主入肝、胃经,功效祛风止痛,用于治疗各种风湿痹痛兼疗跌打损伤。千年健味苦辛性温,主入肝、肾经,有祛风湿、健筋骨之效,治疗顽痹腰膝冷痛、下肢拘挛麻木等症。《本草纲目拾遗》曰其"壮筋骨,浸酒;止胃痛"。两药相协配用,既加强了祛风湿、止痹痛之功,又壮筋骨补虚弱,尤其对顽痹兼脾胃受损,或老年、脾胃素虚之人,或需久服药物者尤为适合,是药性和缓、邪正兼顾的佳配。(阎小萍经验)

二十四、徐长卿配延胡索

徐长卿味辛性温,入气分,能祛风除湿,通经活络,舒肝止痛;延胡索味辛苦,性温,本品辛散,苦降,温通,既入血分,又入气分,既能行血中之气,又能行气中之血,为活血理气之良药。二药合用,一气一血,理气活血,通络止痛力强。可用于各种痹证挟有气滞血瘀者。徐长卿常用量为 10 ～ 15g,延胡索常用量为 15 ～ 30g。(赵和平经验)

二十五、徐长卿配合欢皮

徐长卿辛温,入心肝胃经,功能止痛、祛风、止痒,有较强的理气止痛作用,常用于治疗风湿痹痛、胃脘胀痛等。合欢皮甘平,入心肝经,功擅解郁和血,宁心安神,消肿止痛,常用于治疗失眠、痈肿、筋骨折伤等。赵和平主任医师体会徐长卿长于理气镇痛,而合欢皮擅长活血定痛,两药相配,气血并调,用于痹痛或胃脘胀痛常获佳效。其常用量为徐长卿 10 ～ 15g,合欢皮 15 ～ 30g。(赵和平经验)

二十六、威灵仙配豨莶草

威灵仙辛温,止痛作用较强;豨莶草苦寒,以祛风除湿为著。两药均有祛风湿、通经络之效。两药配合,一温一寒,协同作用,不但祛风

湿止痹痛作用增强,而且寒温适中,故可用于治疗多种风湿痹痛。(俞慎初经验)

二十七、威灵仙配延胡索

腰椎增生、痛风足痛,或由骨赘而发,或为尿酸聚集为"痛风石"而作。民谚有"铁脚威灵仙,骨见软如棉"之说。腰椎增生,张师常以之益肾壮督,消骨鲠,通经络,舒骨痹,定顽痛。喜以"王氏腰椎增生方"(已故新安名医王任之先生经验方)加威灵仙 30g、(醋)延胡索 10g,以加强消骨、祛痹痛之资。治疗痛风性关节炎,在清热利湿化浊、益肾健脾等大法施治的同时,每多重用威灵仙。(张炳秀经验)

二十八、威灵仙配海桐皮

威灵仙辛温,能通彻身之表;海桐皮辛平,善走经络而宣痹止痛。两药合用,既能祛风宣散表邪,又能活动血气,透邪宣痹,临床无论寒热表里,皆可配用。(陈枢燮经验)

二十九、威灵仙配透骨草

威灵仙性温辛散,祛风除湿,通利经络,为治疗痹证疼痛常用之品。透骨草味辛性温,《滇南本草》谓之"其根、梗,治风寒湿痹,筋骨疼痛,暖筋透骨,熬水洗之"。二药相伍,既能疏风除湿,又能温经通络,暖筋透骨,使痹痛自愈。内服外洗,相得益彰,对于风寒湿痹,症见肢体麻木疼痛者多有良效。其常用量为威灵仙 10～20g、透骨草 20～30g。(赵和平经验)

三十、威灵仙配葛根

威灵仙辛苦温,入膀胱、肝经,其性善行,通行十二经络,走而不守,可升可降,长于祛风湿、通络止痛。葛根甘辛性平,入胃、脾经,能发汗解肌,是《伤寒论》中治疗项背强兀之要药。据现代药理分析,葛根能扩张心、脑血管,改善脑循环、冠状循环,还能缓解肌肉痉挛。两药相配,功擅祛风解痉,通络止痛,适用于颈椎病引起的颈项强痛、转侧不利、双手麻木、头晕头痛等。此药对常用剂量为葛根 30 ~ 50g、威灵仙 10 ~ 15g。因颈椎病大多是标实本虚之证,故用此药对时,通常可与熟地、骨碎补等相配,则效果更佳。(赵和平经验)

三十一、威灵仙配青风藤

威灵仙辛散善走,性温通利,行十二经。既可祛在表之风,又能化在里之湿,通经达络,可宣可导,为风湿痹痛之要药。《药品化义》言:"灵仙,性猛急,盖走而不守,宣通十二经络。主治风、湿、痰壅滞经络中,致成痛风走注,骨节疼痛,或肿,或麻木。"青风藤辛温善达,祛风除湿,通络止痛,兼以散瘀消肿,其内含物青风藤碱抗炎镇痛。二者相合,引经达节,行筋通络,类风湿关节炎所有疼痛皆可用此二味,仅此方能使浊去凝开,气通血和,邪蠲痛止。(苏励经验)

三十二、骨碎补配威灵仙

骨碎补苦、温,归肾、肝经。具有补肾强骨、续伤止痛之功,用于治疗肾虚腰痛,耳鸣耳聋,牙齿松动,跌仆闪挫,筋骨折伤。威灵仙辛散温通,性急善走,作用颇为快利,且能走表,又通经络,既可祛在表风湿,又可化在里之湿,通行经络以止痛。两药一补一通,相须为用,补肾祛风湿通经络作用更强。现代药理研究证实骨碎补能够增强成骨细胞的功能与活性,促进新骨形成,并同时作用于成骨细胞,抑制其产生或分泌一些破骨细胞促进因子,使破骨细胞生成减少,影响骨的吸收。骨碎补提取液可抑制骨髓体外培养中破骨样细胞的生长,主要抑制破骨母细胞向成熟破骨细胞转化,但与浓度有关。威灵仙具有以下作用:①抗炎、镇痛作用。威灵仙具有显著抗炎、镇痛及促进平滑肌运动的作用,可对抗平滑肌痉挛,威灵仙煎剂对热刺激引起的疼痛反应能明显提高小鼠的痛阈值,并且酒炙品的镇痛作用较强且持久。

威灵仙注射剂及其大剂量煎剂对冰醋酸引起的小鼠扭体反应具有抑制作用，表现出显著的镇痛作用，并且镇痛作用与秦艽具有协同作用。②松弛平滑肌的作用。研究证明，威灵仙有效成分可使咽部或食管中下端局部平滑肌痉挛得以松弛，且增加其蠕动而使梗于咽或食管的诸骨下移。二者相伍为用可起到抗炎镇痛、抑制骨侵蚀、改善骨质疏松的作用。（胡荫奇经验）

三十三、乌头配麻黄

乌头味辛苦，性热，有毒，其力猛气锐，内达外散，能升能降，搜风胜湿，通经络，利关节，凡凝寒痼冷皆能开之通之。《长沙药解》载："乌头，温燥下行，其性疏利迅速，开通关腠，驱逐寒湿之力甚捷，凡历节、脚气、寒痹、冷积、心腹疼痛之类并有疗效。"麻黄辛微苦而温，入肺、膀胱经，其性轻扬上达，善开肺郁，散风寒，疏腠理，透毛窍。《景岳全书》曰："麻黄以轻扬之性，兼辛温之味，善达肌表，走经络，大能发散恶邪风，祛除寒毒。"二者配伍，同气相求，药力专宏，外能宣表通阳达邪，内可诱发凝结之寒邪，外攘内安，痹痛向无。类风湿关节炎之寒痹，筋骨关节冷痛剧烈，筋脉拘急，屈伸不利，得温痛减，遇冷加重者，治遵尤在泾"寒湿之邪，非麻黄乌头不能去"之旨。然乌头有川乌、草乌之别，不可不分。（苏励经验）

三十四、川乌配石膏

临床另有一类痹证，既不同于寒痹，亦不同于热痹，为外寒里热、寒热错杂之证。热痹局部红肿灼热，此类痹证局部并无红肿，外观与风寒湿痹无甚差别，局部亦喜温熨，但有舌红苔黄、溲黄便干、脉象有力等内热之象。这是外有寒束，内有热蕴，寒热相互搏结，故疼痛甚剧。董老对此类痹证，采用外散里清之法，常将散外寒、清里热之川乌、石膏合用，屡见卓效。常用处方：川乌 15g，石膏 15g，桂枝 5g，知母 10g，黄柏 10g，生地黄 10g，苍术 10g，秦艽 10g，威灵仙 10g，赤芍 10g，川芎 10g。上方中川乌驱逐外寒，以解内热被郁之势；石膏清解里热，以除寒热互结之机；桂枝、威灵仙、苍术、秦艽疏风散寒燥湿以助川乌疏散之力；生地黄、知母、黄柏清热凉血以资石膏内清之功；赤芍、川芎活血通络，使外邪解，血脉和，内热清，诸症自愈。（董建华经验）

三十五、川乌配生地黄

川乌辛热，善入经络，祛风除湿，疏通阴寒痼冷，蠲痹止痛；生地黄甘凉，擅养阴清热，可制约川乌性猛燥烈、伤阴耗血之弊，使刚中有柔，散中有养。且《神农本草经》谓生地黄"逐血痹"。姜春华老中医常采用本组对药治疗风湿痹痛。生地黄可用 30～90g，川乌可用 10～30g。（姜春华经验）

三十六、川乌配草乌

川乌温经定痛作用甚强，凡寒邪重者用生川乌，寒邪较轻而体弱者用制川乌，因各人对乌头的耐受反应程度不同，故用量宜逐步增加，一般成人每日量由 3～6g 开始，逐步加至 10～15g，且与甘草同用，既不妨碍乌头的作用，又有解毒之功。草乌治疗痹痛之功效较川乌为著，重证可同时并用。用时须将乌头先煎半小时以减其毒性，以策安全。朱良春老中医用川乌善与桂枝配伍，而鲜与麻黄相伍。盖乌头辛而大热，除寒开痹，力峻效宏，桂枝辛温，逐阳散寒，入营达卫，二者合用既可散在表之寒，又可除里伏之痼冷，使气温血暖，卫和营通。麻黄可宣痹解凝，但有发越阳气之弊，当为权衡。朱老指出："乌头对于关节疼痛，确有疗效，但局部灼热红肿，或兼有发热、口渴等症状，而属于热痹者，则皆非所宜。"朱老初步验证，对寒痹患者用川乌、桂枝、淫羊藿等品，似有降低抗"O"、血沉之效。朱老临床还常采用许叔微《本事方》中之麝香丸治疗急性风湿性关节炎痛甚者，可获迅速止痛之效。方用生草乌、地龙、黑豆、麝香，研末泛丸如绿豆大，每次服 7～14 粒，日服 1～2 次，温酒送服，多在 3～5d 痛止肿消。慢性顽固者，坚持服用，亦可获效。（朱良春经验）

三十七、附子配知母

附子辛温大热,主入心、肾、脾经,补肾助阳,逐风寒湿,宣痹止痛,并治脊强拘挛。知母苦甘而寒,归肺、胃、肾经,清热滋阴润燥。两药配用,附子辛燥性刚,虽温阳散邪力强,但易伤阴,与润肾之知母相伍,既以其寒制约附子辛温大热,又滋阴而润附子之燥,祛邪不伤正,相制为用,而展主药之长。疼痛是顽痹最主要的症状,温阳宣痹止痛当首选制附片,病久或过服温燥之品易伤及阴液,故配知母相制相协,使附子温而不燥,又可解内热伤津而见的口渴、心烦等症。(阎小萍经验)

三十八、附子配桂枝

附子辛热气味雄烈,桂枝辛散温通,此二者相伍,相使为用,共奏温经通络、温阳化气、祛风除湿、散寒止痛之功。二者配伍可见于桂枝附子汤、甘草附子汤等方中,临床用治风寒湿痹、足膝痿软、经脉拘挛、行动不便之证,功效卓著。附子为大辛大热有毒之品,从古至今,历来受许多医家的重视,并且用于临床中每获奇效。由于附子为有毒之品,对其剂量和应用,也一直存在争议。用附子不是量越大越好,而是应以最小的剂量达到最大的治疗效果,故强调只要辨证准确,方药对症,煎煮得法,并不存在"用量越大毒性越大"的问题。对于附子剂量的使用不必刻意于大小之别,而应注意病情的需要与否以及患者者的个体差异,辨证用药。(彭江云经验)

三十九、附子配炮穿山甲

考炮穿山甲入药,首见于陶宏景《名医别录》。宋元以降,多用于疮疡外症及下乳、通经。李时珍据《法生堂经验方》用治风湿冷痹,全身强直不能屈曲,痛不可忍者。强调其走窜通络之功,然多畏其峻而鲜用,唯近贤龙之章、张锡纯、章次公诸家善用此药。龙氏赞为和平将军,云其功效非大黄、巴豆所能及,盖巴豆、大黄只破实积,而炮穿山甲兼可透达虚积也。张氏更称:"穿山甲走窜之性,无微不至,故能宣通脏腑,贯彻经络,透达关窍,凡血凝血聚为病,皆能开之。并能治症瘕积聚,周身麻痹,二便闭塞,心腹疼痛。"朱良春氏宗其师章次公之学,亦善用其治疗多种疑难之症。笔者经验,凡遇寒热交结、气血凝滞之骨骱作痛、骨节肿痛,以及周身痹痛,妇人男子寒凝血结后形成之症瘕、痃癖、流痰肿块,常用炮穿山甲配附子,取其一寒一热,一逐一走,直达至阴之所,温通消散其有形之疾。(胡翘武经验)

四十、附子配豨莶草

《本草纲目》云:"豨莶草主肝肾风气,四肢麻痹,骨痛膝软,风湿诸疮。"常用的祛风湿类药,多偏辛温,独此药有苦能燥湿、寒能除热、辛能散风之功效。凡病风湿较久,肾阳偏虚,邪有入络化热之势,症见遍身骨节疼痛,肌肉筋腱酸胀而痛,舌偏红,脉略数,经用辛温祛风燥湿之剂而收效不显者,常可用附子伍豨莶草,标本同治,固正祛邪。但豨莶草必须用酒、蜜同制,蒸晒九次除尽浊阴之气为最好。(胡翘武经验)

四十一、半枝莲配细辛

半枝莲味辛,性寒,入肝、肺、胃经,具有清热解毒、活血消肿、利尿之功效,常用于治疗疮疡痈疽、咽喉肿痛、水肿、黄疸及跌打损伤等病症。细辛味辛,性温,归肺、肾经,功效散寒解毒、祛风止痛、温肺化饮、通窍开闭。《本经逢原》载:"细辛辛温上升,入手、足厥阴、少阴血分,治督脉为病脊强而厥。"《本草新编》载:"夫细辛,阳药也,升而不沉,虽下而温肾中之火,而非温肾中之水也。"细辛气味香窜,气清而不浊,辛散宣通,有较好的通络止痛之功。二药相伍使用,细辛虽性温,但被半枝莲之寒凉所抑制,寒热相配,各取其用,既能清热解毒,又能祛风止痛。(胡荫奇经验)

四十二、半枝莲配白芥子

半枝莲性寒味辛,入肝、肺、胃经,具有清热解毒、活血消肿、利尿之功能,常用于治疗疮疡痈疽、咽喉肿痛、水肿、黄疸以及跌打损伤等,现代药理研究证实半枝莲有抗菌、抗病毒、抗癌功能，并有促进细胞免疫的作用。白芥子辛温，归肺经，为气分药，具有祛痰散结、消肿之功效，能够搜逐皮里膜外和筋骨关节间之痰浊，现代药理研究表明白芥子具有祛痰和抑菌作用。两者配伍，寒温并用，既能清热解毒、化痰散结，又能祛瘀消肿，对于治疗痰湿毒瘀痹阻经络关节所致的腰骶及脊背部疼痛，脊背强直僵硬变形，转侧俯仰不利等有良好效果。另外，两者配伍，其抗菌、抗病毒作用能有效抑制肠道细菌，尤其是克雷伯杆菌的生长繁殖，从而阻断细菌对强直性脊柱炎的触发作用，与现代医学运用柳氮磺胺吡啶治疗有异曲同工之妙。（胡荫奇经验）

四十三、土茯苓配山慈菇

土茯苓，《本草纲目》论其功效："脾胃，强筋骨，去风湿，利关节，止泻泄，解汞粉、银朱毒。"能搜剔湿热之蕴毒，深入百络而止痛。该药利湿去热，治疗痛风急性发作期，具有理想的疗效。山慈菇是玉枢丹的君药，乃化顽痰之要药，故多用治有形无形之痰。两药相伍，土茯苓长于化湿解毒，入络止痛；山慈菇则擅于祛瘀化痰，缓解疼痛。临床上常以健脾化湿解毒为大法，再配以白术、薏苡仁健脾，土茯苓、山慈菇、萆薢、泽兰、泽泻等化湿解毒，蚕沙、延胡索止痛，治疗痛风。（陈湘君经验）

四十四、土茯苓配土贝母

土茯苓味甘、淡，性平，入肝胃经，具有解毒、除湿、通利关节之功。《本草正义》载："土茯苓利湿去热，能入络，搜剔湿热之蕴毒。"土贝母味苦，性微寒，归肺、脾经，既能清热解毒，又能消肿散结。二者配伍功擅清热解毒、利湿消肿散结、通利关节，是治疗风湿热痹的要药良对，适用于类风湿关节炎早期或活动期，外周关节红肿热病，屈伸不利，风湿指标升高，舌红苔黄腻，脉滑数者。对于降低风湿指标、缓解外周关节肿胀疼痛、改善关节功能有良效。（胡荫奇经验）

四十五、土茯苓配萆薢

土茯苓味甘、淡，性平，归肝、胃经，功能解毒除湿，通利关节。《本草正义》载："土茯苓，利湿去热，能入络，搜剔湿热之蕴毒。其解水银、轻粉毒者，彼以升提收毒上行，而此以渗利下导为务，故专治杨梅毒疮，深入百络，关节疼痛，甚至腐烂，又毒火上行，咽喉痛溃，一切恶症。"临床常用于治疗杨梅疮毒，肢体拘挛，淋浊带下，湿疹瘙痒，痈肿疮毒等。萆薢味苦，性平，归肾、胃经，功能利湿去浊，祛风除痹。《神农本草经》载："主腰背痛，强骨节，风寒湿周痹。"二药伍用，祛湿浊，利关节，除痹痛之力益彰，临床常用于治疗风湿痹痛，膏淋，白浊，蛋白尿，妇人带下，证属湿毒蕴结者。常用量为土茯苓 30～60g、萆薢 15～30g。（赵和平经验）

四十六、穿山龙配萆薢

穿山龙，苦、微寒，入肝、肺经，功能祛风除湿，活血通络，并有清肺化痰、凉血消痈的作用；萆薢，苦、平，入肾、胃经，具有利湿祛浊、祛风除痹之功效，两药配伍共同起到祛风除湿、祛瘀通络的作用，临床常用于治疗湿热痰瘀痹阻经络引起的关节疼痛，特别是对缓解晨僵有良效。现代药理研究证实穿山龙主要成分为薯蓣皂甙等多种甾体皂甙，在体内有类似甾体激素样的作用，水煎剂对细胞免疫和体液免疫均有免疫作用，而对巨噬细胞吞噬功能有增强作用，对金黄色葡萄菌等多种球菌及流感病毒等有抑制作用；萆薢含薯蓣皂甙等多种甾体皂甙，在体内亦有类似甾体激素样的作用。穿山龙与萆薢配伍不仅能增强祛风除湿、祛瘀通络的作用，而且还因具有类激素样作用而发挥免疫抑制之功，对风湿免疫性疾病如成人斯蒂尔病发挥针对性治疗作用。（胡荫奇经验）

四十七、萆薢配晚蚕沙

萆薢味苦性微寒，入肝、胃、膀胱经。本品善走下焦而利水湿、泌清浊,为治疗小便浑浊、色白如米泔水之膏淋的要药;又长于祛风湿而通络止痛,用于风湿痹痛、腰痛等。晚蚕沙辛甘微温,归肝、脾胃经,祛风除湿,和胃化浊,舒筋定痛。《本草求原》谓本品"为风湿之专药"。两药相伍,具有祛湿毒、泌清浊、祛风湿、和筋骨等作用。临床常用于治疗因湿聚热蒸、蕴于经络而拘急痹痛。湿热伤筋之痹,常见全身痹痛难以转侧,肢体拘挛重着,或遍身顽麻,或见皮下结节,皮肤瘙痒,尿黄,苔腻或黄腻,脉濡等。舌苔对本症诊断尤属重要。此类痹证,用药切忌重浊沉凝,宜选轻清宣化、流动渗利之品,使经气宣通,湿热分消。根据多年临床经验,认为祛湿毒、利关节,以草薢、晚蚕沙为妙。治疗湿热痹痛常用此药对配薏苡仁、防己、桑枝等;若湿热淋证常配合瞿麦、萹蓄、滑石、车前子等;若皮肤湿疹常配白鲜皮、地肤子。(董建华经验)

四十八、补骨脂配骨碎补

骨碎补性味苦温,主入肝肾,坚肾壮骨,行血补伤,止痛消肿,《本草述》谓其"止腰痛行痹";补骨脂苦辛大温,入脾肾之经,气味香浓,补命门,纳肾气,益肾温阳尤有显效,其温能祛寒,辛能散结,润能起枯,温通益损之功颇宏。两药配合,既益肝肾精血,又温化肾阳,而达壮督强骨之用。补骨脂味辛苦,性温,归肾、脾经,《药性论》中述其有"逐诸冷痹顽"之效。骨碎补味苦,性温,归肝、肾经,《药性论》中则说"主骨中疼痛,风血毒气"。相须使用,可以加强温阳补肾、强筋健骨、祛风除湿之功,此外,骨碎补还有活血散瘀之效。(胡荫奇经验)

四十九、补骨脂配枸杞子

补骨脂味辛、苦,性温,其功效为补肾壮骨,固精缩尿,温脾止泻,且可补肾纳气而平喘,为临床常用之助阳药,但属阴虚火旺、大便秘结者则不宜用;枸杞味甘性平,柔润多液,其功效为补肾益精、养肝明目,枸杞子是平补阴阳之品,但滋阴之功胜于助阳,而有外邪实热、脾虚湿滞及肠滑便溏者则不宜应用。二药同用,一燥一润,相互为用,既可补肾壮骨,又能养肝柔筋,对于治疗肝肾亏虚所致的膝骨关节炎、足跟痛等有良效。对于双下肢经常转筋者可配伍白芍、甘草、木瓜、伸筋草等。据报道载,二药均有促进粒细胞增生的作用,故对于应用甲氨蝶呤等慢作用药所致粒细胞减少者亦可配用(胡荫奇经验)。

五十、秦艽配葛根

秦艽性味苦、辛,归胃、肝、胆经,祛风湿,舒筋络,清虚热。葛根性味甘、辛,归脾、胃经,解肌退热,升阳生津,止渴透疹。辛主升散,苦主降泄,秦艽偏润,葛根性平,二者伍用有助于舒筋解肌、通经活络。凡遇骨关节病患者,均可在辨证施治的基础方中加入秦艽、葛根,以祛除风寒湿瘀诸邪,使气血畅、脉络通、痹邪除,以达到强筋骨、利关节之目的。(李福安经验)

五十一、秦艽配知母

秦艽,苦、辛、微寒,归胃、肝、胆经,具有祛风除湿、退虚热的功效,与知母相伍为用,辛开苦降,共奏祛风除湿、滋阴清热之功。现代药理研究显示:秦艽主要成分秦艽生物碱甲具有退热、镇静、镇痛、抗炎和抗过敏作用,其抗炎作用是通过中枢神经激动垂体,促进肾上腺皮质激素而实现的。秦艽与知母配伍,共同发挥类激素作用及退热作用,对成人斯蒂尔病的发热、关节痛、皮疹可发挥良好的治疗作用,尤其对长期应用激素需要逐渐撤减激素者,可以减少激素的撤减反应,帮助患者平稳撤减激素。(胡荫奇经验)

五十二、菟丝子配秦艽

菟丝子甘辛性平,《本草备要》载:"祛风明目,补卫气,助筋脉,益气力,肥健人。"因其补肾助阳,故补卫气。秦艽苦辛微寒,乃"风药中之润剂,散药中之补剂",能养血荣筋,疏营和络。两者相伍,甘补苦泄,一寒一热,调和营卫,治营卫不和、卫虚营滞之风寒湿痹证及肌肤瘙痒麻木不仁证。(冯则怡经验)

五十三、豨莶草配地龙

豨莶草辛苦寒,归肝、肾经,祛风湿而补肝肾,善治风湿痹痛、四肢顽麻,腰膝酸软,中风瘫痪,药理研究有良好的镇静降压作用;地龙咸寒,亦归肝肾经,清热熄风定惊,行经通络疗痹,主治惊风抽搐、风湿痹痛、半身不遂。二药相伍,祛风湿除湿,清热定惊,活血通络,常治高血压、颈椎病或糖尿病周围神经病变、中风后遗症所见肢体麻木、半身不遂、拘挛疼痛等。(祝谌予经验)

五十四、蔓荆子配豨莶草

蔓荆子,味辛、苦,性平,入膀胱、肝、肾经,功能疏散风热,清利头目,祛风除湿止痛,通利九窍。豨莶草,味辛、苦,性微寒,入肝、心、肾经,功能祛风湿、通经络、清热解毒。诸子皆降,蔓荆子独升,本品气升而散,轻浮上行,直奔头面,祛风除湿。豨莶草为祛风湿之要药,其长于走窜,开泄之力较强。二药相伍,取其祛风除湿之功效及升散上升、走窜开泄之特性。常用于治疗湿邪上蒙清窍之头昏如裹及湿邪痹阻经脉之全身骨节沉重疼痛。(伍炳彩经验)

五十五、海桐皮配豨莶草

海桐皮善于走上,善治上半身疼痛。豨莶草长于走窜,为祛风湿要药,善治腰膝无力,四肢痿软。二药伍用,祛风湿,通血脉,利关节,强筋骨。除用于风湿痹证外,还常用于治疗半身不遂及小儿麻痹后遗症。将豨莶草、鸡血藤、乌梢蛇同用,治疗因气血不周流而出现的周身麻木症,如为上半身还可加羌活,下半身可加独活。若为皮肤病所致麻木者,可将上方中乌梢蛇换成小白花蛇则效果更好。(谢海洲经验)

五十六、桑枝配木瓜

桑枝性平,长于祛风湿而通达四肢经络关节,痹证无论新久、寒热均可应用,尤其适宜于风湿热痹及肩臂四肢麻木酸痛者。木瓜味酸入肝,长于柔肝舒筋,缓急止痛,为久痹顽痹、筋脉拘挛之要药。两者相配,相得益彰,功专祛风湿、舒筋脉、治拘挛。(董建华经验)

五十七、桑枝配桑寄生

桑枝搜风祛风,通经络,达四肢关节而偏于走下肢,用于风湿痹痛、四肢拘挛、关节疼痛。桑寄生通达下焦而通脉络,可用于治风湿痹痛,对肝肾不足、腰膝酸软无力者尤为相宜。因而本对药在治疗风湿痹痛时,重于治疗下肢之风寒痹痛、肿胀诸症,功专祛风湿拘挛,以助筋骨,益血脉,共达除风湿痹痛、腰膝酸痛、四肢拘挛之目的。(韩树勤经验)

五十八、雷公藤配鸡血藤

雷公藤味辛、苦,性温,有大毒,入肝肾经,具有通行十二经络之力,功能清热解毒,祛风除湿,舒筋活血,通络止痛;鸡血藤味苦、甘,性温,入心脾经,功能养血活血,舒筋活络。《现代实用中药》载:"(鸡血藤)为强壮性之补血药,适用于贫血性之神经麻痹症,如肢体及腰背酸痛、麻木不仁等。又用于妇女月经不调,月经闭止等,有活血镇痛之效。"现代药理研究证实,雷公藤含有 70 多种成分,具有 10 多种药理作用,尤其是具有较显著的抗炎作用,且其大多数成分具有免疫抑制作用,少数呈免疫调节作用,恰好是对类风湿关节炎发病机制中的主要环节发挥作用。雷公藤副作用较多,其中对生殖系统的影响在一定程度上限制了本药的应用。育龄女性服药 2 ~ 3 个月后可出现月经紊乱,主要为月经量减少,服药长者闭经发生率为 30% ~ 50%。为了减少以上副作用,赵和平主任医师常采用以下措施:①雷公藤常用 6 ~ 10g,配用鸡血藤 30g,鸡血藤具有调经作用(雷公藤能使部分病人出现白细胞减少,而鸡血藤能升高白细胞)。有时也配用当归、熟地等养血之品。②假如病人出现了较为严重的月经紊乱,则先停用雷公

藤,改用马钱子配全蝎药对,等月经调理正常后再用雷公藤。(赵和平经验)

五十九、雷公藤配穿山龙

雷公藤为有大毒之品,长于清热解毒,祛风除湿,舒筋活血,通络止痛;穿山龙味苦,性微寒,归肝、肺经,善于祛风湿,活血通络,清肺化痰。现代药理研究证实,雷公藤具有较显著的抗炎作用,且其大多数成分具有免疫抑制作用,少数呈免疫调节作用。穿山龙主要成分为薯蓣皂甙等多种甾体皂甙,在体内有类似甾体激素样的作用,可有效抑制过敏介质释放,具有明显的抗炎、止咳、平喘、祛痰作用,与雷公藤配伍不仅能增强雷公藤的镇痛、抗炎和抗风湿作用,而且还能减轻其副作用。其常用剂量为雷公藤 10g、穿山龙 30g。(赵和平经验)

六十、南蛇藤配鸡血藤

南蛇藤味甘、性平,入肝、肾二经,能祛风湿、活血脉、强筋健骨、消肿定痛。主要用于治疗风湿痛、跌打损伤、腰腿痛、无名肿毒等疾病。南蛇藤含有抑制炎症的化学成分,不仅具有抗炎、镇痛、抗氧化及相关作用,还能抑制肿瘤的生长,对神经系统也有显著的镇静作用。另一方面,南蛇藤具有较强的抗生育效用,因此,对于育龄期妇女,长期大量服用南蛇藤有可能引起月经紊乱甚至闭经,有研究将其开发成新一代的避孕药。为避免此弊端,可配伍丹参,以加强活血通经之功。有道是"一味丹参,功胜四物",往往可以使月经紊乱的妇女月经逐渐恢复正常。而对于年轻男性,大量久服南蛇藤可以导致精子活力下降,数量减少甚至消失。临床可用南蛇藤配川续断、巴戟天,既能祛风除湿、通络止痛,又能补肾填精、强筋健骨。此外,南蛇藤有一定的毒性,煎煮时间不够可以导致中毒而出现麻痹、呼吸抑制甚至昏厥,因此,用南蛇藤时必嘱患者久煎 3 ~ 5h 以上,以免中毒。此药对常用于治疗类风湿关节炎和强直性脊柱炎,其中,南蛇藤 45g,先煎 3 ~ 5h,再加入鸡血藤 15g,同煎半小时,少量频饮,每日 1 剂,对于全身关节疼痛、

肿胀、变形者有较好疗效。（陈纪藩经验）

六十一、宽筋藤配鸡血藤

宽筋藤又叫伸筋藤，为防己科植物中华青牛胆的茎藤，味苦涩，性凉，功能清热润肺，祛风胜湿，舒筋活络，强壮筋骨，舒挛缓痛，具有免疫抑制及调节肾上腺皮质功能，其醇提取物有明显镇痛作用。然宽筋藤功虽擅祛风除湿但久服易伤胃气，且对妇女生殖系统功能尤其是月经有不良影响，故导师常配合鸡血藤、瓦楞子同用。鸡血藤味苦辛温而归肝、肾经，功能行血补血、舒筋活络，常用于治疗风湿痹痛、手足麻木、肢体瘫痪、血虚萎黄等症。鸡血藤可降低血管阻力，对血小板聚集有明显抑制作用，还有明显的抗炎作用，并对免疫系统有双向调节作用，对妇女月经不调尤其是服用宽筋藤导致月经闭阻者有较好效果。瓦楞子咸平，归肺、胃、肝经，功能消痰软坚，化瘀散结，制酸止痛，主要含碳酸钙，能中和胃酸，减轻胃溃疡之疼痛。浙贝母味苦性寒，归肺、心经，功效清热化痰，散结消痈。二者能较好地减轻宽筋藤等祛风除湿之剂对胃肠的损伤。用宽筋藤一般剂量较大，风湿痹痛而关节拘挛者，一般用至30g以上，湿邪痹着肌肉、筋骨、经络，非用大剂宽筋藤、鸡血藤祛风通经不能化其湿，所谓"风能胜湿"也。而苦涩寒凉之剂多服久服又必然损伤胃气，故用瓦楞子、浙贝母既制酸护胃，又能祛散阴邪之凝结，真可谓绝妙之配。（陈纪藩经验）

六十二、络石藤配鸡血藤

络石藤味苦、性微寒，归心、肝、肾经，有祛风通络、凉血消肿之功。《要药别剂》曰："络石之功，专于舒筋活络，凡患者筋脉拘挛，不易伸屈者，服之无不获效，不可忽之也"；《名医别录》曰："除邪气，养肾，主腰髋痛，坚筋骨，利关节"。鸡血藤性苦微甘而温，归肝、肾经，功能补血行血，舒筋活络。《本草纲目拾遗》言其"壮筋骨，已酸痛……手足麻木瘫痪等证"。两藤相用寒热同施，疏通经络之功大增，并能养血益肝柔筋。热邪不甚者，减络石藤用量；若有肌肉萎缩者可加大鸡血藤用量，

或加黄芪、白术、熟地黄等。治疗顽痹,无论病势急缓,凡关节筋骨肌肉挛缩屈伸不利者,皆可用之。(阎小萍经验)

六十三、桑寄生配鸡血藤

桑寄生味苦甘、性平,补肝肾而强筋骨,统治经络间风寒湿痹,舒筋通络又摄胎元,凡腰膝酸痛、筋骨萎弱、中风偏枯、风寒湿痹咸用之,药理研究有强心、降压、利尿作用;鸡血藤苦甘温,活血补血,舒筋通络,常治血虚而兼有瘀滞的经闭痛经,或血不养筋、脉络不通的肢体麻木、腰膝酸痛、风湿痹痛等。二药均入肝肾经,补肝肾阴血而活血通络、强壮筋骨,补中有行,配伍后可治疗下肢无力酸痛或血虚有滞的经闭、麻木、偏瘫等。(祝谌予经验)

六十四、天仙藤配鸡血藤

天仙藤为青木香之藤,味苦、性温,归肝、脾、肾经,具有行气活血、利水消肿、解毒之功,主治疝气痛、胃痛、产后血气腹痛、风湿痹痛、妊娠水肿、蛇虫咬伤;鸡血藤,微甘、性温,归肝、肾经,具有活血舒筋通络、养血调经之功,治手足麻木、肢体瘫痪、风湿痹痛、妇女月经不调、痛经、闭经。在辨证施治的前提下,配合使用二药,而取其具有行气活血、疏通经络、利水消肿之功。凡有气血不调之水肿,及手足麻木不仁,均可配合使用此二药,且可达到较好的治疗效果。(周仲瑛经验)

六十五、鸡血藤配丹参

鸡血藤,古人谓其"活血,暖腰膝,已风瘫,壮筋骨,已酸痛"。此药既能行血补血,又能舒筋活络,对风湿痹痛兼血瘀或瘀滞者均可选用。丹参乃血分之要药,有凉血消痈的作用,其功在于"活血行血,内之达脏腑而化瘀滞,外之利关节而通脉络"(《本草正义》)。鸡血藤与丹参同用,养血活血之效尤甚,而温通气血、通络蠲痹亦得到加强。(陈湘君经验)

六十六、鸡血藤配木瓜

鸡血藤养血荣筋,木瓜通络之中有除风祛湿作用。二药合用,祛风行湿,养血荣筋。治风湿痹痛、手足拘挛、四肢麻木、腰酸腿痛、肢痿及经行腹痛,可改善微循环。二药并用养血祛风湿,对关节炎久病血虚、筋失所养者甚宜,即"治风先治血,血行风自灭"之意。(宋祚民经验)

六十七、海桐皮配海风藤

海桐皮味辛、苦,性平,入肝经,有祛风湿、通经络的功效,用于治疗风湿痹痛、四肢拘挛、腰膝疼痛等症。《本草纲目》云:"能行经络,达病所。"《海药本草》道:"主腰脚不遂,顽痹腿膝疼痛。"海风藤味辛、苦,性微温,入肝经。本品能祛风除湿、通经络,用于治疗风湿痹痛、关节不利、筋脉拘挛、腰膝疼痛及跌打损伤疼痛等症。二药性、味、功效相似,且同走肝经,故两者配伍常相须而行,起协同之功,使其祛风湿、通经络、止疼痛的力量增强,临床广泛用于各种风湿痹证。(彭江云经验)

六十八、青风藤配海风藤

青风藤味辛、苦,性温,能通经络,善治风疾。海风藤能通络利水,清热解毒。二药相配可治风寒湿痹,肢节酸痛,关节不利,筋脉拘挛。常用量:青风藤 10～15g,海风藤 10～15g。常用于治疗关节炎性银屑病。如血虚风湿入络,肩臂疼痛,可配当归、赤白芍、黄芪、鸡血藤、桂枝等同用。(张志礼经验)

六十九、淫羊藿配鹿含草

淫羊藿味辛、甘,性温,入肝、肾经,功能补肾壮阳,祛风除湿。《别录》言其"坚筋骨",《日华子本草》载其"治一切冷风劳气,补腰肾,强心力……筋骨挛急,四肢不任"。鹿含草,味甘苦、性温,入肝、肾二经,功能祛风除湿,强壮筋骨,补虚益肾,调经活血,《滇南本草》言其能"添精补髓,延年益寿。治筋骨疼痛,痰火之症"。淫羊藿配鹿含草既能补肾添精，又通祛风散寒，对于阳气虚衰，症见畏寒怕冷，腰酸膝冷，遇寒加剧之痹证效果最佳。其常用量为淫羊藿、鹿含草各30g。（赵和平经验）

七十、淫羊藿配玄参

淫羊藿性温而味辛甘，入肝、肾经，补肾壮阳，祛风除湿，兼有强筋骨、行血脉的作用。《日华子本草》曰其"治一切风冷劳气，补腰膝"。玄参苦甘咸寒，色黑主入肾及肺、胃经，清热养阴，解毒散结。两药均入肾，性寒质润的玄参可使淫羊藿虽辛温而燥但不致太过，并滋阴津，使刚柔相济，补阳而顾阴，但扬主药之强。并可针对性治疗久痹之人多见的咽干燥痛、口舌生疮等虚火上炎症状。（阎小萍经验）

七十一、仙茅配淫羊藿

仙茅辛热有小毒，能温肾壮阳，祛寒除湿，《本草正义》载"仙茅乃补阳温肾之专药"。淫羊藿辛温，《本草备要》载"补命门，益精气，坚筋骨，利小便"。两药同用，相互促进，补肾壮阳，祛风除湿作用加强。仙茅性热，温肾作用较强，服之日久，易出现口干舌燥之弊，故量宜小，常用量为6～10g。淫羊藿性温而不燥，对肾阳虚患者，久服而无不良反应，用量可稍大，常用量为15～30g。仙茅、淫羊藿配伍应用出自上海曙光医院《中医方剂临床手册》中的二仙汤。赵和平主任医师常用此对药治疗肾阳不足的各种风湿痹痛、男子阳痿、女子宫寒不孕及更年期综合征等，效果俱佳。（赵和平经验）

七十二、淫羊藿配生地

淫羊藿味辛甘，性温，入肝、肾经，功擅补肾壮阳，祛风除湿。生地味甘、性凉，入心、肝、肾经，功能清热凉血，养阴生津。现代药理研究证明，淫羊藿有抗炎作用，能显著减轻大鼠蛋清性关节炎的关节肿胀。生地水剂或酒浸剂对大鼠关节炎有抑制作用，可拮抗外源性激素对垂体一肾上腺皮质的抑制，延缓肝脏对皮质激素的代谢，使血中皮质激素水平升高。这样既可保持皮质激素的一些生理效应，又可对抗其某些副作用。如果病人出现腹泻,赵和平主任医师体会加入骨碎补 10g 即可缓解。淫羊藿配生地阴中求阳,阳中求阴,对调节免疫功能和防治激素停用后的反跳现象均有佳效。生地常用量为 30 ～ 60g,淫羊藿常用量为 15 ～ 30g。(赵和平经验)

七十三、生鹿角配杜仲

生鹿角壮元阳、补督脉,行血辟邪,杜仲为之使。《本草汇言》云:"凡下焦之虚,非杜仲不补;下焦之湿,非杜仲不利;足胫之酸,非杜仲不去;腰膝之疼,非杜仲不除。"肾为水脏而寓元阳,督脉总督一身之阳气。若肾阳不足,督脉失固,风寒湿邪乘虚入侵经络,阻遏阳气运行。症见腰膝酸软冷痛,畏寒,甚至疼痛不能屈伸转侧,遇天时阴雨,气候寒冷则痛剧,舌苔白,脉沉。此乃阳虚邪恋、虚实互见之证,以生鹿角、杜仲合用,最有功效。董建华老中医临证研摩多年,常用处方:生鹿角10g,杜仲 10g,肉桂 3g,仙茅 10g,淫羊藿 10g,桑寄生 10g,川续断 10g,牛膝 10g,独活 10g,熟地黄 10g,枸杞子 10g。上方以鹿角、杜仲、肉桂、仙茅、淫羊藿壮元阳补督脉,鼓动阳气;熟地黄、枸杞子滋补肾阴,以刚柔相济;桑寄生、川续断、独活、牛膝祛风除湿,强健筋骨,合为扶正祛邪之剂。(董建华经验)

七十四、鹿角配鳖甲

鹿角味甘咸、性热,入肝、肾经,具有补肾阳、益精血、强筋骨的作用。鳖甲咸平,入肝、肾经,善于滋阴清热、平肝息风、软坚散结。鹿乃纯阳之物,鹿角为督脉所发,故善温壮肾督,赵和平主任医师体会它有较强的镇痛作用。鳖乃至阴之物,善于养元阴而清虚热,单用即有止痛作用。如《补缺肘后方》即单用本品治疗腰痛不可以俯仰。鹿角与鳖甲均为血肉有情之品,两者相配,阴阳并调,对于诸般痹证属于肾虚者尤为适合。赵和平主任医师曾创有鹿鳖壮督汤即是以二药为君,专门用于强直性脊柱炎及腰椎病等疾病的治疗。其常用量为鹿角 15 ～ 20g、鳖甲 20 ～ 30g。(赵和平经验)

七十五、鹿角霜配土鳖虫

鹿角霜为纯阳之物，系血肉有情之品，能养人体之阳气，峻补命门，坚骨补髓，温补督脉，益精养血，具有虚者补之、损者益之、寒者暖之之功，凡真阳衰微、精血两亏的一切虚损之证，无不为之相宜。土鳖虫功能逐瘀破积，通络理伤，为治一切血瘀、跌打损伤之要药，并善消血积症瘕。鹿角霜配土鳖虫，两药一补一攻，一温一寒，为攻补兼施的一种配伍形式。温补能强壮机体功能，加速损伤病体之康复，攻瘀可消除病理损害，邪去则正安。两药配伍同用，以治腰肌劳损、腰背酸痛、腰椎骨质增生等症，能收到良好疗效。（陈学勤经验）

七十六、鹿角胶配龟板胶

鹿角胶又称白胶，为鹿角煎熬而成的胶块，味甘咸，性温，归肝、肾经。功能补肝肾，益精血。龟板味甘咸、性寒，归肝、肾、心经，具有滋阴潜阳，益肾健骨，养血补心之功效。其甘能养阴，咸寒清热，善滋阴清热，为治疗阴虚内热、骨蒸劳损常用之剂。另本药滋补肝肾、培补真阴，故有治疗肝肾阴虚而致双目干涩、视力减退、目暗不明之能。此两药同用，可以阴阳双补，补益肝肾精血之力强，适用于肝肾两虚之证。临床上鹿角胶也可用鹿角霜代替，鹿角霜与鹿角胶相比，补益之力较弱，但药不滋腻，适合长期服用。（胡荫奇经验）

七十七、熟地黄配鹿角胶

熟地黄味甘而微温，入肝、肾经，能补肾填精、滋阴养血。鹿角胶味甘咸、性温，益肾生精、壮督强腰。两药并用，阴阳双补，益肾养肝荣筋，对久痹骨损筋挛肉削、屈伸不利、关节畸变者最适合。若病久化热或偏虚热者，可以生地黄易熟地黄，鹿角胶变鹿角霜，性更平和，不寒不热，补不碍邪。临证还可依据具体病情不同而加用金狗脊、威灵仙等，以助温阳之力。（阎小萍经验）

七十八、鳖甲配三七粉

鳖甲味咸性寒，入肝经，滋养肝阴，又可软坚散结。现代药理研究发现鳖甲可提高胶原酶活性，增加胶原降解，有抑制动物结缔组织增生的作用。有报道称鳖甲超微细粉具有增加骨密度的功能，在钙吸收率和提高股骨骨密度及股骨骨钙含量方面优于碳酸钙。在临床使用鳖甲时，多取其软坚散结之功效，并配合三七粉散瘀消肿之功，应用于强直性脊柱炎早期，防止出现椎体韧带钙化，控制病情进展。（胡荫奇经验）

七十九、鳖甲配穿山甲

鳖甲味甘、性寒，归肝、脾、肾经，具有滋阴潜阳、软坚散结之功效。生鳖甲长于滋阴潜阳，醋制鳖甲偏于软坚散结。穿山甲咸而微寒，归肝、肾经，具有活血消癥、通经下乳、消肿排脓之功效。本药性善走窜，《医学衷中参西录》中云其"走窜之性，无微不至，故能宣通脏腑，贯彻经络，透达关窍，凡血凝血聚为病，皆能开之"。此两药均为动物之坚甲，鳖甲长于入阴分，治疗热入阴分，血闭邪结者。配合穿山甲"直透所结之处"，消除癥瘕痞块。现代药理研究表明，鳖甲能增强免疫功能，保护肾上腺皮质功能，能促进造血，抑制结缔组织增生，可消散肿块；穿山甲能降低血黏稠度，直接扩张血管壁，控制或减缓类风湿关节炎、系统性硬化症及干燥综合征所并发的肺纤维化的发展。用于治疗慢性风湿病出现的关节强直、活动受限，系统性硬化症及干燥综合征并发肺间质纤维化者。（胡荫奇经验）

八十、穿山甲配皂刺

穿山甲味咸、性微寒，入肝、胃经，活血通络，消肿排脓；皂刺味辛性温，入肝、胃经，消肿祛瘀，软坚散结。二药合用，相须配对，则起协同作用，行散走窜力强，能直达病所，以发挥功效，为外科离不开的药物。强直性脊柱炎借其行散走窜，软坚散结之能，为治疗骨关节僵硬

强直不可或缺的药对。（王为兰经验）

八十一、穿山甲配蜈蚣

穿山甲"咸寒善申，专能行散，通经络，达痹所……防风湿冷痹"，蜈蚣与穿山甲配伍，有较强的搜风剔络止痛作用，可用于治疗关节走窜疼痛。临床可用炮穿山甲、蜈蚣研粉装胶囊吞服，有较强的止痛效果。（金实经验）

八十二、全蝎配蜈蚣

全蝎味辛、性平，有小毒，入肝经，祛风、解痉、止痛、熄风，尤其是用于治疗头痛而兼见惊悸，肢麻舌强更佳。蜈蚣味辛、性微温，有小毒，入肝经，祛风镇痉解毒，能通经络而熄肝风。张锡纯说："其性尤善搜风，内治肝风萌动，癫痫眩晕、抽掣，外治风中经络，口眼歪斜，手足麻木。"蜈蚣脊柱特别发达，通达督脉见长，全蝎的足爪多也发达，能走四肢，治疗类风湿用得较多。这两种药配伍，是治疗强直性脊柱炎经常应用的药对，通督、熄风、解痉、止痛，确有奇效。但这两种药性燥，多用久用易伤阴燥血，不可不知。（王为兰经验）

八十三、地龙配全蝎

地龙善于走窜，通络镇痉；全蝎善于穿筋透骨，逐湿除风，功擅祛风定痉。二者合用祛风通络除痹定痉效宏，用于治疗顽痹不愈者效著。许叔微的麝香圆用地龙、全蝎配伍治疗白虎历节诸风疼痛，具有显著除痹止痛作用。还可用于治疗高热抽搐、血管神经性头痛，甚者均可加蜈蚣。（肖森茂经验）

八十四、地龙配川乌

地龙活血、通络、定痉；川乌除寒开痹，善入经脉，力能疏通病阴凝寒，有祛风湿、散寒止痹痛功效。两药合用功效益著，可用于治疗寒湿痹痛剧烈者。常又合入麻黄、桂枝、黄芪、当归等，对风湿性关节炎、类

风湿关节炎、坐骨神经痛属寒湿痹痛者均有较好疗效。(肖森茂经验)

八十五、白僵蚕配乌梢蛇

白僵蚕味咸而性平,入肝、胃、肺经,其得清化之气,僵而不腐,疏风散热,化痰散结,熄风解痉;乌梢蛇味甘、性平,无毒,入肝经血分,搜风通络,定惊止痉,《开宝本草》云:"主诸风瘙痒、瘾疹、疥癣、皮肤不仁、顽痹",乃截风之要药。二者配伍,一升一潜,气血并走,痰瘀共逐,外切肌肤,内达骨节,透骨搜络,以蠲痹痛。并以全蝎、蜈蚣、土鳖虫、水蛭、蚂蚁、穿山甲等当有合群之妙,其入隧络,搜剔痼结之痰瘀,旋转阳动之气。董西园论痹曾谓:"痹非三气,患在痰瘀",类风湿关节炎后期关节肿大畸形、僵直受限、疼痛剧烈,多是痰瘀附骨之症,白僵蚕、乌梢蛇因其血肉之质、动跃之性当为剔痰逐瘀之良品。(苏励经验)

八十六、穿山甲配鬼箭羽

穿山甲味咸、性寒,活血善走,功擅通经络,行瘀血,消痈肿。鬼箭羽活血通经,散瘀止痛。二味合用,取其行血通脉,直达病所,化瘀生新,活血止痛,适用于治疗久痹瘀血内阻,症见关节刺痛、局部肿胀僵硬,或皮肤红斑、舌质衬紫、脉细涩。(周仲瑛经验)

八十七、土鳖虫配炙穿山甲

土鳖虫味咸、性寒,主入肝经,功专活血逐瘀、续筋接骨。正如《本草经疏》所云:"咸寒能入血软坚……血和而营以通畅,寒热自除经脉调匀。"炙穿山甲味咸、性微寒,善窜专能行散,具有活血化瘀通络之功,又治风湿痹痛,筋骨拘挛。两药相辅,使化瘀通络、宣痹止痛之力倍增,穿山甲还可引药直达病所。凡见关节痛甚、畸变、肿胀、屈伸不利及功能受限者,用之都可获显效。若兼风邪可加祛风解痉止痛的白僵蚕、秦艽,兼湿邪者加淡渗利湿舒筋的薏苡仁。(阎小萍经验)

八十八、乌梢蛇配熟地黄

顽痹后期多肝肾不足，精血亏虚，而血虚则易生风，再加外受风湿，故每多用搜风剔络之剂，如蕲蛇、乌梢蛇、独活、海风藤等，然疏风过多则易燥血伤津，甚则动血耗血。导师对顽痹后期久病邪深、关节变形严重、肌肉瘦削、疼痛明显而多变化者，喜用性善走窜、搜风邪、透关节的乌梢蛇祛风通络、缓急止痉，但虑其搜风而易致动风燥血，故配合熟地黄益阴和阳，既可防搜风致温燥动血之变，又可收养营镇痛之功。对于晚期肌肉萎缩明显、僵直拘挛、行动受限、生活不能自理者，更是加重熟地黄用量，并配伍露蜂房、穿山甲、鸡血藤、忍冬藤等同用，一则加强祛风除湿之力，二则强化养血通络、舒挛缓痛之功。根据脾主四肢、脾主肌肉之理，重用黄芪、白术健脾和胃、益气生血、充养肌肉，促使四肢肌肉的生长和恢复，从而改善患者的生活质量。（陈纪藩经验）

八十九、露蜂房配生地黄

《杂病源流犀烛》曰："痹者，闭也。三气杂至，壅蔽经络，血气不行，不能随时祛散，故久而为痹。或遍身或四肢挛急而痛者，病久入深也。"又《景岳全书》论治痹之法，曰："是以治痹之法，最宜峻补真阴，使血气流行，则寒邪随去，若过用风、湿、痰、滞等药，而再伤阴，必反增其病矣。"为此，选用露蜂房合生地黄搜剔络道、养阴逐痹为其主药，以治痹证多收奇效。（邵利平经验）

九十、露蜂房配细辛

露蜂房味微甘而性平，有小毒，可解毒疗疮，散结消肿，祛风除痹；而细辛辛温性烈，善于祛风除湿，散寒止痛，下气豁痰，研究发现其有明显的抗炎镇痛及局部麻醉功效。两者配伍后以细辛之升散拨露蜂房之灵动，共奏消肿散结、通络止痛之功。主要适用于类风湿关节炎小关节为主的疼痛、肿胀、屈伸不利、骨节变形等。其中古训之"细辛不过钱"不足为凭，二者临床常用剂量露蜂房为 9～30g、细辛 6～

15g。若小关节积液肿痛明显，可并以汉防己、泽兰、泽泻消肿止痛；关节局部热象重者，加岗捻根、虎杖根泻热通络止痛；关节僵硬胶着而痛，并豨莶草、徐长卿祛风运毒止痛；土茯苓配土贝母、忍冬藤合地龙亦适合类风湿关节炎之热痹小关节肿胀热痛、梭状变形者。(苏励经验)

九十一、水蛭配土鳖虫

水蛭味咸、性平，《神农本草经》载："主逐恶血瘀，月闭破血症瘕积聚。"水蛭生长于水中，不寒不热，柔缓而不燥，为血肉有情之品，破血不甚剧烈，破血而不伤正血。土鳖虫味咸、性寒，有小毒，功能破血逐瘀，但本品性干燥，味腥臭，服后易恶心，久服好出鼻血，不可不知。二药相须为用，破血逐瘀，尤其搜剔络脉、骨骱之沉凝恶血，最为得力。(王为兰经验)

九十二、水蛭配白芥子

水蛭咸苦、性平，有小毒，入肝、膀胱经，血分药，破血祛瘀，能逐全身各处之瘀；白芥子味辛、性温，入肺经，气分药，祛痰消肿，能搜皮里膜外和筋骨关节间之痰，在治疗强直性脊柱炎稳定期，治本的时候用之能清除无形之痰湿血瘀，往往能获得不可言传之功效。(王为兰经验)

九十三、僵蚕配土鳖虫

僵蚕味咸辛、性平，入肝、肺经。功能息风止痉，祛风定痛，化痰散结。土鳖虫味咸、性寒，入心、肝、脾经，擅长破血逐瘀、续筋接骨。僵蚕主要含脂肪及蛋白质，白僵菌还含甾体11α-羟基化酶系，用于合成类皮质激素，能增强机体防御能力和调节功能。土鳖虫"善化瘀血，最补损伤"(《长沙药解》)，朱良春老中医认为本品破而不峻，能行能和，虚人亦可用之。僵蚕擅于化痰散结，土鳖虫长于活血化瘀，二者相伍可用于痰瘀互结之多种疾病。此药对常用剂量为僵蚕10g、土鳖虫10g。(赵和平经验)

九十四、僵蚕配地龙

僵蚕,味咸、辛,性平,入肝、肺经,长于化痰熄风,通络定痛。地龙味咸,性寒,入肝、脾、膀胱经,长于活血通络止痛,因其性寒能清热,故尤适用于关节红肿疼痛、屈伸不利之热痹。痹证无论风寒湿热何者为甚,日久必有痰瘀互结,阻滞脉络,此二药相伍,既善于化痰瘀,又长于通络定痛,对顽痹、久痹尤为有效。痰重者可加白芥子增强疗效,瘀血明显者,可配土鳖虫、鸡血藤等。其常用量为僵蚕10g、地龙10～15g。对于结节形成者,可加入白芥子配穿山甲。(赵和平经验)

九十五、僵蚕配浙贝母

僵蚕,味咸、辛,性平,入肝、肺经,善于化顽痰,散结节,通经络。浙贝母味苦,性寒,入肺、心经,长于化痰止咳、清热散结。两者配伍,取其化痰软坚、解毒散结之功。常用于治疗咽喉肿痛、瘰疬、瘿瘤、痰核、乳腺增生、声带小结及风湿痹痛等症。其常用量为僵蚕10g、浙贝母15g。(赵和平经验)

九十六、水牛角配地龙

水牛角为血肉有情之骨类药,长于清热凉血解毒,用于治疗骨节病有同气相求之妙;地龙慓疾滑利,专行经络而走关节,通络利湿无处不到。热痹无论其形成路径如何,凡关节红肿灼热痛甚而不可近者,配用此对药,清、通并举,颇有效验。水牛角常用量为30～90g,地龙常用量为10～15g。(赵和平经验)

九十七、麝香配黄酒

痹证日久,引起瘀血凝滞,疼痛较为顽固。其痛有定处,或关节变形,舌色紫暗。由于脉络痹阻,外邪与瘀血痰浊互相搏结,单用祛风寒湿药,难以取效,必须活血通络,开通瘀痹,使气行血活,脉络通畅,外邪始得外解之机。若顽痹经年不愈,董老常以黄酒、麝香为引导。麝香通络散瘀,开关透窍,外达肌肤,内入骨髓,配黄酒通血脉以行药势。常用处方:鸡血藤 10g,赤芍 10g,桃仁 10g,红花 10g,川芎 10g,香附 10g,片姜黄 10g,路路通 10g,制乳没各 1.5g,当归 10g,桂枝 5g,麝香 0.15g(绢包),黄酒 60g 同煎。方以当归、赤芍、川芎、鸡血藤养血活血,桂枝温通血脉,片姜黄、制乳没、桃仁、香附、路路通行气活血,通络止痛。(董建华经验)

九十八、黄芪配防己

黄芪味甘、性温,入肺、脾二经,具有升发之性,能补气升阳、固表止汗、利水消肿。黄芪善走肌表,是治疗表虚及虚性水肿之药。张山雷在《本草正义》中赞其"能直达人之肤表肌肉,固护卫阳,充实表里,是其专长,所以表虚诸病,最为神剂"。防己味苦辛,性寒,主入肺、脾、膀胱经,其苦寒降泄,能利水消肿,使水湿下行,味辛能散,功可祛风,以驱外袭之风邪。《医林纂要》言其"功专行水决渎,以达于下"。两药配伍,一为补气升阳,补气行水,利水消肿;一为祛风湿,利小便,消水肿。益气固表与祛风行水并行,一升一降,升降调和,扶正祛邪,相得益彰。使表气得固,风邪得除,水道通利,风湿诸证得解。临床多用于风湿痹证之湿痹,见肢体沉重、疼痛麻木等症。(彭江云经验)

九十九、黄芪配金银花

黄芪味甘、性温,入脾、肺经,既可走里而补肺健脾,又能行外而实表固卫。《本草汇言》载:"黄芪,补肺健脾,实卫敛汗,驱风运毒之药也,故阳虚之人,自汗频来,乃表虚而腠理不密也,黄芪可以实卫而敛汗。"金银花味甘、性寒,归肺、心、胃经,长于清热解毒、疏散风热。本药对见于《验方新编》中的四神煎,二药相伍,一补一清,共奏补气健脾、清热解毒、凉血托毒之功。可用于各种风湿病后期,表现为气阴两虚、余毒未尽者。其常用量为黄芪 30～120g、金银花 30～50g。(赵和平经验)

一〇〇、熟地黄配细辛

熟地黄味甘、性温，补血生津，滋养肝肾；细辛味辛、性温，发散风寒，祛风止痛，温肺化饮。熟地黄以守为主，细辛以走为要；熟地黄滋腻，易于助湿碍胃，细辛轻浮上升，气味辛散，易于伤正。二药配伍，一守一走，互制其短，而展其长，有补真阴、填骨髓、止腰痛之妙用。（施今墨经验）

一〇一、女贞子配白芍

女贞子甘苦、微寒，入肝、肾经，有养阴气、益肝肾、补腰膝、壮筋骨之效；芍药酸苦、微寒，入肝、脾经，养血敛阴，柔肝止痛。张锡纯谓其"能补能泻、能收能散，能柔能疏，能敛能利，能治坚积、血痹、久痛、大小便不利"。两药相伍，酸甘化阴、甘寒通阳、缓急止痛，在抗炎、镇痛、缓解肌痉挛方面有协同增效之功。类风湿关节炎病久，灼阴伤血，脉络涩滞，不荣则痛，症现关节疼痛、骨萎肉缩、筋脉拘急者，女贞子配白芍滋阴养血，和络止痛，诚如《临证指南医案》云："有血虚络涩及营虚而为痹者，以养营养血为主。"女贞子、芍药用于缓急止痛时药量宜大，用 30～60g，量少则无功也。（苏励经验）

一〇二、白芍配甘草

白芍味苦酸、微寒，入肝、脾经，有补血敛阴、柔肝止痛之功，为治疗诸痛之要药。甘草味甘、性平，入脾、胃经，功擅补中实脾，益气生津，缓急止痛，《神农本草经》载其能"坚筋骨，解毒"，《别录》载其能"通经脉，利血气"。现代药理研究证明白芍的有效成分含有芍药甙、羟基芍药甙、芍药酯甙等，含皂甙配糖体 20 多个，其中抗炎的有 14 个，免疫的有 11 个，免疫调节有 9 个。白芍的有效成分白芍总甙对免疫功能有双向调节作用。甘草有糖皮质激素样作用及解痉、增强非特异性免疫、增强特异性免疫功能、抗过敏等作用。白芍配甘草，酸甘化阴，缓急止痛，清热解毒，可用于治疗各种风湿痹痛。常用量为白芍 30～

60g、甘草 10～15g。（赵和平经验）

一〇三、山茱萸配白芍

山茱萸味甘酸，性温，入肝、肾经，具有补益肝肾、收敛固涩之功。现代药理研究证实，山茱萸总甙具有免疫调节及抗炎作用；白芍味苦、酸，性微寒，入肝经，具有养血柔肝、缓急止痛之功。中成药白芍总苷（帕夫林）即为白芍提取物，白芍总甙对大鼠佐剂性关节炎有明显防治作用，具有明显的抗炎及免疫调节作用。二者配伍，山茱萸补益肝肾治本，白芍柔肝止痛治标，相须为用，标本兼治，治疗肝肾亏虚所致腰背强痛及膝关节疼痛尤为有效。（胡荫奇经验）

一〇四、巴戟天配知母

巴戟天，味辛、甘，性微温，归肝、肾经，具有补肾助阳、祛风除湿的功效，与知母相伍为用，辛开苦降，寒温并用，既能祛风散寒除湿，又能清热泻火、生津润燥，治疗外寒内热、寒热错杂之证。现代药理研究证实：巴戟天主要成分为糖类、黄酮、氨基酸等，其乙醇提取物及水煎剂有明显的促肾上腺皮质激素样作用，知母与巴戟天配伍，共同发挥类激素作用及退热作用，对成人斯蒂尔病的发热、关节痛、皮疹可发挥良好的治疗作用。（胡荫奇经验）

一〇五、狗脊配杜仲

狗脊味苦、甘，性温，入肝、肾经，具有补益肝肾、强筋壮骨、祛风胜湿之功。《神农本草经》云其"主腰背强、关机缓急、周痹、寒湿膝痛"。《别录》谓其"坚脊、利俛仰、女子伤中、关节重"。杜仲味甘、性温，入肝、肾经，具有补肝肾、强筋骨之功。《神农本草经》云其："主腰脊痛，补中益精气，坚筋骨，强志，除阴下痒湿，小便余沥。"现代药理研究证实，该药有抗炎及镇痛作用。二药药性平和，两者配伍，共奏补肝肾、强筋骨、壮腰膝之功。适用于治疗风湿病夹有肝肾亏虚者。其常用量为各 15～30g。（赵和平经验）

一〇六、牛膝配杜仲

牛膝主下部血分,善行而通血脉、利关节,适于因湿热下注所引起的足膝关节红肿疼痛,长于治疗身半以下的腰膝筋骨酸痛;杜仲主下部气分,舒筋活血,通络止痛。二者一气一血,"气为血之帅","血为气之母",共奏补肝肾、强筋骨、活血止痛之效,以祛腰膝之痿痹,下肢关节之红肿疼痛,为临床治疗所实用。在临床中,还可根据病症的临床特点,适时适症地配伍全蝎,取其走窜四肢、搜尽一身之风邪的特性,通经活血止痛;而典型的类风湿关节炎,寒湿胜者必配伍小白花蛇,以止全身各小关节尤其脊柱关节之疼痛,祛其寒湿之邪以通经络、利关节、止疼痛;蜈蚣亦窜脊柱而走膀胱经,搜太阳经之风寒湿邪;细辛升阳走表,搜经络之风邪。二者合用可取得较满意的治疗效果。(韩树勤经验)

一〇七、续断配桑寄生

续断味苦、辛、甘,性微温,可补肝肾,强筋骨,调血脉。《滇南本草》载其"补肝,强筋骨,定经络,止经中(筋骨)酸痛";《本草求真》认为"续断,实疏通气血筋骨第一药也"。桑寄生味苦、甘,性微温,既能补肝肾、强筋骨,又可祛风湿、调血脉。《日华子本草》谓其"助筋骨,益血脉"。肝藏血主筋,肝虚则筋爪不荣;肾藏精而主骨生髓,肾虚则骨弱髓减,故补肝肾,强筋骨实为治本之举。两药相须为伍,补肝肾、强筋骨之力大增,兼可活血通脉,无论痹证之急性期或缓解期均可配用,对腰、膝等下半身疼痛更为适宜。其常用量为续断 15 ~ 20g、桑寄生 20 ~ 30g。(赵和平经验)

一〇八、苏木配刘寄奴

苏木味甘性凉,能辛散血滞而有活血祛瘀、消肿止痛之功,常用于治疗跌打损伤、瘀血疼痛及血滞经闭、痛经;刘寄奴味苦性温,味苦能泄,性温能行,功擅破血通经、消肿止痛,亦治损伤作痛、瘀血经闭。二药均为破血之品，一寒一温，以散瘀止痛为长。相须配伍，功效增强，临床可用于治疗瘀血阻滞所致的风湿痹痛、肢体发凉、跌打损伤、经闭及糖尿病所致的周围血管病变、下肢静脉血栓等。（祝谌予经验）

一〇九、石菖蒲配路路通

石菖蒲辛温，其气清爽芳芬，宣化湿浊、开窍豁痰、醒脾开胃是其功用，《本经逢源》云其"开心孔，通九窍，明耳目，通声音，总取其辛温利窍之力"，故本药以芳芬利窍为特点。路路通苦平，通行十二经，可祛风通络，利水除湿，治肢体痹痛，手足拘挛，水肿胀满，经闭乳少。两药均以通利见长，相须为用，不仅可以用于治疗风湿痹痛，亦可用于治疗窍闭不通的鼻塞、耳聋等。（祝谌予经验）

一一〇、苍术配黄柏

苍术苦温，性辛香而燥烈；黄柏苦寒，行隆冬肃杀之令。而《丹溪心法》用之治下焦湿热之证，名为二妙散，古今多予称用。盖二药性味相反，正取其相反相成之作用，治一切湿热之证多能生效。余数十年来，对湿热所致之关节痹痛之症，特别对急性风湿热合而为痹之症，用之多建良效。在剂量方面，对急性关节红肿灼痛场合，苍术可达 30 ～ 50g，黄柏可达 20 ～ 30g。少则药力不到，疗效不显。此余数十年之经验所得。（钱远铭经验）

一一一、虎杖配大黄

二药均含有大黄素等多种蒽醌类化合物，都可以清热泻下，有明显的抗菌消炎作用。在治疗风湿热痹时，如有大便干结难解者一定要川大黄清热泻下，可达釜底抽薪之效。如痹证患者无明显肠腑热结症，可以用虎杖，虎杖的应用范围很广，多种炎症均可治疗。民间有单用虎杖或配金荞麦治疗热性关节炎的验方，在治疗风湿、类风湿关节炎急性发作期要及早应用大黄与虎杖，可以防止炎症性破坏与损害，减少关节变形、粘连。虎杖用量可为 15 ～ 30g，生大黄用量要注意，各人的耐受力差异很大，可从小剂量 3g 开始。最好是用生大黄粉冲服，

每次 1.5 ～ 3g。（路笑梅经验）

一一二、大黄配姜黄

大黄味苦性寒,有清热消肿作用;姜黄味辛性温,外用可助大黄有效成分透达入里,并有消肿止痛作用。治关节红肿不退,有变形倾向者,可取大黄 5 份、姜黄 1 份,合研成细粉,与蜜调成膏状涂于关节红肿热痛之部位,敷的范围要大于红肿区,上盖油纸或塑料布,敷 24h 左右去掉,隔日可再敷。（路笑梅经验）

一一三、松节配知母

松节质坚气劲,久而不朽,故可去筋骨间风湿诸病。但气温性燥,阴虚有火者本应酌用,因有知母之监制,又可大胆用之。类风湿关节炎病位在筋骨,最关肝肾,肝肾之阴易亏,火易旺,配知母恰是对症。本病由于病久失治,又大都有服用激素史,渐成虚实夹杂之病。用此药对,清热泻火,滋肾润燥,一温一凉,治标治本,相得益彰。（陈能文经验）

一一四、知母配穿山龙

知母苦、甘,性寒,归肺、胃、肾经,具有清热泻火、生津润燥的功效。与穿山龙配伍共同起到祛风除湿、清热泻火、凉血活血通络作用。知母根茎含多种知母皂甙（甾体皂甙）、知母多糖等,知母浸膏动物实验有防止和治疗大肠杆菌所致高热的作用,临床研究证明知母皂甙口服液口服,治疗原发性肾病综合征,能明显减轻糖皮质激素所产生的副作用。穿山龙与知母配伍不仅有增强祛风除湿、清热泻火、凉血活血通络的作用,而且还因具有退热及类激素样作用,对成人斯蒂尔病的发热、关节痛、皮疹可发挥良好的治疗作用。（胡荫奇经验）

一一五、伸筋草配寻骨风

伸筋草,《本草拾遗》谓其主治"久患风痹,脚膝疼冷,皮肤不仁,气力衰弱"。古人认为该药可以"下气,消胸中痞满横格之气,推胃中隔宿之食,去年久腹中之坚积,消水肿"。其性走而不守,祛湿退肿力强,且无苦寒败胃之弊。近年来有报道认为伸筋草有利尿、促进尿酸排泄的作用。寻骨风具有祛风湿、通经络、止肿痛的功效,用治风湿痹痛、肢体麻木、筋脉拘挛、关节屈伸不利。二药相伍,可用于治疗类风湿关节炎、风湿性关节炎等风湿病引起的肿胀、疼痛。(陈湘君经验)

一一六、紫草配炒荆芥穗

紫草苦、寒,功可清热解毒、凉血活血,《神农本草经》谓其"利九窍";荆芥辛而微温,炒黑后可直入血分,引血分热邪由里达表。两者相配,能走窜周身内外之经络关节,以搜剔内蕴之热毒,使其从外而解。临床可用于治疗热痹。(施今墨经验)

一一七、白芥子配九香虫

白芥子辛温滑利,九香虫咸温走窜,两药相伍,辛能发散,咸能入肾,温能化痰,善疗腰痛。主治气郁痰阻于经络,病在下焦肾经,症见腰痛拘急,有抽掣感,腰痛向下延伸,但不属典型之坐骨神经痛。白芥子善除经络内外之疾,而治筋骨腰痛诸病;九香虫行气解郁,通达经络,通则不痛。两药相合,功效倍增,是笔者治疗腰痛的一组常用对药。唯此对药性偏辛温,阴虚之体应用宜慎。(陆晓东经验)

一一八、佛手配合欢皮

佛手味辛、苦,性温,归肝、脾、胃、肺经。因其形似手,故有佛手之名。《本草再新》谓其"治气舒肝,和胃化痰,破积,治噎膈反胃,消症瘕瘰疬"。本品辛行苦泄,善疏肝解郁,行气止痛,可用于治疗肝郁气滞及肝胃不和之胸胁胀痛、脘腹痞满等症。佛手气味芳香,颇能理气醒脾,可用于治疗脾胃气滞之脘腹胀痛、呕恶食少等。合欢皮味甘性平,入心、肝经,《神农本草经》言其"主安五脏,和心志,令人欢乐无忧"。因其能安五脏、和心志,令人欢乐无忧而得合欢之名。本品既能安神解郁,用于治疗七情所致的忧郁忿怒、虚烦不寐等症,又能理气活血止痛,用于治疗肝胃气痛、跌打损伤及风湿痹痛。二药相伍,气血并调,相得益彰,可用治疗于胸胁脘腹痞满胀痛、食欲减退、忧郁伤神、虚烦不寐等病症。常用量为佛手 10 ～ 15g、合欢皮 15 ～ 30g。(赵和平经验)

一一九、姜黄配海桐皮

姜黄味辛、苦,性温,入肝、脾经,性善走窜,功能破血行气,通经止痛,古人谓其"兼理血中之气","能入手臂止痛"。姜黄横行肢节,行气活血,蠲痹通络,是治疗肩臂痹痛之要药。严用和《济生方》蠲痹汤,孙一奎治臂背痛方皆用之。海桐皮味苦、辛,性平,入肝经,功能祛风湿、通经络、止痹痛,古方用以治百节拘挛、跌仆伤折。此配伍见于《温病条辨》中的宣痹汤方后加减,原文曰:"痛甚加片子姜黄、海桐皮者,所以宣络而止痛也。"二药相伍,一为血药,一为风药,故活血通经止痛、祛风除湿作用倍增。此药可用于治疗风湿为患,络道经气闭阻,气血循行不畅所致的腰腿关节疼痛、周身肌肉酸痛,甚则肢体挛急不遂等症。赵和平主任医师常用三仁汤或于补肝肾、益气血药中加入此药对,治疗多种风湿痹痛,常获良效。其常用量为姜黄、海桐皮各 15 ～ 20g。(赵和平经验)

一二〇、姜黄配枳壳

姜黄性味辛散、苦泄、温通,为肝、脾经之药,既入血分活血祛瘀,又入气分行散滞气,重在血分善活血通痹止痛。枳壳味苦性微寒而缓,为利气要药,气行则痞胀消,气通则痛自止,重在气分。二药相伍深寓"推气散"之意,气血并治,功能调和肝经气血、化瘀解郁、疏散肝风,是治肝肺气血郁滞而胁痛的有效药物,对于痹证之胸胁、胁肋胀痛疗效极佳。与利湿舒筋之薏苡仁、祛风散邪走太阳经的羌活相合,又可解脊背腰部之僵痛、困重不适。若胸部闷痛重者还可加紫苏梗、藿香梗、香附开宣胸肺,利气活血止痛加强疗效。(阎小萍经验)

一二一、砂仁配白蔻

砂仁味辛，性温，入脾、胃经。本品辛散温通，芳香理气，醒脾和胃，温脾止泻。功专于中、下二焦，常用于治疗脾胃虚寒及气机阻滞引起的腹胀、腹痛、恶心呕吐、胎动不安等。白蔻味辛，性温，入肺、脾、胃经。本品味辛香燥，善治中、上二焦一切寒湿气滞、胸脘胀痛、呕吐、呃逆等症。二药配伍，宣通上、中、下三焦气机，共奏行气止痛、醒脾开胃、和中消食之功。临床常用于痹证的全程治疗及胸闷、脘腹胀痛、呕恶纳呆、消化不良、小儿吐乳等属于脾胃虚寒者。常用量为砂仁、白蔻各 6～10g，后下。（赵和平经验）

一二二、合欢皮配夜交藤

合欢皮"主安五脏，和心志，令人欢乐无忧"。本品既能理气又能活血止痛，用于治疗肝胃气痛、跌打损伤及风湿痹痛。夜交藤味甘，性平，归心、肝经，能养血安神，祛风通络。药理研究表明本品有镇静催眠作用。两药相配，相辅相成，共奏理气活血、养血安神、通络止痛之效。赵和平主任医师常用此对药治疗血虚血瘀引起的各种风湿痹痛，对患者伴随的失眠多梦、心神不宁、头目眩晕等症亦有佳效，其用量为合欢皮 15～30g、夜交藤 30～40g。（赵和平经验）

一二三、蒲公英配忍冬藤

蒲公英味苦、甘，性寒，归肝、胃经。长于清热解毒、消肿散结，且能散滞气、利尿解毒。《本草新编》谓："蒲公英，至贱而有大功，惜世人不知用之。阳明之火每至燎原，用白虎汤以泻火，未免大伤胃气。盖胃中之火盛，由于胃中之土衰也，泻火而土愈寒矣。故用白虎汤以泻胃火，乃一时之权宜，而不恃之为经久也。蒲公英，亦泻胃火之药，但其气甚平，既能泻火，又不损土，可以长服、久服无碍。"忍冬藤味甘，性寒，归肺、胃经，长于清热疏风，有通络止痛的作用，其清热解毒通络作用强于金银花，如《本草正义》云："今人多用其花，实则花性轻扬，力量甚薄,不如枝蔓之气味浓厚,故人只称忍藤,不言为花,则并不用花入药。"二者相伍,清热解毒,通络止痛作用得到加强,凡风湿病活动期热毒炽盛,以关节红肿热痛、屈伸不利症状为主者,皆可配用,即使量重,亦不伤脾胃。其常用量为蒲公英30g、忍冬藤30～90g。(赵和平经验)

一二四、猫爪草配夏枯草

猫爪草味甘、辛,性微温,归肝、肺经。本品味辛以散,长于化痰浊,消郁结,解毒消肿,常用于治疗痰火郁结之瘰疬痰核,内服外用均可。夏枯草辛苦寒,《神农本草经》言其"主寒热,瘰疬,鼠瘘,头疮,破症,散瘿结气,脚肿湿痹"。本品味辛能散结,苦寒能泄热,常用于治肝郁化火,痰火凝聚之瘰疬,如夏枯草汤(《外科正宗》)。二者相配,相辅相成,其清热解毒、消肿散结之力倍增。此药对见于《中药大辞典》,赵和平主任医师常用于治疗各种风湿病活动期病变,症见关节肿痛或有积液者,也常用于治疗乳痈、乳癖、瘰疬痰核、疔疮疖肿及各种肿瘤等。常用剂量为猫爪草10g、夏枯草30g。也可用二者等量,水煎取汁,再熬膏贴患处。(赵和平经验)

一二五、紫草配水牛角

紫草味甘、咸,性寒,归心、肝经。紫草色紫入血,故清理血分之热,长于凉血活血、解毒透疹、活血消痈。常用于治疗麻疹、湿疹、诸血证、疮疡、丹毒、烧伤、热结便秘等病。水牛角味苦,性寒,归心、肝、胃经。本品咸寒,专入血分,善清心肝胃三经之火而有凉血解毒之功,为治血热毒盛之要药,其清热凉血解毒之功与犀牛角相似而药力较缓,常用于治疗温热病热入营血、热盛火炽的高热、神昏以及血热妄行的发斑、衄血。现代药理研究表明,水牛角煎剂有强心、镇静、抗惊厥、抗炎、抗感染和止血作用,还可兴奋垂体肾上腺皮质系统,近年用于治疗热病昏迷、乙脑等病收到肯定效果。二药相伍,清热解毒、凉血止血作用得到加强,赵和平主任医师在临床上常用于治疗治疗类风湿关节炎、痛风、结节性红斑等急性发作期患者,其常用量为水牛角

30 ～ 50g、紫草 15 ～ 30g。（赵和平经验）

一二六、冰片配青黛

　　冰片味辛、苦，性微寒，入心、脾、肺经。本品味辛气香，能开窍醒神，味苦性寒，能清热止痛、生肌敛疮，善治口齿、咽喉、耳目之疾及各种疮疡。青黛味苦，性大寒，入肝、肺经，能清热解毒、凉血消斑，治疗温病发热、发斑发疹、咽喉肿痛、疖腮、疮肿及丹毒等。二者相伍，清热解毒、生肌敛疮之力倍增。赵和平主任医师常取二者等量，研匀，醋调外敷患处，治疗热痹而见关节红肿热痛者及多种感染性炎症，如流行性腮腺炎、带状疱疹、丹毒、急性乳腺炎、蜂窝组织炎、疖肿、淋巴管炎、静脉炎、阑尾脓肿等。（赵和平经验）

一二七、肿节风配透骨草

　　肿节风味辛，性温，入心、肝经，能祛风除湿、活血散结、清热解毒。《分类草药性》云其：“治一切跌打损伤，风湿麻木，筋骨疼痛。”透骨草味甘辛，性温，入肺、肝经，祛风除湿、解毒止痛，《东北药植志》载其：“疗热毒，软坚。外用洗风湿、风气疼痛、毒疮。”二药相伍，活血祛风、消肿止痛，可用于治疗类风湿及骨关节炎所致的关节肿痛、麻木。常用量为肿节风 15 ～ 20g、透骨草 20 ～ 30g。（孟彪经验）

一二八、猫眼草配猫爪草

　　猫眼草又名泽漆，味苦、性寒，有毒；猫爪草性温、味甘辛，无毒。二者配伍后加强其散结消肿、清热解毒之功效，主要用于治疗各种风湿病活动期的大小关节及肿胀病变。其症见湿痹病阻证引起的上下肢关节肿胀、积液、水肿等病症。所不同的是，猫眼草主要用于治疗上肢小骨关节肿胀积液，如近端指、掌指、腕关节关节肿胀；猫爪草用于治疗下肢大关节，如膝、踝关节肿胀等。（宋绍亮经验）

一二九、马钱子配全蝎

马钱子味苦,性温,有大毒,入肝、胃经,功能通经络,散结止痛。《医学衷中参西录》载:"其毒甚烈……开通经络,透达关节之力实远胜于它药也。"全蝎味辛甘,性平,有小毒,入肝经,功能为息风止痉、解毒散结、通络止痛。朱良春老中医认为全蝎"并擅窜筋透骨,对于风湿痹痛,久治不愈者,更有佳效"。现代研究表明,马钱子具有明显抗炎及抑制免疫反应作用。马钱子的炮制至关重要,临床可采用张锡纯制法:将马钱子先去净毛,水煮两三沸而捞出,用刀将外皮皆刮净,浸热汤中,日暮各换汤一次,浸足三昼夜,取出,再用香油煎至纯黑色,擘开视其中心微有黄意,火候即到。用温水洗数次,以油气净尽为度(《医学衷中参西录》)。马钱子服用量大后易引起头晕、舌麻、牙关发紧,甚则抽搐等,而全蝎具有熄风止痉作用,恰好能消除以上症状,两药配伍,相反相成,不仅增强了马钱子的止痛作用,而且在一定程度上也制约了马钱子的毒副作用。(赵和平经验)

一三〇、酸枣仁配延胡索

酸枣仁味甘、酸,性平,入肝、胆、心经,有养心益肝、安神、敛汗的作用。延胡索味辛、苦,性温,入心、肝、脾经,擅长活血、行气、止痛。现代药理研究认为酸枣仁含有枣仁皂甙、脂肪油、有机酸等,具有镇静、催眠、镇痛的作用。延胡索含有延胡索甲素、乙素、丙素、去氢紫堇碱等20多种生物碱,有明显的镇静、催眠与安定作用。两药相伍,镇痛、镇静作用明显加强,尤其适用于各种疼痛而伴有烦躁、失眠的患者。常用量为酸枣仁、延胡索各30g。(赵和平经验)

一三一、藿香配茵陈

藿香味辛性微温,归脾、胃、肺经。《本草正义》载:"藿香芳香而不嫌其猛烈,温煦而不偏于燥烈,能祛除阴霾湿邪,而助脾胃正气,为湿困脾阳,倦怠无力,饮食不甘,舌苔浊垢者最捷之药。"本品气味芳香,为芳香化湿浊要药。又因其性微温,故多用于治疗寒湿困脾所致的脘腹痞闷、少食作呕、神疲体倦等症。茵陈味苦、辛,性微寒,归脾、胃、肝、胆经。《神农本草经》谓本品"主风湿寒热邪气,热结黄疸"。茵陈苦泄下降,性寒清热,善清利脾胃肝胆湿热,使之从小便而出,为治黄疸之要药。现代药理研究表明,茵陈有显著利胆作用,并有解热、保肝、抗肿瘤和降压作用。两药合用,芳化与清利并举,用于治疗湿热痹、黄疸性肝炎、口腔溃疡、高脂血症等,常获良效。赵和平主任医师自拟解毒 1 号方即以此药对为主药,其常用量为藿香 10～15g、茵陈 20～30g。(赵和平经验)

一三二、白术配车前子

白术味甘苦,性温,入脾、胃经,以健脾、燥湿为主要作用,被前人誉为"脾脏补气健脾第一要药"。脾主运化,因脾气不足,运化失健,往往水湿内生,引起食少、便溏或泄泻、痰饮、水肿、带下诸症。本品既长于补气以复脾之健运,又能燥湿、利尿以除湿邪。车前子甘寒滑利,性专降泄,能利水湿,分清浊而止泻,即利小便以实大便,尤宜于小便不利之水泻。《神农本草经》谓其"主气癃,止痛,利水道小便,除湿痹"。白术与车前子相伍,寒温并用,补泻兼施,用治水湿困脾引起的泄泻效果非常明显。临床上赵和平主任医师也常用于治疗脾虚湿盛引起的咳嗽、痹证及水肿等症。常用剂量为白术 30g、车前子 30g。(赵和平经验)

第四节　风湿病名家方药

一、类风湿汤(史鸿涛方)

【组成】黄芪 200g,秦艽 20g,防己 15g,红花 15g,桃仁 15g,青风藤 20g,海风藤 20g,地龙 15g,桂枝 15g,牛膝 15g,甲珠 15g,白芷 15g,白

鲜皮 15g,甘草 15g。

【功效】益气活血,通络定痛。

【主治】类风湿关节炎。

【方义】方中秦艽一药多能。治疗痹证,风寒湿热,皆可应用,且病发无问新久,病情无问轻重,均可用之,实为治疗痹证之要药。防己善除风寒湿邪,长于消肿。二药相配,蠲除风湿肿痛病变。青风藤、海风藤取藤之通络之功,利经络,为治疗关节不利、麻木拘挛之要药。四药合用,驱风散寒,除湿清热,舒筋活络,解麻止痛,为治疗类风湿之要药。痹者,"闭也"。气血经络,闭阻无疑,故桃仁、红花为必用之品;桂枝辛温,温经通阳;地龙咸寒,又善走窜,四药合用,通痹行瘀,活血利络。更兼地龙为血肉有情之品,对顽固性痹证尤为适宜。白芷能解热解毒止痛,白鲜皮能清热燥湿除痒,二药合用,专治热痹之痒痛不适。黄芪补一身之气,卫外而行内;牛膝善通经活血,补肝肾,强筋骨;甲珠破坚通闭,其力甚强;甘草调合诸药而缓急止痛。四药相伍,鼓舞正气,强健筋骨,调达气血,合取纠正关节变形之功。

【加减】此方可随症加减,以改动方中药物用量为主,或将药物稍事变更。热盛为主,可加漏芦 30g,漏芦清热而不伤阴;以寒为主者,可加制附子 10g,增强散寒止痛之力;顽痹正虚、关节变形者,可加当归 20g、制附子 10g、伸筋草 15g,并改甲珠 30g,加强温补穿透之力。

二、龙马定痛丹(颜德馨方)

【组成】马钱子 30g,土鳖虫、地龙、全蝎各 3g。

制时先将马钱子用土炒至膨胀,再入香油炸之,俟其有响爆之声,外呈棕黄色,切开呈紫红色时取出,与地龙、土鳖虫、全蝎共研细末,后入朱砂,蜜丸 40 粒。

【主治】本丸适用于各种痹痛,如肩背腰腿及周身疼痛、屈伸不利、肢体麻木等症。包括现代医学之风湿热、风湿性关节炎、风湿性肌炎、类风湿关节炎、坐骨神经痛、颈椎病、肩周炎等疾病。

【方义】龙马定痛丹渊出清代王清任之"龙马自来丹",原方用治痫症、瘫腿。颜德馨教授吸收了历代医家的经验,经过长期临床验证,并不断总结,在原方基础上加入土鳖虫、全蝎等药,定名为"龙马定痛丹",应用30余年,效果满意。方中主要成分为马钱子,又名番木鳖,性味苦寒,入肝脾经,有大毒,具活血通络、消肿止痛等功效。张锡纯谓其"开通经络,透达关节之力,远胜于他药"。《外科全生集》称其"能搜筋骨入骱之风湿、祛皮里膜外凝结之痰毒"。配以土鳖虫、全蝎搜剔祛风、通络止痛。佐以朱砂为衣,制约马钱子毒性,且能护心神、通血脉。诸药合用,共奏活血脉、化瘀血、祛风湿、止痹痛之功效。

【服法】每晚临睡前用糖开水送服1粒。服1周后若不效,可于每晨加服半粒至1粒。

【注意事项】服用本丸,须严格掌握剂量,不可盲目加量。方中马钱子有毒,其主要成分为番木鳖碱,即士的宁,有兴奋脊髓神经作用。过量中毒时主要表现为强直性痉挛,如肌肉强直、口唇、面颊及周身麻木,甚至抽搐震颤。如果出现中毒反应,可以采用中药抢救:①浓糖水口服;②甘草30g,绿豆30g,煎汤频饮均可缓解。本方对治疗寒瘀型疼痛效果明显,对瘀热型效果较差。

三、麝香丸(钱远铭方)

【组成】海马30g,全蝎60g,甲珠60g,乌梢蛇60g,蜈蚣40条,地龙60g,丹参90g,牛膝60g,麝香1.5g。上药分制碾为细末,炼蜜为丸,如梧子大。每日3次,每次10粒,渐增至20粒。

【功效】化痰逐瘀,通络止痛。

【主治】类风湿关节炎久治不愈关节变形者。

【方义】麝香丸多用虫类药物,其中全蝎、蜈蚣、乌梢蛇、甲珠等均属祛风疏利、善于穿窜之品,大有消除经络陈痰瘀积之功,非一般草木之品所能及者。其中尤以麝香一味,芳香走窜,大能疏通经络、消肿止痛,协同上述诸药,共奏满意疗效。

另有宋许叔微制有麝香丸,由草乌、地龙、黑豆、麝香等组成,用于本病的治疗效果亦佳,朱良春老中医善用之。

四、地乌蠲痹汤(姜春华方)

【组成】生地 60g,制川乌 9g,威灵仙 9g,蚕沙 15g,秦艽 15g,乌梢蛇 6g,怀牛膝 9g,豨莶草 15g,五加皮 15g,独活 9g。

【功效】滋阴活血,温经散寒,通络止痛。

【主治】行痹、痛痹、着痹以及化热伤阴的热痹所致的肌肉、筋骨、关节疼痛、麻木、重着、肿胀(坐骨神经痛、风湿性关节炎、颈椎病、类风湿关节炎等病)。

【方义】方中生地黄甘寒,有滋阴润络、凉血清营、补益肝肾之功,《神农本草经》有"逐血痹"、"除寒热积聚"、"除痹"的记载,姜春华先生用生地黄治顽痹常投以大量,用量可至150g。制川乌辛热,《外台秘要》说川乌有六大作用:除寒一也;去心下坚痞二也;温养脏腑三也;治诸气四也;破聚滞气五也;感寒腹痛六也。在这六大作用中,尤以温经散寒、祛痹止痛之功为最著,风寒湿三痹均需辛温或燥烈之品方可消除,然辛温燥烈之品无不有伤阴耗血之弊,川乌与生地相配,取利祛弊,双向调节,相得益彰,共为主药。威灵仙窜走十二经络,祛风除湿,通络止痛。益以独活、乌梢蛇,祛风湿止疼痛之力尤强;牛膝酸平、五加皮辛温,二药均有强筋骨、补虚损之效,可助生地黄补益肝肾、扶助正气之力。豨莶草强筋骨、祛风湿,蚕沙和胃化浊,秦艽祛风湿而不燥,为风药中之润剂,诸药合用,既补不足之肝肾,又祛风寒湿邪之痹阻。据现代药理研究证实,五加皮、秦艽、独活等药均有很好的消炎镇痛作用。

【加减】行痹加防风 10g,桂枝 10g;痛痹加细辛 5g,乳香、没药各 6g;着痹加薏苡仁 15g,茯苓 15g,苍术 9g;热痹加知母、黄柏各 9g,白芍 15g;若痰湿留滞经络则生地减量,酌加白芥子 9g,海桐皮 15g;瘀血阻滞经络则可加丹参 15g,川芎 9g,桃仁 9g;肝肾阴虚可加女贞子 12g,旱莲草 12g;肾阳不足可加杜仲 9g,狗脊 9g,菟丝子 15g,川续断 9g;病在上者酌加羌活、桑枝、桂枝;病在下者酌加防己、木通、黄柏。

五、温经蠲痹汤(朱良春方)

【组成】当归 10g,熟地黄 15g,淫羊藿 15g,川桂枝(后下)10g,乌梢蛇 10g,鹿衔草 30g,制川乌 10g,甘草 5g。

【功效】温经散寒,蠲痹通络。

【主治】风寒湿痹。全身关节或肌肉酸痛,以腕、肘、肩、膝、踝关节多见,局部关节疼痛得温则舒,气交之变疼痛增剧;或兼见关节肿胀但局部不红不热。苔薄白,脉沉细,或细弦或濡细。

【方义】痹者,闭也,风寒湿三气杂至,合而为痹。方中制川乌为辛热之品,长于散寒定痛;桂枝辛温,不仅能散风寒,尚通络血脉,治风先治血,血行风自灭,故配以当归养血活血;寒邪最易伤人阳气,而肾又为阳气之根,故用淫羊藿、鹿衔草,温肾阳而兼能祛风湿止痹痛;蛇善游走,为祛风通络之佳品;甘草可补脾胃、益中州,且能解制川乌之毒。诸药合用,共奏温经散寒、蠲痹通络之效。

【加减】风盛者加独活、钻地风各 20g;湿盛者加苍术、白术各 10g,生熟薏苡仁各 15g;关节肿胀明显加白芥子、山甲、蜣螂虫各 10g;寒盛者加制川乌、草乌至 15～20g,并加熟附片 10g;痛剧加炙全蝎(或炙蜈蚣)3g,研粉分次吞服;刺痛者加土鳖虫 10g,参三七末 3g(分吞),延胡索 20g;体虚者淫羊藿加至 20g,并加炙蜂房 10～12g。

六、益肾蠲痹丸(朱良春方)

【组成】生熟地各 150g,当归 100g,鸡血藤 200g,淫羊藿 100g,鹿衔草 100g,淡苁蓉 100g,炙乌梢蛇 100g,炙全蝎 20g,炙蜈蚣 20g,炙蜂房 100g,蜣螂虫 100g,广地龙 100g,土鳖虫 100g,共研极细末。老鹳草 120g,徐长卿 120g,苍耳子 120g,寻骨风 120g,虎杖 120g,甘草 30g,浓煎汁泛丸,如绿豆大。每服 6～8g,日服 2 次,食后服。妇女经期或妊娠忌服。

【功效】益肾壮督,蠲痹通络。

【加减】阴虚咽干口燥者,另加生地 10g,麦冬 10g,石斛 10g,泡茶饮服。

【主治】类风湿关节炎、颈腰椎骨质增生等属于顽痹之关节肿胀、变形、僵硬者。症见身体羸瘦，汗出怯冷，腰膝酸软，关节疼痛反复发作，经久不愈，筋挛骨松，关节变形，甚至尻以代踵，脊以代头，苔薄质淡，脉沉细软弱者。

【方义】朱良春老中医认为：顽痹病变在骨，骨又为肾所主，而督司一身之脉，故益肾壮督是治本之道，可以增强人体免疫功能，调整骨质代谢，对根治本病起着决定性作用。本方除选用地黄、淫羊藿、骨碎补、当归等温肾壮督之品外，又取钻透剔邪、散瘀涤痰之功的蜂房、全蝎、土鳖虫、乌梢蛇等，共奏益肾壮督、蠲痹通络之效。在立法用药、配伍组方上，标本兼顾，攻补兼施，辨证与辨病相结合，虫类药与草木药融为一体，突破了常规用药方法，故临床用于治疗顽痹（类风湿关节炎）可收良好的效果。朱老此方笔者最初见之是在《当代名医临证精华·痹证专辑》中，以后又出现了不同的版本，如《朱良春精方治验实录》一书中所录之益肾蠲痹丸无生地、土鳖虫、淡苁蓉、蜣螂虫，有千斤拔、伸筋草（处方分析中有僵蚕，但方中无僵蚕，可能为出书者之疏漏所致），剂量亦略有不同，可能是处方经多年应用，亦有改进的缘故。

七、解痉舒督汤（房定亚方）

【组成】葛根 30g，白芍 30g，生甘草 10g，蜈蚣 2 条，山慈菇 10g，威灵仙 20g，生薏苡仁 40g，生黄芪 30g。

【功效】柔肝舒筋，解痉止痛。

【主治】强直性脊柱炎活动期，腰骶、脊背疼痛，入夜尤甚，活动受限，晨僵，关节红肿热痛，肢体困重、疼痛，发热，口渴口干，舌淡红或暗，苔薄黄或黄厚，脉弦滑或细弦。本方也可用于治疗颈椎病、腰椎病、坐骨神经痛等疾病导致的筋脉绌急、颈腰背及下肢疼痛等。

【方义】本方以葛根养筋通痹，《金匮要略》治刚痉、柔痉均不离葛根，葛根为仲景治疗项背强的专药。柯琴曰："葛根味甘辛凉，能起阴气而生津液，滋筋脉而舒其牵引。"葛根的应用，既解痉又活血，同时也可引诸药直达病所，一举多得，是房定亚教授治疗本病的专药；白芍养血濡筋,与甘草相伍,酸甘化阴,缓急止痛;山慈菇、蜈蚣祛风解痉,攻毒散结,通络止痛;威灵仙祛风通络,解痉止痛;生薏苡仁舒筋除痹,《神农本草经》中载:"甘,微寒,主筋急拘挛不可屈伸,风湿痹",《本草纲目》载:"薏苡仁属土,阳明药也……筋骨之病,以治阳明为本,故拘挛筋急风痹者用之。"生黄芪肝脾同调,使脾旺肝宁,有养肝舒筋之妙,诸药同施,体现了房教授治疗强直性脊柱炎强调"酸以养肝体,甘以缓筋急,辛以理肝用"的用药法则,在临床上广泛应用于强直性脊柱炎活动期,关节僵硬挛痛,炎症反应剧烈者。

【加减】湿热明显者,加红藤、虎杖、川萆薢、白花蛇舌草、忍冬藤;阳虚寒盛,疼痛明显者,加附子、桂枝、麻黄、川乌、马钱子;外周关节红肿热痛者,加汉防己、蜂房;肾虚督空者,加狗脊、鹿角片、杜仲;骶髂关节及髋关节骨质破坏明显者,加紫河车、鹿角胶;合并眼炎的,加槐米、白蒺藜、赤小豆;夹瘀者加桃仁、红花、土鳖虫、五灵脂;阴虚者加生地、石斛;关节僵痛甚者加全蝎、乌梢蛇、穿山甲;若脾虚明显者加白术、山药、茯苓。

八、四妙消痹汤(房定亚方)

【组成】金银花 30g,当归 20g,玄参 20g,生甘草 10g,白花蛇舌草 30g,山慈菇 10g,豨莶草 30g,虎杖 15g,土茯苓 30g,白芍 30g,威灵仙 20g,萆薢 20g。

【功效】清热解毒,利湿通痹,柔筋利节,活血止痛。

【主治】类风湿关节炎、痛风等病发作期,以热毒表现为主者。

【方义】四妙消痹汤为中国中医科学院西苑医院房定亚教授经验方,方由四妙勇安汤(金银花、当归、玄参、生甘草)加味而成。四妙勇安汤原方主治火毒内阻,血行不畅,瘀阻经脉之热毒型脱骨疽。房定亚教授治疗类风湿关节炎活动期及痛风等病,取效甚捷。四妙勇安汤方中金银花清热解毒、祛风通络为主药;辅以当归和血止痛,祛瘀生新;玄参清热滋阴,助金银花以解热毒,合当归以和营血;甘草生用,取其泻火解毒之作用为佐使。四妙勇安汤药仅四味,量大力专。四妙消痹汤在四妙勇安汤基础上加白花蛇舌草、山慈菇清热解毒、消肿散结；萆薢、威灵仙、豨莶草，祛风湿、通经络、利筋骨；虎杖祛风、利湿、破瘀；土茯苓清湿热、利关节；白芍养血敛阴柔肝，配生甘草缓急止痛、和血脉。汉防己利水消肿，清利湿热，祛风止痛，用其主治风湿痹痛、关节肿胀；生地清热、凉血、通血脉，用其主治阴虚发热，口干消渴；蜈蚣善走窜，功能通经逐邪，用其祛风镇痛、攻毒散结；白术补气健脾，燥湿化痰，利水消肿，用其主治脾气虚弱，食少便溏，湿痹酸痛。诸药合用，共奏清热解毒、利湿通痹、柔筋利节、活血止痛之功。

【加减】湿重者加汉防己 20g；阴虚者加生地 20g；脾胃虚弱者加白术 10g；疼痛及晨僵严重者加全蝎 10g、蜈蚣 2 条，以舒筋通络、解痉止痛；上肢关节疼痛为主者加秦艽 15g、桑枝 20g，以宣痹通络、引药上行；下肢关节疼痛为主者加川牛膝 15g、木瓜 15g，以舒筋活血、引药下行。

九、通络方（郭子光方）

【组成】全蝎（水洗去盐，与药同煎）8～10g，地龙 15～20g，僵蚕 15g。

【功能】活血化瘀，通络止痛。

【主治】各种神经痛。

【方义】郭子光教授根据叶天士"久病入络"的理论，指出各种顽固性神经痛常常有瘀血的存在，并指出久病入络至少具有下述三个特点：①病久顽固不愈；②有固定的疼痛部位或包块，或较为固定的发作性症状；③一般活血化瘀或缓解症状的药物无效或效果不明显。其中①条必具，加上②、③条中任何一条，即当考虑络病的可能。他以"久病入络"学说为指导，师古而不泥古，而创制本方。方中全蝎长于通络解痉止痛，地龙活血，僵蚕化痰，本方对于痰瘀互结所致的各种顽固性疼痛有较好的疗效。

【加减】顽固性腰腿痛、肩周炎可加甲珠、蜈蚣；坐骨神经痛可减僵蚕加白芍 45g、甘草 10g、牛膝 15g，若痛剧者加罂粟壳 15g、延胡索 15g。寒证酌加细辛、桂枝；热证酌加丹皮、黄柏、银花藤、赤芍；寒热夹杂者，则寒热证加味同时投入。

十、通痹汤(娄多峰方)

【组成】当归18g,丹参18g,鸡血藤21g,海风藤18g,透骨草21g,独活18g,钻地风18g,香附21g。

【功能】祛风散寒除湿,活血养血通络。

【主治】风湿寒湿痹。症见肢体疼痛、重着、肿胀、屈伸不利,皮色不红,触之不热,遇寒痛增,舌质淡,苔白,脉弦。

【方义】方中当归、丹参、鸡血藤一举多能:一则俱为性温之品,能温通气血,宣络蠲痹;二则活血养血,为祛风之先决,因"治风先治血,血行风自灭"之故也;三则补血生血,为扶正之要药,与它药共达祛邪而不伤正之目的。香附理血中之气,气行则血行;海风藤、透骨草、钻地风、独活祛风除湿,散寒舒筋通络。此方用独活甚妙,其味雄烈,芳香四溢,能宣通百脉,调和经络,通筋骨和关节。风寒湿邪之痹于肌肉、着于关节者,非用此气雄味烈之味不能直达络脉骨节之间,故为风寒湿痹证必不可少之药。上述诸药配合,相互为用,甚合病机。本方祛邪力强,且久用不伤正气。

【加减】风邪胜加防风、羌活、威灵仙;寒邪胜加制川草乌或桂枝、细辛;湿邪胜加薏苡仁、萆薢。

十一、黄芪桂枝青藤汤(娄多峰方)

【组成】黄芪90~120g,桂枝15~30g,白芍30~60g,青风藤30~45g,鸡血藤15~30g,炙甘草6~9g,生姜片5片,大枣5~10枚。

【功能】通阳蠲痹。

【主治】主治风寒湿痹阻,气血亏虚的虚痹。本方益气养血为主。凡肢体关节酸痛或麻木,每遇劳累、气候寒冷、潮湿疼痛加重,肌肉瘦削或虚肿,面色苍白,自汗,畏风,神疲、舌质淡胖细无力者可应用。实证、热证、肝阳上亢者禁用。

【方义】此为黄芪桂枝五物汤加味。方中重用黄芪,益气升阳固表为主药。桂枝辛散温通助卫阳,通经络散风寒;白芍味酸补血敛营,柔筋止痛;青风藤祛风除湿,专攻痹邪;三者助黄芪扶正且调营卫,驱邪止痛,共为辅药。鸡血藤活血养血,通络止痛,有治风先治血、血行风自灭之意,且制芪、芍之滞;姜、枣调和营卫,炙甘草调和诸药,共为佐使。上药相伍,共奏益气养血、通阳蠲痹之功。据临床观察,黄芪用30g左右,疗效多不明显,用至90～120g效果显著。曾在辨证无误情况下,有病人用2～3剂,出现头胀痛、目赤,或身痛加重、腹泻,一般6剂药,或配佐药、减量续服,胀痛、目赤可逐渐消失,故本方药宜从小量开始,逐渐增量,疗效显著。

【加减】风邪偏盛,呈游走性疼痛者,加海风藤20g～30g;湿邪偏盛,肢体沉困下肢为甚者,白芍用量不宜超过30g,去甘草,加萆薢15～30g,茯苓15～30g;寒邪偏盛,冷痛,局部欠温,遇寒加重,得温则舒者,重用桂枝,加川草乌各9g,或加细辛3～6g;痹久兼痰浊内阻,关节肿大,局部有结节或畸形,色淡暗者,加南星9～20g;兼瘀血肢体刺痛,舌质紫暗或有瘀斑者,重用鸡血藤,加山甲珠9～12g、赤芍12～30g、丹参30g;气虚甚而乏力少气,倦怠者,重用黄芪90～120g,加党参15～20g;伴畏风自汗者,去生姜,减青风藤、桂枝量,加防风8～9g、白术9～15g,或加五味子10g、牡蛎20～30g;血虚心悸,肢体麻木,视物昏花,目干涩者,面白明显者,加附子6～15g、淫羊藿15～20g;脾虚腹满,食少便溏者,加白术30～60g、薏苡仁30g,焦三仙各9～12g;肾虚腰膝酸软者,加桑寄生30～45g、杜仲15g、川断15g;上肢疼痛明显者,加姜黄15g、羌活15g;项颈部疼痛者,加葛根20～30g;下肢痛甚者,加川牛膝15～20g、木瓜20g。

十二、四藤一仙汤(祝谌予方)

【组成】鸡血藤30g,海风藤15g,络石藤15g,钩藤10g,威灵仙15g,生黄芪30g,桂枝10g,白芍10g,生姜3片,大枣5枚。

【功效】祛寒除湿,散风通络。

【主治】风寒湿痹,气血阻滞而症见关节肌肉疼痛、麻木,屈伸不利,行动不便,近之则痛剧。常见于风湿性关节炎或类风湿关节炎、痛风等病。

【方义】方中黄芪桂枝五物汤与鸡血藤相伍益气血、和营卫、通血脉、扶正气;海风藤、络石藤、威灵仙祛风湿、通络止痛;配钩藤之用者,以之镇静熄风、解除筋脉、肌肉之拘挛疼痛。本方妙在取四藤以藤达络、走四肢,络通四肢麻木疼痛自除。诸药合用,共奏祛风除湿、散寒通络止痛之效。

【加减】风痹者,加防风、秦艽;寒痹者,加制附子、细辛;湿痹者,加防己、生薏苡仁;热痹者,加忍冬藤、豨莶草;痛剧者,加追地风、海桐皮;关节变形加大蜈蚣、白僵蚕。

十三、鹿鳖壮督汤(赵和平方)

【组成】鹿角15g,鳖甲15g,续断15g,淫羊藿30g,生地30g,杜仲15g,杭白芍30g,土鳖虫10g,白僵蚕10g,蜈蚣1条,延胡索20g,鸡血藤30g,合欢皮30g,徐长卿15g。上药水煎3次,将3次药汁混匀,分3次温服,每日1剂。

【功效】滋补肝肾,活血通络,化痰止痛。

【主治】强直性脊柱炎、骨关节炎、腰椎间盘突出症等辨证属于肝肾亏虚、痰瘀互结者。

【方义】鹿乃纯阳之物,鹿角为督脉所发,故善温壮肾督,鳖乃至阴之物,善于养元阴而清虚热,单用即有止痛作用。鹿角与鳖甲均为血肉有情之品,两者相配,阴阳并调。淫羊藿、续断、杜仲温补肾阳,生地、白芍滋补肝肾之阴,充分体现了张景岳"善补阳者,必阴中求阳,则阳得阴助而生化无穷;善补阴者,必于阳中求阴,则阴得阳升而泉源不竭"的思想。痹证日久,邪气久羁,深入经髓骨骱,痰瘀痹阻,经脉不达,即所谓"久病入络","久痹多瘀",轻则疼痛不移,重则关节变形,故配用土鳖虫、僵蚕、蜈蚣等虫蚁搜剔之品。延胡索、鸡血藤、合欢皮活血定痛;徐长卿理气和胃,祛风止痛。诸药合用,共奏滋补肝肾、活血通络、化痰止痛之效。

【加减】颈椎不适者加葛根、羌活；腰椎强痛者加狗脊、桑寄生；下肢痛者加牛膝、独活；跟骨痛者加土鳖虫、木瓜；痛甚可加制乳香、制没药。

十四、产后风湿饮（宋绍亮方）

【组成】生黄芪 30g，桂枝 10g，白芍 30g，当归 12g，鸡血藤 30g，青风藤 30g，黄精 30g，防风 12g，生甘草 12g，生姜 6 片，大枣 6 枚，米酒 15～30mL。

【功效】益气养血，祛风通络。

【适应证】产后风湿病。

【方义】本方重用黄芪配当归为君，取当归补血汤补气生血之意，概"有形之血不能自生，生于无形之气故也"。产后风湿本因于气血亏虚，故两药配伍可达阳生阴长、气旺血生之功。白芍配甘草酸甘化阴，具有甘缓补中、缓急止痛之功，为臣药。鸡血藤行血补血，黄精补诸虚、填精髓。两者为甘温之药，既能补中焦，又能行血气。青风藤配桂枝可祛风湿、通经络、散寒瘀、除痹痛。防风为风药中之润剂，主治一身尽痛，随所引而至。生姜温中祛湿，对产后体虚、脾胃气弱尤为适宜。甘草与大枣配伍，甘温益气，补气调中，并调和药性。米酒辛温，可引诸药直达病所。本方标本兼顾，补虚而不留邪，祛邪而不伤正，兼以益气固表、调和营卫，对产后风湿病有较好的疗效。

【加减】上肢痛重者加羌活、川芎；下肢痛重者加独活、川牛膝；肢体酸痛沉重者加土茯苓；阳虚寒象重者加炮附子。

十五、四神煎（《验方新编》方）

【组成】生黄芪 250g，远志肉、牛膝各 150g，石斛 200g，金银花 50g。

【用法】生黄芪、远志肉、牛膝、石斛用水十碗煎两碗，再入金银花 50g，煎一碗，一气服之。服后觉两腿如火之热，即盖暖睡，汗出如雨，待汗散后，缓缓去被，忌风。

【功效】益气养阴，清热除湿，补肾祛瘀，化痰通络。

【主治】鹤膝风。两膝疼痛，膝肿粗大，大腿细，形似鹤膝，步履维艰,日久则破溃之证。痛而无脓,颜色不变,成败症矣。

【方义】应用四神煎治痹,可谓另辟蹊径。本方药虽仅五味,但组方严谨,功专效宏。方中主用400g黄芪鼓动正气,以达到驱散隐伏于经隧深部、不易用温经散寒药驱出之邪气的目的,靠正气驱邪,正胜则邪却。黄芪性温微甘,功善补气,《本草求真》称其为"补气诸药之最",张锡纯认为"黄芪有透表之力"。古今医家以此为主药治疗痹证者颇众。石斛味甘性微寒,归胃、肾经,为除痹之良药,尤宜于久痹虚赢者。甄权曰:"治男子腰脚软弱,健阳,逐皮肌风痹,骨中久痛。"《本草经解》云:"痹者,闭也,血枯而涩,则麻木而痹,甘平益血,故又除痹。"牛膝味苦、酸,性平,益阴壮阳,强健筋骨,祛瘀止瘀,善治膝关节屈伸不利;远志味辛、苦,微温,补益心肾,又能祛痰消肿痛;金银花甘、寒,清热解毒之功颇佳,且可消除因瘀而化热的关节肿痛,又可制约黄芪温热之性。诸药相伍,扶正之功甚强,祛邪之功亦巨,实乃补而不滞,清而不寒,大汗而不虚,堪称为治痹良方。本方治疗比较顽固的膝关节积液有良效。为了减轻患者负担,有时我们去掉金银花,改用蒲公英,亦有效果。

十六、宣痹汤(吴鞠通方)

【组成】防己25g,杏仁25g,滑石25g,连翘15g,山栀15g,薏苡仁25g,半夏(醋炒)15g,晚蚕沙15g,赤小豆皮(取五谷中之赤小豆,凉水浸,取皮用)15g。

【功效】清化湿热,宣痹通络。

【主治】湿热痹。湿聚热蒸,阻于经络,寒战发热,骨节烦疼,面色萎黄,小便短赤,舌苔黄腻或灰滞,面目萎黄。类风湿关节炎、痛风等疾病的急性发作期多见本证。

【方义】本方是吴鞠通所创,用治湿热痹之良方。吴氏认为,痹证以寒、热、虚、实为辨证大纲即可。其中,"寒痹势重,而治反易;热痹势缓,而治反难;实者单病躯壳,易治;虚者兼病脏腑夹痰饮腹满等证,则难治"。而本方证的病机较为复杂,属湿聚热蒸,蕴于经络。症状表现中,舌灰目黄为湿中生热;寒战热炽,骨节烦痛,是病尚未入里,在经络肌肉,属于痹证。其病邪浅,属实易治,虚则难治。方中以防己为主,入经络而祛经络之湿,通痹止痛;配伍杏仁开宣肺气、通调水道,助水湿下行;滑石利湿清热,赤小豆、薏苡仁淡渗利湿,引湿热从小便而解,使湿行热去;半夏、蚕沙和胃化浊,制湿于中,蚕沙尚能祛风除湿、行痹止痛;薏苡仁还有行痹止痛之功;合用片姜黄、海桐皮宣络止痛,助主药除痹之功;更用山栀、连翘泻火、清热解毒,助解骨节热炽烦痛。全方用药,通络、祛湿、清热俱备,分消走泄,配伍周密合理。

【加减】痛甚,加片姜黄 6g,海桐皮 9g;腰背痛加桑寄生 30g,炒杜仲 15g;上肢痛加桂枝 10g,桑枝 30g;下肢痛加木瓜 15g,川牛膝 10g;瘀血明显者加乳香 10g,没药 10g;气血虚弱者加黄芪 30g,当归 10g。

十七、上中下通用痛风丸（朱丹溪方）

【组成】川芎 50g,黄柏(酒炒)、苍术(泔洗)、南星(姜制)各 100g,桃仁(去皮尖,捣)、神曲(炒)、防己、白芷各 50g,羌活、威灵仙(酒拌)各 15g,龙胆草 50g,桂枝 15g,红花 10g。

【功效】祛风除湿,化痰逐瘀。

【主治】痛风有寒、有湿、有热、有痰,有血之不同,此为通治。

【方义】黄柏清热,苍术燥湿(此二妙散也,治痿正药),龙胆泻火,防己行水,四者所以治湿与热也;南星燥痰散风,桃仁、红花活血去瘀,川芎为血中气药,四者所以治痰与血也;羌活祛百节之风,白芷祛头面之风,桂枝、威灵仙祛臂胫之风,四者所以治风也;加神曲者,所以消中州陈积之气也。疏风以宣于上,泻热利湿以泄于下,活血燥痰消滞以调于中,所以能兼治而通用也。

十八、当归拈痛汤（《医学启源》方）

【组成】羌活 25g,防风 15g,升麻 5g,葛根 10g,白术 5g,苍术 15g,当归身 15g,人参 10g,甘草 25g,苦参(酒浸)10g,黄芩 5g(炒),知母 15g(酒洗),茵陈 25g(酒炒),猪苓 15g,泽泻 15g。

【功效】清热利湿,通络止痛。

【主治】湿热相搏、湿热互结为湿邪毒热，表现为肢节烦痛、肩臂沉重，或遍体肿胀疼痛、膝踝关节漫肿作痛、皮下红斑，或长期发热不去，或全身性疮疡溃破、苔黄厚腻、脉弦滑或弦数。

【方义】当归拈痛汤是金代李东垣的老师张元素所创立的。今人所见出自于李杲所著《兰室秘藏·腰痛门》云："治湿热为病，肩背沉重，肢节疼痛，胸膈不利。"《黄帝内经》云：湿淫于内，治以苦温。羌活苦辛，透关利节而胜湿；防风甘辛，温散经络中留湿，故以为君。水性润下，升麻、葛根苦辛平，味之薄者，阳中之阳，引而上行，以苦发之也。白术苦甘温，和中除湿；苍术体轻浮，气力雄壮，能去皮肤腠理之湿，故以为臣。血壅而不流则痛，当归身辛温以散之，使气血各有所归。人参、甘草甘温，补脾养正气，使苦药不能伤胃。仲景云：湿热相合，肢节烦痛。苦参、黄芩、知母、茵陈者，乃苦以泄之也。凡酒制药，以为因用。治湿不利小便，非其治也，猪苓甘温平，泽泻咸平，淡以渗之，又能导其留饮，故以为佐。气味相合，上下分消，其湿气得以宣通矣。本方组方合理，配伍精当，疗效确切。

【加减】皮肤红斑加赤芍、连翘；下肢肿甚加防己、黄柏；足踝肿胀加防己、川牛膝；关节红肿热痛，伴有发热者加金银花、连翘。

十九、独活寄生汤（孙思邈方）

【组成】独活 150g，桑寄生、杜仲、牛膝、细辛、秦艽、茯苓、桂心、防风、川芎、人参、甘草、当归、芍药、干地黄各 100g。

【功用】补肝肾，益气血，祛风湿，止痹痛。

【主治】痹证日久，肝肾两虚，气血不足证。表现为腰膝疼痛，肢节屈伸不利，或麻木不仁，畏寒喜温，心悸气短，舌淡苔白，脉细弱。

【方义】《成方便读》云："此亦肝肾虚而三气乘袭也。故以熟地、牛膝、杜仲、寄生补肝益肾，壮骨强筋。归、芍、川芎和营养血，所谓治风先治血，血行风自灭也。参、苓、甘草益气扶脾，又所谓祛邪先补正，正胜则邪自除也。然病因肝肾先虚，其邪必乘虚深入，故以独活、细辛之入肾经，能搜伏风，使之外出；桂心能入肝肾血分而祛痰，秦艽、防风为风药卒徒,周行肌表,且又风能胜湿耳。"本方可治疗痹证日久,而正气不足者。以腰膝冷痛、关节屈伸不利、心悸气短、舌淡苔白、脉细弱为辨治要点。

【加减】对痹证疼痛较剧者,叮酌加制川乌、制阜乌、白花蛇等以助搜风通络、活血止痛之效;寒邪偏盛者,酌加附子、干姜以温阳散寒;湿邪偏盛者,去地黄,酌加防己、薏苡仁、苍术以祛湿消肿;正虚较甚者,可加黄芪。

二十、当归生姜羊肉汤(张仲景方)

【处方】当归 150g,生姜 250g,羊肉 500g。

【功效】温中补血,祛寒止痛。

【主治】寒疝腹中痛及胁痛里急者,产后风湿病。

【方义】此方原为治疗寒疝腹中痛及胁痛里急而设,临床体会,此方对体虚感寒所致的痹证有良效,尤其对产后所患之风湿痹痛尤为适合。《金匮要略心典》谓:"此治寒多而血虚者之法,血虚则脉不荣,寒多则脉细急,故腹胁痛而里急也。当归、生姜温血散寒,羊肉补虚益血也。"其实,当归、羊肉辛甘重浊、温暖下元而不伤阴;佐以生姜,随血肉有情之品引入下焦,温散凝寒。

【加减】若寒多者,可加重生姜用量,并酌加附子;痛多兼呕者,加陈皮、白术;汗出甚者,加黄芪、白术、防风、五味子。

二十一、桂枝芍药知母汤(张仲景方)

【组成】桂枝 200g,芍药 150g,甘草 100g,麻黄 100g,生姜 250g,白术 250g,知母 200g,防风 200g,附子 2 枚(炮)。上九味,以水 7L,煮取 2L,温服 7 合,日 3 服。

【功效】通阳行痹,祛风除湿,和营止痛。

【主治】风寒外束,内有蕴热,诸肢节疼痛,身体尪羸,脚肿如脱,头眩短气,温温欲吐者。

【方义】桂枝芍药知母汤是临床上治疗风湿病常用之方,主要是针对风湿历节郁而化热、寒热错杂证而设。方中桂枝、麻黄、附子、防风、生姜之辛温,有较强的温经通络、驱风散寒作用;知母之苦寒以清络热,具有镇痛作用;配白术、白芍、甘草,健脾化湿,缓急止痛。《金匮玉函经二注》曰:"桂枝治风,麻黄治寒,白术治湿,防风佐桂枝,附子佐麻黄、白术。其芍药、生姜、甘草亦和发其营卫,如桂枝汤例也。知母治脚肿,引诸药祛邪益气力;附子行药势,为开痹大剂。"此方妙在"寒温并用",是治疗痹证的效验良方。痹证虽然离不开风寒湿邪,但纯寒纯热者较少,而寒热夹杂者尤为多见,故本方临床应用机会较多。《金匮要略》用桂枝芍药知母汤治疗"诸肢节疼痛",这个"诸"字确有深义,实指各种关节疼痛。

【加减】寒重于热,疼痛较甚者,可加制川乌 6～12g,且加重桂枝用量,制川乌及附子要先煎 30min;热重于寒者,可减桂枝、附子剂量,加重知母剂量,并可加生地 30～60g;伴有咽痛者加玄参 30g,板蓝根 15～30g;汗多者可减少麻黄用量,或加黄芪 30g。

二十二、麻黄加术汤(张仲景方)

【组成】麻黄 100g(去节),桂枝 100g(去皮),甘草 50g(炙),杏仁 70 个(去皮尖),白术 200g。上五味,以水 9L,先煮麻黄,减 2L,去上沫,内诸药,煮取 2.5L,去滓,温取 8 合,覆取微似汗。

【功效】发汗解表,散寒祛湿。

【主治】寒湿痹,类风湿关节炎初起,寒湿偏盛者,用本方治疗有效。但方中术宜用苍术使其发表以加强燥湿之力。

【方义】麻黄加术汤由麻黄汤加白术而成,为寒湿在表的表实证而设,具有较强的发汗解表、散寒除湿能力。《素问·阴阳应象大论》曰:"其在皮者,汗而发之。"方中麻黄汤发汗解表以祛寒湿而治身体烦疼,加白术以健脾除湿。《成方便读》谓:"方中用麻黄汤祛风以发表,即以白术除湿而固里,且麻黄汤内有白术,则虽发汗而不至多汗,而术得麻黄并可以行表里之湿,即两味足以治病。"《神农本草经》曰术"主风寒湿痹"、"止汗"。寒邪偏重者可用本方加附子、生姜;湿重者则加苍术、藿香;风邪偏胜者加防风、羌活;寒邪偏胜加细辛;上肢加桑枝;下肢加川牛膝。并嘱患者服药后盖被卧床休息,以微汗出为度。

二十三、防己黄芪汤(张仲景方)

【组成】防己 50g,甘草 25g(炒),白术 37.5g,黄芪 50.5g(去芦)。

上锉麻豆大,每服 5 钱匕,生姜 4 片,大枣 1 枚,水盏半,煎 8 分,去滓温服,良久再服。喘者加麻黄 25g;胃中不和者加芍药 1.5g;气上冲者加桂枝 1.5g;下有陈寒者加细辛 1.5g。服后当如虫行皮中,从腰下如冰,后坐被上,又以一被绕腰以下,温令微汗,瘥。

【功效】益气固表,疏风除湿。

【主治】产后风湿病、风湿热、风湿性关节炎等,素禀气虚,卫阳不固,风湿外袭,表现为风湿表虚证者,可用此方。

【方义】《成方便读》载:防风、防己二物,皆走表行散之药,但一主风而一主湿,用各不同,故方中不用防风之散风,而以防己之行湿。然病因表虚而来,若不振其卫阳,则虽用防己亦不能使邪逄去而病愈。故用黄芪助卫气于外,白术、甘草补土德于中,佐以姜、枣通行营卫,使防己大彰厥效。服后如虫行皮中,上部之湿欲解也。或从腰以下如冰,用被绕之,令微汗出愈,下部之湿仍从下解。虽下部而邪仍在表,仍当以汗而解耳。

本方为风湿表虚证而设,临床多用于治疗患者素体腠理疏松、卫阳虚弱、感受风湿的痹证,辨证要点为身重、汗出、恶风、脉浮。方中生黄芪用量宜重,多为 30~90g。用于产后风湿病尤为适合,因患者多为流产、小产、分娩后阴血不足,气血衰少,又复感风湿之邪,侵于肌腠,临证多有动则汗出,畏寒怕冷。有些患者采用发汗法或服用辛温香燥之品,初或有效,久则必致阴虚血燥,病情愈发加重。而本方不仅能益气健脾化生气血以扶正,又能利湿化浊以达邪,兼有肾虚者可加鹿衔草、鹿角胶等温肾之品,坚持用药多能奏效。许多产后风湿病患者担心吃药是否影响婴儿吃奶问题,其实,方中黄芪、白术、甘草健脾胃、生津液、化乳汁,防己虽然苦寒,但与诸补益药同用,并无乏奶之忧,亦不会对婴儿造成不良反应。

【加减】气虚明显者可加红参,阳虚甚者可加仙茅、淫羊藿,挟有湿热者可加土茯苓、萆薢,瘀血甚者可加丹参、当归、鸡血藤、三七等。

第五节 十堰市中医医院风湿病科特色制剂与验方

一、强力风湿灵药酒(又名祛风湿酒)

【组成】露蜂房150g,制川乌60g,秦艽150g,细辛160g,续断100g,当归100g,鸡血藤150g,木瓜250g,川芎100g,仙茅200g,淫羊藿200g,山茱萸250g,黄芪200g,桑椹子200g,山药250g,羌独活各120g,砂仁100g,威灵仙200g。

【功效】温经散寒,祛风除湿,活血通络,补肾养血。

【主治】风寒湿痹、尪痹引起的肢体关节疼痛、麻木、重着、屈伸不利。

【按】强力风湿灵药酒是赵和平主任医师在鄂西北民间验方基础上,结合自己多年临床经验所拟定之效方。方中露蜂房善能祛风除湿、行血止痛,为治疗风湿痹证之要药;川乌开通腠理、祛风除湿、散寒止痛之力甚捷,故强力风湿灵中取二药峻猛之性以为主药。加秦艽、肉桂、细辛、木瓜、独活,祛风除湿,温经散寒,舒经活络,以助主药祛邪止痛之效。入当归、川芎、鸡血藤养血活血,一则补素体营血不足,二则温行血脉,从而达到"血行风自灭"之目的;黄芪补气固表,益素虚之元气,而收扶正驱邪之功;增续断以补肝肾、通血脉、强筋骨。诸药合用,更借以具有辛烈升发走窜之性的纯粮白酒,扩张毛细血管,促进血液循环,俾药力迅速通达全身,从而增强药物作用,提高临床疗效。

【生产工艺】以上药物混合粉碎为粗末,置缸内,加入白酒6 000mL,密封浸泡,每日搅拌一次,浸泡3个月,取出浸液,再加白酒6 000mL,浸泡1个月,取出浸液与第一次浸液混合,静置澄清,滤过分装即可。

【性状】本品为棕红色的澄清液体,气微香、味苦。

【用法与用量】口服,每日2次,每次30mL。

【注意事项及不良反应】少部分患者可出现轻度头晕、口干、烘热、胃部不适、恶心等不良反应。可采用餐后服药,酌加护胃剂,即可缓解。

【技术优势】强力风湿灵治疗类风湿关节炎对晨僵、关节疼痛、关节肿胀及血沉有明显治疗作用,科研结果显示其综合有效率,明显优于同类产品(强力风湿灵组为89.2%,对照组尪痹冲剂为78.9%,$P <$ 0.05)。不良反应轻,且药源丰富,是治疗类风湿关节炎的理想药物。

由赵和平主任医师主持完成的"强力风湿灵药酒治疗类风湿关节炎的临床研究"课题,2001年通过国家鉴定,并获十堰市科技进步三等奖。

二、强力风湿灵丸1号

【组成】露蜂房15g,制川乌6g,秦艽15g,细辛15g,续断10g,当归10g,鸡血藤15g,木瓜25g,川芎10g,仙茅20g,淫羊藿20g,山茱萸20g,黄芪20g,桑椹子20g,山药20g,羌活、独活各10g,砂仁10g,威灵仙20g。

【功效】温经散寒,祛风除湿,活血通络,补肾助阳。

【主治】风寒湿痹、尪痹引起的肢体关节疼痛、麻木、重着、屈伸不利。

【用法】口服,每次10g,每日3次,黄酒送服。

【按】强力风湿灵丸1号原为酒剂,后为服用方便,将其改为丸剂,效果亦佳。

三、强力风湿灵丸2号

【组成】鹿角胶10g,鹿衔草30g,黄芪30g,当归15g,川芎10g,丹参30g,鸡血藤30g,桂枝10g,白芍10g,葛根30g,威灵仙15g,姜黄10g,羌活10g。

【功效】补肾助阳,温经散寒,祛风除湿,活血止痛。

【主治】痹证辨证属于风寒湿阻证者。表现为肢体关节、筋骨、肌肉疼痛,肢体麻木或关节肿胀等症。

【按】方中鹿角胶、鹿含草,温补肾精,以强先天之本;黄芪、当归、川芎、丹参、鸡血藤,益气养血,活血通络;桂枝、白芍,调和营卫,解肌祛风；姜黄、羌活，祛风通络偏于走人体上部；葛根、威灵仙，解痉止痛。诸药相伍共奏补肾助阳、温经散寒、祛风除湿、通络止痛之功。临床上主要用于治疗颈椎病、肩周炎等引起的颈肩痛、双手麻木、头晕头痛等。

四、强力风湿灵丸 3 号

【组成】鹿角 15g，狗脊 15g，续断 15g，黄芪 30g，当归 15g，鸡血藤 15g，没药 10g，土鳖虫 10g，威灵仙 15g，牛膝 10g，木瓜 15g，延胡索 15g，徐长卿 10g。

【功效】补肾壮督，强筋壮骨，活血活络。

【主治】肾虚督亏，风寒湿阻，气血凝滞证。

【按】方中鹿角为血肉有情之品，长于补肾壮督；狗脊、续断、牛膝补肝肾，强筋骨；黄芪、当归，益气养血；鸡血藤、土鳖虫、延胡索、没药活血化瘀，通络止痛；威灵仙、木瓜、徐长卿祛风除湿。诸药相伍可达补肾壮督、强筋壮骨、祛风除湿、活血止痛之效。本药主要用于治疗腰椎间盘突出症，腰椎管狭窄症，腰椎退行性病变，强直性脊柱炎等表现为腰部疼痛及下肢放射痛、双下肢麻木者。

强力风湿灵丸 1、2、3 号均为我院风湿科协定处方，由我院制剂室生产，每瓶 80g，每次服 10g，每日 3 次，饭后服。强力风湿灵丸 1 号适用面较广，可用于多种风湿痹痛；强力风湿灵丸 2 号偏于治疗人体上部疼痛，如颈椎病、肩周炎等；强力风湿灵丸 3 号偏于治疗人体下部疾病，如腰腿痛、足跟痛等。3 种药丸可配合汤剂同时内服，也可单独用于疾病的巩固阶段。

五、补肾通络丸 1 号

【组成】制马钱子 50g，全蝎 100g，白芍 100g，甘草 100g，鹿筋 50g等。共研极细粉，配成水泛丸。

【功效】补肾强筋，祛风活血，通络定痛。

【主治】风湿、类风湿关节炎及其关节僵肿变形，骨质增生症，肩周炎，急性腰扭伤，腰椎间盘突出症及其手术后遗症等。

【服法】每次 3～5g，每天 2 次，温开水送服。

【注意事项】①服用本药丸量大后有可能出现的反应有：牙发紧或手足拘紧，偶见头晕。如出现上述反应，多喝绿豆汤或浓糖水或凉开水或生甘草 30g 水煎服可解。下次再服需稍减药量，以不出现反应为度。②本药丸每天服 2 次，从小量服起，逐渐加量，饭前饭后均可。③感冒发烧时暂停本药丸。

【禁忌】高血压、冠心病病患者慎服，孕妇忌服。

【按】方中鹿筋补肾阳、强筋壮骨，全蝎祛风除湿、通络止痛，白芍、甘草养血濡筋、缓急止痛，马前子开通经络、透达关节，诸药相伍，扶正祛邪，标本兼治，共奏补肾强筋、祛风活血、通络定痛之效。临床应用多年，对各类风湿痹痛有较好的疗效。

六、二仙蠲痹汤

【组成】仙茅 10g，淫羊藿 20g，杜仲 30g，狗脊 20g，制附子 10g，桂枝 10g，羌活 15g，独活 15g，防风 10g，当归 15g，鸡血藤 30g，络石藤 20g，川芎 10g，砂仁 10g，白豆蔻 10g。

【功效】温阳散寒，祛风除湿。

【主治】风寒湿痹偏于肾阳虚者。

【按】《灵枢·百病始生篇》云："风雨寒热不得虚，邪不能独伤人。猝然逢疾风暴雨而不病者，盖无虚，故邪不能独伤人。"《素问·评热病论篇》载："邪之所凑，其气必虚。"对于痹证而言，其气必虚主要指卫气虚。"脾为卫之主，肾为卫之根"，卫气虽源于脾胃，而实根于肾阳。临床每易见肾阳不足，命门火衰之人最易患风寒湿痹。故温补肾阳乃治本之举，祛风散寒除湿仅为治标耳！方中以二仙、杜仲、狗脊、制附子温壮肾阳，兼以散寒除湿。羌独、防风祛风散寒除湿，配用当归、鸡血藤等养血活血之品，其用意有三：一为痹者闭也，诸邪痹阻经络，气血运行不畅每易致瘀，现代研究也发现，痹证早期即存在微循环障碍；二为寓有"治风先治血，血行风自灭之意"；三可以制约诸般热药之燥性，以防过用耗伤阴血。

七、牛角解毒汤

【组成】水牛角 30g,蒲公英 30g,地丁 30g,紫背天葵 30g,地龙 15g,赤芍 30g,鸡血藤 30g,僵蚕 10g,薏苡仁 50g,桂枝 10g,生地 30g,砂仁 10g,白豆蔻 10g。

【功效】清热解毒,利湿定痛。

【主治】热痹,包括类风湿关节炎、风湿热及痛风等风湿病的活动期,以关节红肿热痛、痛势较剧、舌红苔黄腻、脉滑数为特征。

【加减】高热甚者加生石膏,肿甚加防己、泽兰。

【按】热痹多见于素体阳气偏胜盛,内有蕴热或阴虚阳亢之体感受外邪,外邪每易从阳化热,或风寒湿邪久滞经脉郁而化热。方中重用水牛角凉血解毒,水牛角乃血肉有情之骨药,用于治疗风湿等骨病,有同气相求之妙。蒲公英、地丁、紫背天葵乃取五味消毒饮之意,甘寒解毒而不伤正;地龙、赤芍、鸡血藤活血通络;僵蚕、薏苡仁化痰、祛湿、消肿。单用解毒之品,恐有凉遏之弊,反佐以桂枝,辛温宣散,使热邪易透,湿邪易除。热之所至,其阴易伤,故配以生地黄,且《神农本草经》载:"干地黄逐血痹,填骨髓,长肌肉,除痹。"

八、河车骨痹汤

【组成】紫河车 10g,狗脊 30g,杜仲 30g,骨碎补 20g,炙龟板 20g,山萸肉 20g,金钗 30g,延胡索 30g,全蝎 10g,炮山甲 3g(研面分 2 次冲服),僵蚕 10g,白芥子 10g,鸡血藤 30g,砂仁 10g,白豆蔻 10g,焦白术 15g。

【功效】补肝肾,强筋骨,化痰瘀,止痹痛。

【主治】顽痹久痹属肝肾精血亏虚,痰湿瘀血痹阻经络,症见关节肿大变形者。

【加减】颈项强痛者加葛根、羌活;腰痛者加川断、桑寄生;膝关节痛者加怀牛膝、独活;痛甚者加制乳没、制川乌、制附片、细辛;湿热甚者减补肾药量,合用四妙散。

【按】顽痹久痹的病机主要是肝肾精血亏虚,痰湿瘀血痹阻经络。

故以滋补肝肾,强筋壮骨治其本,化痰逐瘀通络治其标。方中紫河车为血肉有情之品,能大补精血,其补益作用远胜于他药。狗脊、杜仲、骨碎补温补肾阳,炙龟板、山萸肉、金钗滋补肝肾之阴,充分体现了张景岳"善补阳者,必阴中求阳,则阳得阴助而生化无穷;善补阴者,必于阳中求阴,则阴得阳升而泉源不竭"的思想。痹证日久,邪气久羁,深入经髓骨骱,痰瘀痹阻,经脉不达,即所谓"久病入络"、"久痹多瘀"。轻则疼痛不移,重则关节变形,故配用全蝎、炮山甲、僵蚕等虫蚁搜剔之品,赵和平主任医师认为其穿透筋骨、通达经络、破瘀消坚之功远非草木之品所能及。

九、葛根颈痹汤

【组成】葛根30g,白芍30g,桂枝15g,川芎10g,羌活15g,鸡血藤30g,海风藤30g,络石藤30g,僵蚕10g,全蝎10g,桑椹子30g,女贞子20g,旱莲草20g,仙茅10g,淫羊藿20g,焦白术15g。

【功效】补肾活血,祛风通络。

【主治】颈椎病引起的颈项强痛、转侧不利、肩背痛、上肢麻木等症。

【加减】肾精亏甚者,加炙龟板、紫河车;肾阳虚者,加狗脊、川断、杜仲;湿盛者,加茯苓、泽泻;头晕失眠者,加生龙齿、生龙牡、钩藤;瘀血较甚者,加广三七粉、制乳没。

【按】方中葛根为治疗颈椎病之专药,具有解痉、缓解肌肉痉挛、改善大脑血液循环的作用。桂枝、白芍调和营卫,桑椹子、女贞子、旱莲草滋补肝肾之阴,仙茅、淫羊藿温补肾阳,诸藤活血祛风通络,僵蚕、全蝎虫蚁搜剔,以通久痹之络,白术健脾以除生湿之源。

十、三仁通痹汤

【组成】杏仁10g,白蔻仁10g,薏苡仁50g,滑石30g,通草6g,竹叶10g,厚朴6g,半夏15g,海桐皮30g,汉防己20g,姜黄15g,鸡血藤30g,忍冬藤30g,土茯苓30g,蒲公英30g,全蝎10g。

【功用】清热利湿,通络止痛。

【主治】感受湿热或寒湿郁久化热而成的湿热痹，症见：关节或肌肉疼痛，重着或酸困，痛处有灼热感，遇热或雨天痛增，活动后痛减，口渴，小便短赤，苔黄腻，脉濡数或滑数等。

【按】《黄帝内经》云："风寒湿三气杂至，合而为痹也。"此言风寒湿痹，其实，临床中湿热痹亦不少见，随着时代的变迁、人们饮食习惯的改变，疾病谱也在悄然发生改变。我们发现，现在湿热或痰湿体质的人越来越多，素体内有湿热或感受湿热之邪，均能导致湿热痹。方中三仁汤宣上、畅中、渗下，所加之品多为清热利湿、活血通络定痛之品，湿热分消，经络通畅，痹痛自愈。

十一、土茯苓汤

【组成】土茯苓30g，防己10g，防风10g，地龙10g，萆薢30g，苍术10g，黄柏10g，川牛膝10g，威灵仙10g，忍冬藤30g，青风藤30g，秦艽10g，延胡索15g，生地30g，白芍30g，当归15g，甘草10g。

【功用】清热利湿，活血止痛。

【主治】诸般痹证辨证以湿热为主者。

【按】当今社会，湿热体质者日渐增多，湿热痹证亦属常见，热之所至，其阴易伤，故辅以生地、白芍、当归等养血之血则无斯弊。孟彪主任医师以此方加全蝎、僵蚕等配成丸药，名曰土茯苓丸，治疗湿热痹及痛风等病疗效亦佳，现为我院特色制剂之一。

十二、通络逐瘀汤

【组成】熟地30g，当归15g，赤白芍各15g，川芎10g，土鳖虫10g，地龙10g，鸡血藤30g，络石藤15g，丝瓜络15g，甘草6g。

【功用】活血化瘀，通络止痛。

【主治】诸般痹证辨证属于血虚挟瘀者。

【加减】痛甚者加乳香10g，没药10g；肾虚者加狗脊30g，骨碎补20g；日久不愈者加全蝎10g，蜈蚣1条，穿山甲6g。

【按】我们常用此方治疗腰椎间盘突出症,本类患者多有外伤史或长期持重劳作慢性劳损史,患者可表现为突然起病,腰痛伴下肢放射状疼痛,疼痛多较剧烈,甚则翻身转侧困难,部分患者可伴有小腿和足部麻木,下腰椎棘间或椎旁压痛,直腿抬高试验阳性;小腿外侧或后外侧感觉减退,舌苔白薄,舌边紫暗,脉弦等。本方对减轻神经根水肿,改善患者疼痛、麻木等症状有明显的效果,也可用于治疗血虚挟瘀之其他疾病。

十三、化痰逐瘀汤

【组成】桃仁10g,红花10g,当归10g,川芎10g,生地30g,白芍15g,制南星10g,僵蚕10g,土鳖虫10g,地龙10g,鸡血藤30g。

【功用】化痰逐瘀。

【主治】痹证及头晕、脑震荡、高脂血症等辨证属于痰瘀互结者。

【加减】头晕健忘者加石菖蒲10g,远志10g;失眠多梦加酸枣仁30g,延胡索30g,夜交藤30g,合欢皮20g;挟气虚者加黄芪30g,党参30g;挟有痰火者加全瓜蒌30g,黄芩15g;肢体麻木疼痛者加桑枝30g,桂枝15g。

【按】本方适用于痰瘀互结证,此类患者多面色晦暗,形体多肥胖,舌质暗,苔白腻或黄腻,脉弦滑。血液流变学检查可见血质黏稠、血脂增高。孟彪主任医师以上方加入全蝎、穿山甲、山慈菇、皂角刺等制成丸剂,名曰化痰逐瘀丸,广泛应用于治疗痹证、头晕、症瘕积聚、乳癖等疾病,取得了满意疗效。

十四、三仁温胆汤

【组成】陈皮10g,法夏15g,茯苓30g,炙甘草6g,枳壳10g,竹茹10g,杏仁10g,白蔻10g,薏苡仁30g,厚朴10g,竹叶15g,通草10g,滑石30g。

【功用】清热利湿,化痰降逆。

【主治】痰湿内阻所致的痹证、颈椎病所致的眩晕、头痛及胃脘痛、失眠、黄褐斑、脱发、口腔溃疡等。

【加减】湿胜者加藿香 10g,茵陈 30g;痰甚者加菖蒲 15g,远志 15g;挟有内热者加黄芩 15g,蒲公英 30g;呕恶甚者加苏叶 10g,黄连 6g;头晕甚者加天麻 15g,勾藤 15g;头痛者加土茯苓 40g,僵蚕 10g;胃脘胀痛者加砂仁 10g,白蔻 10g;失眠者加合欢皮 30g,夜交藤 30g;黄褐斑者加大青叶 10g,黄芩 10g,白花蛇舌草 30g,土茯苓 30g,益母草 30g;脱发者加透骨草 30g,败酱草 30g,土茯苓 30g,木槿花 10g;反复口腔溃疡者加茵陈 30g,藿香 15g,海桐皮 20g;挟有外感者加金银花 30g,连翘 20g。三仁温胆汤能宣上、畅中、利下,能祛湿化痰,应用本方关键是要抓住痰湿内阻这一病机,临证凡见舌苔厚腻、脉弦滑者均可采用本方加减化裁。

十五、二术饮

【组成】苍术 30g,白术 30g,生薏苡仁 30g,茯苓 20g,藿香 15g,杏仁 10g,白蔻 10g。

【功用】健脾助运,燥湿除痹。

【主治】湿痹。症见患者关节或肌肉肿痛或重着,阴雨天加重,可伴见腹胀、腹痛、纳呆、嗳气、舌质淡胖、苔白腻或厚腻者。

【加减】气虚甚者加黄芪 30g,党参 30g;肿胀甚者加泽泻 15g,泽兰 15g;小便不利者加车前子 30g,炮附子 6g。

【按】湿邪是形成痹证最基本的因素。正如《素问·痹论》所说:"风寒湿三气杂至,合而为痹。"如果没有湿邪的参与,就不会有痹证的形成。痹证之所以久治不愈或易反复发作,究其原因,就是湿邪在作祟。因为风邪易散,寒邪易温,热邪易清,而湿性黏腻,不易速除。脾虚为生湿之源,健脾乃治湿之本。方中苍术、白术益气健脾燥湿,以绝生湿之源,藿香芳香化湿,杏仁开宣肺气而利水道,白蔻理气燥湿于中,薏苡仁、茯苓淡渗利湿于下,诸药合用,健脾、宣上、畅中、利下、芳香化湿诸法并施,湿邪得除,则湿痹自已。

十六、增液蠲痹汤

【组成】生地 30g,玄参 30g,麦冬 30g,石斛 30g,当归 15g,姜黄 15g,海桐皮 30g,桑枝 30g,络石藤 15g,鹿角 10g,陈皮 15g。

【功用】养阴增液,蠲痹通络。

【主治】阴虚痹证。症见骨节疼痛,筋脉拘急,运动时加剧,口干心烦,或关节红肿灼痛,变形不能屈伸,昼轻夜重,大便干结,小便短赤,舌质红苔薄或少,脉弦细或细数者。

【加减】肾阴虚甚者加龟板 15g,鳖甲 15g;痛甚者加全蝎 10g,延胡索 30g;腹胀者加砂仁 10g,白蔻 10g。

【按】此类患者多素体阴虚或久用祛风除湿,香燥之品耗伤阴液。方中石斛养阴增液,濡润经脉;当归养血活血;姜黄、海桐皮、桑枝、络石藤祛风湿、通经络;鹿角温肾阳促进阴药的吸收;陈皮理气,防止诸阴药滋腻,阴液得充,经脉得养,则痹证自除。孟彪主任医师据此方重用石斛,加全蝎、蜈蚣、僵蚕等虫蚁搜剔之品制成丸药名曰“石斛蠲痹丸”,治疗阴虚痹取得了较好的效果,是我院特色制剂之一。

十七、八珍五藤汤

【组成】黄芪 30g,党参 30g,白术 30g,茯苓 15g,炙甘草 10g,熟地 30g,当归 15g,川芎 10g,白芍 15g,鸡血藤 30g,络石藤 15g,夜交藤 30g,海风藤 30g,青风藤 15g。

【功用】益气养血,通络止痛。

【主治】痹证辨证属于气血两虚者。症见关节疼痛,僵硬,活动不利,面白少华虚浮,形体消瘦,食少乏力,舌质淡红,苔薄白,脉沉细弱者。

【加减】痹证日久,关节肿大者加僵蚕 10g,土鳖虫 10g;畏寒怕冷甚者加淫羊藿 30g,鹿衔草 30g;食少纳差者加生谷芽 30g,鸡内金 10g。

【按】凡患痹证者,大多都存在气血不足,素体虚弱,或产后或久病耗伤气血,复感受风寒湿邪,或痹证日久导致气血亏虚,经脉失养者,本方均有良效。方中八珍、黄芪益气养血,五藤蠲痹通络,气血足,经络通,则痹自已。

十八、丹栀效灵丹

【组成】丹皮12g,栀子10g,白芍30g,当归15g,柴胡10g,白术10g,茯苓10g,薄荷6g,丹参15g,制乳香10g,制没药10g,鸡血藤30g。

【功用】舒肝解郁,理气活血,通络止痛。

【主治】纤维肌痛综合征。症见:项背、腰骶、四肢关节肌肉疼痛,呈胀痛或刺痛,喜叹息,易怒,口干口苦,夜寐多梦,神疲乏力,疼痛多与情绪波动有关,舌质暗红有瘀点、苔薄黄,脉弦细者。

【加减】寐差者加合欢皮20g,夜交藤30g;痛甚者加酸枣仁30g,延胡索30g;痛久入络者加全蝎10g,僵蚕10g,土鳖虫10g。

【按】纤维肌痛综合征为西医病名,是一种非关节的风湿综合征,以慢性广泛性肌肉骨骼疼痛、僵硬为特征。该病以中青年女性多见,实验室检查无阳性发现。本病属中医学"周痹"范畴。明代李梴在《医学入门》中说:"周身挚痛者,谓之周痹,乃肝气不行也。"本病多因情志不调,忧思郁怒致使肝气郁结,气机不畅,血脉痹阻而致周身疼痛。故本病的治疗与"风寒湿三气杂至合而为痹"的痹证有所区别,其治疗的重点在于疏肝解郁、理气活血,而非祛风散寒除湿。方中丹栀逍遥散清肝火,疏肝气,令其气血条达,配以活络效灵丹及鸡血藤活血化瘀、通络定痛。

十九、强力风湿液

【组成】生草乌10g,生马钱子15g,祖师麻15g,细辛10g,洋金花10g,威灵仙10g,秦艽10g,防己15g,鸡血藤20g,苏木10g,青风藤30g,当归15g,地龙20g,樟脑10g,冰片10g。上药加入75%酒精4 000mL中浸泡15d后即可应用。

【功效】温经散寒,祛风除湿,通络止痛。

【主治】诸般痹证。表现为肢体关节、筋骨、肌肉疼痛,麻木,屈伸不利,或关节肿胀等症。

【用法】外搽患处,每日3次。

【注意事项】忌口服,皮肤有创伤或溃疡者忌用,孕妇禁用。

【按】外治是治疗风湿痹痛必不可少的疗法,药酒外擦有其独特的疗效,尤其对胃肠功能不好,内服中药困难的患者显得尤为重要。生草乌、马钱子、细辛、祖师麻、洋金花为方中主药,具有较强的祛风除湿、散寒止痛、活血消肿作用。配以威灵仙、青风藤、秦艽、防己祛风除湿,鸡血藤、苏木、当归、地龙养血活血通络,樟脑、冰片辛香走窜,有较强的渗透作用,能加强诸药止痛之功。以白酒为溶媒,可通血脉。诸药相伍有温经散寒、祛风除湿、通络止痛之功效。

二十、塌渍0号

【组成】羌活、独活各30g,秦艽20g,威灵仙30g,制川乌20g,制草乌20g,桂枝50g,海风藤50g,青风藤50g,制乳没各40g,细辛10g,当归30g,川芎30g,赤芍20g,桃仁20g,红花20g,地龙30g,土鳖虫20g,雷公藤20g,上药粉碎成粗面,装入布袋中,每袋重250g,备用。

【功用】祛风散寒,活血化瘀,通络止痛。

【主治】颈、肩、腰、腿痛及各种疼痛、麻木等辨证属于寒湿内阻、瘀血阻滞者。

【用法】取上药袋1个,用温水浸泡5min,用手挤去水,用毛巾包好,放入电饭煲中蒸热15min,先把毛巾取出,稍凉,放于患处,然后将药包放于毛巾上,外用塑料布盖好,以防热量散发,每次30min,每日1次,每袋药可用3～5d。

二十一、塌渍1号

【组成】海桐皮50g,海风藤50g,络石藤100g,桑枝50g,忍冬藤60g,鸡血藤60g,当归30g,川芎20g,赤芍20g,桃仁20g,红花20g,地龙30g,土鳖虫30g,青风藤30g,秦艽20g,威灵仙30g。上药粉碎成粗面,装入布袋中,每袋重250g,备用。

【功效】清热除湿,祛风活血,通络止痛。

【主治】湿热痹证。

【用法】同塌渍0号。

【按】外治法直接作用于局部，取效较快，但药效短暂，内治法调理脏腑功能，调畅气血，取效较缓，但见效后比较持久，内外合治则可优势互补，取效较快且效果持久，故采用内外结合的方法施治于患者，多能取得较为巩固的疗效。

二十二、追风定痛膏

【组成】生马钱子100g，生川乌50g，生草乌50g，香附30g，细辛30g，丁香30g，附子30g，白芥子30g，延胡索45g，三七30g，灵仙50g，川芎50g，赤芍50g，当归30g，葛根30g，苍术30g，防风30g，防己30g，羌活40g，独活40g，秦艽50g，徐长卿50g，骨碎补50g，狗脊50g，鸡血藤60g，络石藤30g，川断50g，川牛膝50g，全蝎30g，炮山甲30g，生乳香45g，生没药45g，冰片30g，木瓜30g，香油4 000g，黄丹2 000g。

【功效】补肝肾，强筋骨，祛风除湿，活血散寒，通络止痛。

【主治】腰椎间盘突出症，腰椎椎管狭窄症，腰椎骨质增生症及各种原因引起的颈、肩、腰、腿痛。

二十三、活血定痛膏

【组成】生川乌60g，生草乌60g，生半夏60g，土鳖虫60g，三七30g，山栀子60g，骨碎补60g，丁香30g，白胡椒30g，细辛45g，丹参45g，生乳香45g，生没药45g，血竭30g，儿茶30g，冰片30g，川断60g，红花45g，当归45g，杜仲60g，香油2 000g，黄丹750g。

【功效】活血化瘀，消肿止痛，续筋接骨。

【主治】扭伤、挫伤、骨折及各种瘀血肿痛。

第三章 风湿病各论

第一节 类风湿关节炎

类风湿关节炎(Rheumatoid Arthritis, RA)是一种以对称性多关节炎为主要临床表现的自身免疫性疾病,以关节滑膜慢性炎症、关节的进行性破坏为特征。临床多表现为关节疼痛,90%以上的患者累及手指近端指间关节,如治疗不及时,常导致关节破坏。同时本病亦可造成心、肺、肾等多脏器、多系统损害,应引起临床足够的重视。本病原因不明,发病机制可能与异常免疫反应有关。本病的特征为持续反复发作、进行性的关节滑膜炎症、渗液、细胞增殖及血管翳形成,通常以对称性的手、腕、足等小关节病变为多见。可导致关节软骨及骨破坏,进而引起关节强直、畸形终至残废。本病呈慢性过程,临床表现多样,往往发作与缓解交替,致残率高。类风湿关节炎在各年龄中皆可发病,但多发于成年女性,尤以25～50岁为本病的好发年龄,5～10年的致残率可高达60%。我国的患病率为0.3%,北方地区为本病的高发区,患病率为0.34%,严重危害民众的健康和生存质量。

本病属于中医"痹证"、"历节"、"风湿"、"鹤膝风"等范畴,焦树德教授据其关节变形的特征将本病命名为"尪痹",现已为多数学者所接受,但笔者认为在本病发病的初级阶段即命名为"尪痹"仍然欠妥,不如能确诊为类风湿关节炎的即以类风湿关节炎命名,不能确认的仍以痹证命名,因为类风湿关节炎这一名称早已深入人心,百姓也容易接受，算作西为中用可也。

一、病因病机

《素问·评热病论篇》谓："邪之所凑，其气必虚。"正气虚弱是本病发病的内在因素。无论是禀赋不足、劳逸失度、情志饮食所伤，在机体正气亏虚的情况下，极易招致外邪侵袭，感受风寒湿热之邪，是本病发病的外在因素，内外合邪，邪气痹阻经络，气血不通，日久形成痰瘀互结之势，流注关节终至关节变形。如果患病日久，邪气内陷脏腑，可导致心、肺、肾等内脏的损害。

（一）正气不足

正气不足既包括人体气、血、精、津等物质的不足，亦包括脏腑功能的低下。气血是构成人体的基本物质，也是人体功能发挥的物质基础，气主煦之，血主濡之，气血亏虚则卫外不固，邪气易乘虚而入。本病虽然与各脏腑均有一定关系，但我们认为关系最密切者莫过于肝脾肾。因肝藏血主筋，肾藏精主骨，肝肾同源，肝血和肾阴互相滋养，筋脉和顺，则筋骨坚强。若肝肾精血不足，则外邪易乘虚而入，而痹病由生；脾主肌肉，主四肢，主运化水湿，为后天之本，气血生化之源，脾健则生化有源，肌肉才得以充养，水湿不易停留。脾虚则气血乏源，正气内虚，外邪易入，则易诸邪合而为痹。

（二）外感六淫

《素问·痹论》云："风寒湿三气杂至，合而为痹也。"这是对六淫致痹的高度概括，也是中医学对痹证最为经典的阐述，虽然历代医家对本病都有一定研究，但均未出其右。风寒湿邪乘虚侵袭人体，流注经络，留滞关节，使气血痹阻而成本病。本病的发生与季节气候的异常、居处环境的优劣、起居调摄是否得当均有密切关系。据临床所见，患痹之人，往往遇寒冷、潮湿的气候而发病，且往往因气候变化而加重或缓解，均说明气候变化异常是痹病发生的重要原因。如果居住在高寒、潮湿的环境，或长期在高温、水中、潮湿、寒冷等环境中生活、工作或汗出衣湿、冒雨涉水等,亦常致本病发作或加重。

(三)痰瘀交结

久痹不已,诸邪客于经络骨节,痹阻气血,津液不得随经运行,则"血停为瘀,湿凝为痰"。正如《类证治裁·痹证》所谓痹久"必有湿痰败血瘀滞经络"。痰浊与瘀血既是病理产物,又是导致疾病加重和反复发作的病理因素。痰、瘀具为有形之邪,痰瘀互结,如油入面,深入骨骱,导致关节肿大变形、僵硬不利、活动障碍、皮下结节等症,致使病情反复,缠绵难愈。

总之,本病的病因病机主要是由于正气亏虚,风寒湿热之邪外袭,痹阻经络,痰瘀互结,损害筋骨关节严重者可影响脏腑。本病多属本虚标实,日久往往寒热虚实错杂。

二、诊断要点

(一)症状和体征

病情和病程有个体差异,从短暂、轻微的少关节炎到急剧进行性多关节炎均可出现。受累关节以近端指间关节、掌指关节、腕、肘、肩、膝和足趾关节最为多见;颈椎、颞颌关节、胸锁和肩锁关节也可受累,并伴活动受限;髋关节受累少见。关节炎常表现为对称性、持续性肿胀和压痛,晨僵常长达 1h 以上。最为常见的关节畸形是腕和肘关节强直、掌指关节的半脱位、手指向尺侧偏斜和呈"天鹅颈"样及钮孔花样表现。重症患者关节呈纤维性或骨性强直,并因关节周围肌肉萎缩、痉挛失去关节功能,致使生活不能自理。除关节症状外,还可出现关节外或内脏损害,如类风湿结节,心、肺、肾、周围神经及眼等病变。

(二)实验检查

多数活动期患者有轻至中度正细胞低色素性贫血,白细胞数大多正常,有时可见嗜酸性粒细胞和血小板增多,血清免疫球蛋白 IgG、IgM、IgA 可升高,血清补体水平多数正常或轻度升高,60%~80%的患者有高水平类风湿因子(RF),但 RF 阳性也见于慢性感染(肝炎、结核等)、其他结缔组织病和正常老年人。其他如抗角质蛋白抗体(AKA)、抗核周因子(APF)和抗环瓜氨酸多肽(CCP)等自身抗体对类风湿关节炎的诊断有较高的诊断特异性,但敏感性仅在 30%~40%。

(三)X 线检查

为明确本病的诊断、病期和发展情况,在病初应摄包括双腕关节和手及(或)双足 X 线片,以及其他受累关节的 X 线片。类风湿关节炎的 X 线片早期表现为关节周围软组织肿胀,关节附近轻度骨质疏松,继之出现关节间隙狭窄、关节破坏、关节脱位或融合。根据关节破坏程度将 X 线改变分 4 期(表 3-1)。

表 3-1　类风湿关节炎 X 线进展的分期

Ⅰ期(早期)
1.*X 线检查无破坏性改变
2.可见骨质疏松
Ⅱ期(中期)
1.*骨质疏松,可有轻度的软骨破坏,有或没有轻度的软骨下骨质破坏
2.*可见关节活动受限,但无关节畸形
3.邻近肌肉萎缩
4.有关节外软组织病损,如结节和腱鞘炎
Ⅲ期(严重期)
1.*骨质疏松加上软骨或骨质破坏
2.*关节畸形,如半脱位,尺侧偏斜,无纤维性或骨性强直
3.广泛的肌萎缩
4.有关节外软组织病损,如结节或腱鞘炎
Ⅳ期(末期)
1.*纤维性或骨性强直
2.Ⅲ期标准内各条

注:标准前冠有*号者为病期分类的必备条件

(四)诊断标准

此处参照 1987 年美国风湿病学会修订的类风湿关节炎分类标准和 2009 年 ACR/EULAR 类风湿关节炎分类标准。

1.1987 年美国风湿病学会类风湿关节炎分类标准

(1)晨僵至少 1h(≥6 周)。

(2)3 个或 3 个以上关节区的关节炎(≥6 周)。

(3)腕、掌指关节或近端指间关节炎(≥6 周)。

(4)对称性关节炎(≥6 周)。

(5)皮下结节。

(6)手 X 线改变。

(7)类风湿因子阳性。

有上述 7 项中 4 项者即可诊断为类风湿关节炎。其中(1)～(4)项至少持续 6 周。诊断时要注意不能只根据手指或其他关节的疼痛就诊断为类风湿关节炎。本病是一滑膜炎,因此多表现为持续性关节肿胀,以近端手指关节的梭形肿胀为特征。

为了了解患者的关节功能及其生活质量,目前采用关节功能分级方法:

Ⅰ级:关节能自由活动,能完成日常工作而无障碍。

Ⅱ级:关节活动中度限制,一个或几个关节疼痛不适,但能料理日常生活。

Ⅲ级:关节活动显著限制,能胜任部分工作或生活部分自理。

Ⅳ级:大部分或完全失去活动能力,病人长期卧床或依赖轮椅,生活不能自理。

2.2009 年 ACR/EULAR 的类风湿关节炎诊断标准

(1)受累关节:

· 1 个大关节(0 分)

· 2～10 大关节(1 分)

· 1～3 小关节(有或没有大关节)(2 分)

· 4～10 小关节(有或没有大关节)(3 分)

· 超过 10 个小关节(5 分)

(2)血清学(至少需要 1 项结果):

- RF 和抗 CCP 均阴性(0分)
- RF 和抗 CCP,至少有 1 项是低滴度阳性(2分)
- RF 和抗 CCP,至少有 1 项是高滴度阳性(3分)

(3)急性期反应物(至少需要 1 项结果):

- CRP 和 ESR 均正常(0分)
- CRP 或 ESR 异常(1分)

(4)症状持续时间:

- < 6 周(0分)
- ≥6 周(1分)

注:在(1)~(4)内,取病人符合条件的最高分。例如,患者有 5 个小关节和 4 个大关节受累,评分为 3 分。

总分≥6 分即可诊断。

三、治　疗

(一)辨证论治

类风湿关节炎多为先天禀赋差,气血不足,肝肾亏虚,复感风寒湿热等外邪,导致气血瘀阻不通,造成局部甚或全身关节肿胀疼痛。本病以肝肾虚为本,风寒湿痰瘀为标,病属本虚标实,常常虚实寒热并存,症候错综复杂。

1.寒湿痹阻证

症状:肢体关节冷痛,局部肿胀,屈伸不利,关节拘急,局部畏寒,得寒痛剧,得热痛减,皮色不红,舌胖,舌质淡暗,苔白腻或白滑,脉弦缓或沉紧。

治法:温经散寒,祛湿通络。

方药:二仙蠲痹汤加减。

组成:淫羊藿 20g,仙茅 10g,狗脊 20g,杜仲 30g,桂枝 10g,制附子 10g,羌活 15g,独活 15g,防风 10g,川芎 10g,当归 15g,鸡血藤 30g,络石藤 20g,砂仁 10g,白豆蔻 10g。

　　加减：关节肿胀者，加白芥子 10g，僵蚕 10g；关节痛甚者，加制川乌 9g，细辛 6g，蜈蚣 1 条；关节僵硬者，加僵蚕 10g，蜂房 10g。

　　2.风湿痹阻证

　　症状：肢体关节疼痛、重着，或有肿胀，痛处游走不定，关节屈伸不利，舌质淡红，苔白腻，脉濡或滑。

　　治法：祛风除湿，通络止痛。

　　方药：羌活胜湿汤加减。

　　组成：羌活 10g，独活 10g，防风 10g，白芷 10g，蔓荆子 10g，川芎 10g，秦艽 10g，桂枝 10g，青风藤 30g，鸡血藤 30g。

　　加减：关节肿者，加白芥子 10g，防己 10g，以利湿消肿；痛剧者，加制川乌 9g，细辛 6g，以温阳散寒；痛以肩肘等上肢关节为主者，可加片姜黄 20g，海桐皮 20g；痛在膝踝等下肢关节为主者，加川牛膝 10g，透骨草 30g。

　　3.湿热痹阻证

　　症状：关节肌肉肿痛，按之灼热，或伴发热，关节屈伸不利，口渴不欲饮，烦闷不安，舌质红，苔黄厚腻，脉濡数或滑数。

　　治法：清热除湿，宣痹通络。

　　方药：宣痹汤加减。

　　组成：防己 15g，杏仁 15g，滑石 15g，晚蚕沙 9g，栀子 9g，连翘 9g，生薏苡仁 30g，赤小豆 9g，半夏 9g，青风藤 30g，络石藤 30g，忍冬藤 30g，穿破石 30g。

　　加减：伴发热者，加生石膏 45g，青蒿 30g，以清热透邪；关节发热甚者，加蒲公英 30g，白花蛇舌草 30g，以清热解毒；关节肿甚者，加土茯苓 15g，猫爪草 15g，以化湿消肿；关节痛甚者，加片姜黄 20g，海桐皮 20g，以宣痹通络。

　　按：本证多因患者素体阳气偏盛，内有蕴热，感受风寒湿热之邪者，或风寒湿痹，久治不愈，邪留经络，蕴久化热所致。热邪虽可速清，但湿邪难于速除，湿与热相搏，如油入面，胶着难解，故本证往往持续时间较长。若失治、误治，常可致骨质破坏。故治疗时尤需多加注意。本证多见于疾病的活动期，来势急，病情重，治疗时尤其注重清热除湿药物的合理应用。

4.热毒痹阻证

症状：关节局部红肿疼痛剧烈，触之觉热，得凉痛减，发热口渴，关节活动受限，屈伸不利，晨僵，肌肤出现斑疹或皮下结节，大便不爽或干结，小便黄赤，舌质红，苔黄腻，脉滑数。

治法：清热解毒，化湿通络。

方药：牛角解毒汤（赵和平方）。

组成：水牛角30g，蒲公英30g，地丁30g，紫背天葵30g，地龙15g，赤芍30g，鸡血藤30g，僵蚕10g，薏苡仁50g，桂枝10g，生地30g，砂仁10g，白豆蔻10g。

加减：高热甚者加生石膏，肿甚加防己、泽兰。

按：本证多见于素体阳气偏胜盛，内有蕴热或风寒湿邪久滞经脉郁而化热成毒者。方中重用水牛角凉血解毒，蒲公英、地丁、紫背天葵乃取五味消毒饮之意，甘寒解毒而不伤正，地龙、赤芍、鸡血藤活血通络，僵蚕、薏苡仁化痰祛湿消肿。单用解毒之品，恐有凉遏之弊，反佐以桂枝，辛温宣散，使热邪易透，湿邪易除。用生地者，以其长于清热凉血，且能除痹也。

5.瘀血痹阻证

症状：关节疼痛夜甚，或刺痛，活动受限，晨僵，肌肤干燥无泽甚或肌肤甲错，面色暗黑，口干不欲饮，舌质暗，舌边尖有瘀点，苔薄白，脉细涩或弦涩。

治法：活血化瘀，通络止痛。

方药：身痛逐瘀汤加减。

组成：当归15g，川芎15g，桃仁10g，红花10g，制乳香6g，制没药6g，香附10g，川牛膝10g，地龙10g，秦艽10g，甘草6g。

按：痹者，闭也，经络痹阻不通之谓，无论是类风湿关节炎病程的开始,还是在其漫长的病程中,瘀血痹阻都是存在的,故可见于任何证型。所以在类风湿关节炎的治疗中,活血化瘀药物的应用非常重要,类风湿关节炎之不同证型、不同病理阶段,均应配合活血化瘀之品。

6.痰瘀痹阻证

症状:关节疼痛肿大,晨僵,屈伸不利,关节周围或皮下出现结节,舌暗紫,苔白厚或厚腻,脉沉细涩或沉滑。

治法:活血行瘀,化痰通络。

方药:化痰逐瘀汤(赵和平方)。

组成:桃仁10g,红花10g,当归10g,川芎10g,生地30g,白芍15g,制南星10g,僵蚕10g,土鳖虫10g,地龙10g,鸡血藤30g。

加减:血热者,加水牛角30g,丹皮10g;血虚者,加熟地30g;热痰者,可加黄芩10g,竹茹30g;寒痰者,可加干姜10g,细辛3g;皮下结节者,加猫爪草15g,白芥子10g;肢体麻木疼痛者加桑枝30g,桂枝15g;对痰瘀互结留恋日久者,可加炮山甲3g(研面冲服),蜈蚣1条,乌梢蛇15g等破血散瘀搜风之品。

按:痰瘀既是病理产物,又可作为致病因素加重疾病。本证常见于类风湿关节炎病程之中晚期,其基本病机为正虚邪恋,痰瘀互结,痰、瘀、虚(肝肾脾)并存。

7.肝肾亏虚证

症状:关节肿大或僵硬变形,关节疼痛屈伸不利,腰膝酸软无力,关节发凉或局部发热,舌红,苔薄白,脉沉弱。

治法:补益肝肾,强壮筋骨。

方药:独活寄生汤加减。

组成:独活30g,桑寄生20g,杜仲20g,川牛膝10g,细辛6g,茯苓10g,肉桂6g,川芎10g,当归10g,白芍10g,生地黄30g,甘草6g,防风10g,秦艽15g,党参15g。

加减:偏于肾阴不足,症见关节变形,腰膝酸软,潮热盗汗,五心烦热,口干咽燥者,加龟板15g,熟地黄30g;偏于肝阴不足,症见筋脉拘急,屈伸不利,肌肤麻木者,重用白芍30g,加枸杞子30g,酸枣仁30g,麦冬10g;潮热,心烦易怒者,加知母10g,黄柏10g;伴气虚者可加黄芪30g,红参10g;兼见肾阳虚,症见关节冷痛,足跟疼痛,畏寒喜暖,四末不温者,加附子10g,淫羊藿30g。

按:类风湿关节炎发病日久,气血耗伤,肝肾精血亦亏,病情虚实互见,缠绵难愈,正所谓"久痛入络,久痛多瘀,久痛多虚,久必及肾"。故治疗起来亦应用扶正祛邪,独活寄生汤专为此种情况而设,既能补肝肾、强筋骨、益气血以扶正,又能祛风除湿通络以祛邪。方中独活与桑寄生为方中主药,宜重用。

8.气阴两虚证

症状:关节肿大,口眼干燥,倦怠无力,或有肌肉瘦削,舌红少津有裂纹,或舌胖大,有齿痕,苔薄白,脉沉细弱。

治法:益气养阴,活血通络。

方药:四神煎加减。

组成:黄芪30～120g,石斛30～60g,远志15g,川牛膝30g,金银花30g,鸡血藤30g,生地黄30g,白芍30g,甘草10g。

加减:如气虚较明显,症见肌肉酸楚疼痛,活动后加重,神疲乏力,气短,动则汗出者,加用红参15g,白术10g;如阴虚较明显,症见口鼻干燥,口干不欲饮,加麦冬10g,五味子10g,墨旱莲30g,女贞子20g;挟有痰瘀,症见皮肤结节者,酌加僵蚕10g,土鳖虫10g。

按:本证多由久病缠绵、伤气耗津所致。取效的关键在于黄芪,黄芪有补气生血、利水消肿之功,原方剂量为240g,根据病情可酌减药量,一般用30～120g即可,对于顽固难愈者,亦可采用大量。此外,患者久病,胃纳情况亦需重视,对于胃纳极差者,剂量不宜过大,并可酌加健脾理气之品,如砂仁、白蔻、陈皮之属,以防壅滞。

9.肝郁气滞痹

症状:四肢关节肌肉疼痛,关节屈伸不利,呈胀痛或刺痛,肌肤麻木,喜叹息,易怒,口干口苦,夜寐多梦,神疲乏力,疼痛多与情绪波动有关,舌质暗红有瘀点、苔薄黄,脉弦细者。

治法:舒肝解郁,理气活血,通络止痛。

方药:丹栀效灵丹(赵和平方)。

组成:丹皮 12g,栀子 10g,白芍 30g,当归 15g,柴胡 10g,白术 10g,茯苓 10g,薄荷 6g,丹参 15g,制乳香 10g,制没药 10g,鸡血藤 30g。

加减:寐差者加合欢皮 20g,夜交藤 30g;痛甚者加酸枣仁 30g,延胡索 30g;痛久入络者加全蝎 10g,僵蚕 10g,土鳖虫 10g。

按:明代《医学入门》中说:"周身掣痛者,谓之周痹,乃肝气不行也。"表现在肢体上,可出现以关节、肌肉疼痛为主要症状的表现,俗称"气窜筋"。《素问·痿论》说:"肝主一身之筋膜。"筋膜是联络关节、肌肉,专司运动的组织,若肝气郁滞,肝血不足,则血不养筋,而出现关节、肌肉疼痛麻木,屈伸不利等症状。故本证治疗的重点在于疏肝解郁,理气活血。方中丹栀逍遥散清肝火,疏肝气,令其气血条达,配以活络效灵丹及鸡血藤活血化瘀,通络定痛。

(二)名家经验

丁光迪教授[1]认为,类风湿关节炎,中医每每作为历节、痛风处理,属于痹证范畴,但较一般风湿性关节炎痛剧而病情顽固,尤其关节损害,屈曲畸形明显。临床可分急性发作(或复发)和缓解期。在急性发作期,大多又见两种变化:一种是风寒湿从热化,关节红、肿、热、痛俱见;一种是风湿从寒化,关节疼痛为剧,肢冷麻木,身重僵硬。缓解期则疼痛减轻。而关节变形,随着反复发作,日渐加重,由指(趾)节间开始,向掌、腕(踝)以及肘(膝)关节发展,关节突出,筋膜干涩,肌肉萎缩,大骨节活动影响,可致整个躯体弯曲强直。

此病治疗,与风湿性关节炎略同,但同中有异。其同,外感的风寒湿热相似;其异,在内的脏气先损,抗病能力已弱,尤其脾胃肝肾怯弱,是此病的特点。因此,其治在祛邪的同时,始终宜固其根本。在发作期,要注意养血益气。养血可以熄风,养血可以清热,养血可以通脉,养血可以养筋。益气可以增强辛温除痹止痛作用,亦所以助其温煦关节。在缓解期要重视填精补髓、养荣筋骨。总之,通经脉、壮筋骨,这是重点所在,至于祛风胜湿、清热温阳,都是治标之计,不能本末倒置。

具体用药:热化之证,以桂枝芍药知母汤加减。如通阳祛风寒,重用桂枝、麻黄;甚时加羌活、防风。除痹止痛,用白术、附子;挛痛甚时,加羚羊角、独活。舒筋缓急,重用芍药、甘草;或加忍冬藤、青风藤助其缓筋通络。清热泻火,用知母、石膏;甚时加黄柏、木通、虎杖。利湿消肿,用薏苡仁、防己;或者加苍术、连皮茯苓,上下分消其湿。需要解表和中的,用生姜、陈皮;开化痰湿,用姜半夏、姜南星;痰从热化,改用竹沥,和以姜汁,清火通络。如此出入为方,寒温杂用,并加生地、丹参,养血顾本。

寒化之证,以乌头汤加味。除痹止痛,川乌头与草乌头合用,或加雷公藤;挛痛甚时,加用羚羊角、乳香,或与全蝎、蜈蚣交替用,熄风止痉,伍以重剂芍药、甘草。温通表里之阳,用麻黄、附子、细辛;寒甚加干姜、肉桂。益气补血,顾其根本,用黄芪、白术、熟地、肉苁蓉。此证可药专量重,取急证急攻方法。但须注意,热化寒化两证,有时亦不能截然分开,如反复发作病例,症状较复杂,热寒二证亦可能先后出现于同一患者,因此,用药时必须随机应变,不能胶柱鼓瑟。

缓解期,着重培本,用六味地黄丸去山药、泽泻,加巴戟天、肉苁蓉(或加怀牛膝、木瓜)、鹿角、乌梢蛇肉为主方,大补肝肾。扶脾用白术附子汤合黄芪桂枝五物汤。参兼治标之药。如关节附近皮下有痰核,加指迷茯苓丸;甚时可间断用控涎丹。有瘀血凝滞,关节强硬,加用桃仁、红花,或土元、山甲片,或蜂房、僵蚕。如此熬膏或泛丸,随宜而用,缓以治之。

另外,每日服用猪脊髓1～2条(加黄酒生姜1片炖服)。或服牛筋骨膏(自制,全牛筋1具,洗净切碎,前后腿足胫骨连髓1.5kg,用黄酒、水各半,加生姜200g,文火煮化,去姜、渣、骨,收膏装入瓶中),逐日用酒水烊化分服。

焦树德[2]根据多年临床体会,把具有关节变形、骨质受损、肢体僵硬的痹病称为"尪痹"。并认为尪痹虚寒为本,热象为标,治疗上应以治本为主,补肾祛寒是治疗本病的主要法则,再结合化湿、散风、活血、壮筋骨、利关节等法，以标本兼顾。焦老认为尪痹的常见症候及其治疗如下：①肾虚寒胜证，自拟补肾祛寒治尪汤，方用川续断 12～20g，补骨脂 9～12g，熟地黄 12～24g，淫羊藿 9～12g，制附片 6～12g（如用 15g 以上时，需加蜜 3～5g 先煎 25min），骨碎补 10～20g，桂枝 9～15g，赤、白芍各 9～12g，知母 9～12g，独活 10～12g，防风 10g，麻黄 3～6g，苍术 6～10g，威灵仙 12～15g，伸筋草 30g，牛膝 9～15g，干姜 6～10g，炙山甲 6～9g，土鳖虫 6～10g；②肾虚标热轻证，自拟加减补肾治尪汤，方用生地 15～20g，川续断 15～18g，骨碎补 15g，桑寄生 30g，补骨脂 6g，桂枝 6～9g，白芍 15g，知母 12g，酒炒黄柏 12g，威灵仙 15g，羌活、独活各 6～9g，制附片 3～5g，忍冬藤 30g，络石藤 20～30g，土鳖虫 9g，伸筋草 30g，生薏苡仁 30g；③肾虚标热重证，自拟补肾清热治尪汤，方用生地 15～25g，川断 15g，地骨皮 10g，骨碎补 15g，桑枝 30g，赤芍 12g，秦艽 20～30g，知母 12g，炒黄柏 12g，威灵仙 15g，羌活、独活各 6～9g，制乳、没各 6g，土鳖虫 9g，白僵蚕 9g，蚕沙 10g，红花 10g，忍冬藤 30g，透骨草 20g，络石藤 30g，桑寄生 30g；④湿热伤肾证，自拟补肾清化治尪汤，方用骨碎补 15～20g，川断 10～20g，怀牛膝 9～12g，黄柏 9～12g，苍术 12g，地龙 9g，秦艽 12～18g，青蒿 10～15g，豨莶草 30g，络石藤 30g，青风藤 15～25g，防己 10g，威灵仙 10～15g，银柴胡 10g，茯苓 15～30g，羌、独活各 9g，炙山甲 6～9g，生薏苡仁 30g，忍冬藤 30g，泽泻 10～15g。并提出对于青壮年患者，加入透骨草 15～20g、自然铜 6g（先煎）、焦神曲 10g 三药同用，以增强强壮筋骨的作用。焦老创制的"尪痹冲剂"，现已成为临床上治疗类风湿关节炎的常用有效中成药。

赵和平教授[3]根据多年临床经验，总结出类风湿关节炎治疗八法，用于临床取得了较好的疗效。①散寒除湿法：适用于类风湿关节炎早、中期，辨证属于寒湿痹阻证者，症见手足小关节肿胀，局部僵硬冷痛，关节屈伸不利，遇热则减，遇寒加重，天气变化亦可加重，多伴畏寒肢冷、舌淡苔白腻、脉沉细或沉紧等症。临床常用自拟二仙蠲痹汤（由淫羊藿、仙茅、狗脊、杜仲、桂枝、制附子、羌活、独活、防风、川芎、当归、鸡血藤、络石藤、砂仁、白豆蔻组成)加减。②清热利湿法:适用于类风湿关节炎急性活动期,辨证属于湿热痹阻者。症见关节红肿胀痛,局部灼热,关节屈伸不利,步履艰难,可伴有低热、汗出、大便多溏而黏滞不爽,舌质红苔黄腻,脉濡滑数等症。常用三仁汤加海桐皮、汉防己、姜黄、鸡血藤、忍冬藤、土茯苓、蒲公英、全蝎,以清热利湿、宣痹通络。③清热解毒法:适用于类风湿关节炎急性发作期,此时为热痹,多见于素体阳气偏胜盛,素有内热或阴虚阳亢之体感受外邪,外邪每易从阳化热,或风寒湿邪久滞经脉郁而化热。症见关节红肿热痛,痛势较剧,遇冷则舒,伴口渴饮冷、溲黄便秘、舌质红、苔黄厚等症。常采用自拟牛角解毒汤(由水牛角、蒲公英、地丁、紫背天葵、薏苡仁、赤芍、鸡血藤、地龙、僵蚕、生地、桂枝、砂仁、白豆蔻组成)加减。使热毒解、痰瘀消、脉络畅,则病愈。④益气养血法:适用于类风湿关节炎中晚期,辨证属于气血两虚者,多见于素体虚弱,或久病耗伤气血,复感受风寒湿邪,或痹证日久导致气血亏虚、经脉失养者。症见关节僵硬,活动受限,面白少华,形体消瘦或虚浮,食少乏力,舌质淡,苔薄白,脉沉细弱等症。常用自拟黄芪除痹汤(黄芪 30～60g,白术 30g,炙甘草 10g,熟地 30g,当归 15g,川芎 10g,鸡血藤 30g,仙鹤草 30g,淫羊藿 30g,威灵仙 10g,砂仁 10g,全蝎 6g)加减,益气养血,蠲痹通络。⑤活血通络法:适用于类风湿关节炎属于气滞血瘀者,症见关节疼痛固定不移,痛如针刺,或夜间为甚,或皮下结节,或肢体麻木,舌质暗,脉细涩等症。常用自拟通络逐瘀汤(生地 30g,当归 15g,赤、白芍各 15g,川芎 10g,土鳖虫 10g,地龙 10g,鸡血藤 30g,络石藤 15g,丝瓜络 15g,甘草 6g)加减,或同时配用丹参或红花注射液静脉滴注则效果更佳。⑥滋阴通络法:适用于类风湿关节炎辨证属于阴虚络痹者,此类患者多素体阴虚或久用香燥之品耗伤阴液所致。症见骨节疼痛,筋脉拘急,运动时加剧,口干心烦,或关节红肿灼痛,变形不能屈伸,夜重日轻,大便干结,小便短赤,舌红少苔,脉弦细或细数。常采用自拟增液蠲痹汤(生地 30g,玄参 30g,麦冬 30g,石斛 30g,当归 15g,姜黄 15g,海桐皮 30g,桑枝 30g,络石藤 15g,鹿角 10g,陈皮 15g)加减。阴液得充,经脉得养,则痹证自除。⑦补肾通络法：适用于类风湿关节炎中晚期，以肾虚痰瘀为主者。症见关节畸形，变大，僵硬、屈伸不利，筋脉拘急，伴腰膝酸软，夜尿频多，舌质淡苔薄，脉弦细或沉细等症。临床常采用经验方补肾通络丸（由鹿角、淫羊藿、炙川乌、生地黄、鳖甲、全蝎、胆南星、穿山甲、炙马钱子、白术等组成）治疗。⑧虫蚁搜剔法：适用于类风湿关节炎中晚期，痹证日久，邪气久羁，深入经髓骨骱，痰瘀痹阻，经脉不达，即所谓"久病入络"者。症见关节畸形、变大、僵硬、屈伸不利、舌质暗、脉弦细涩等，此时远非草木之品所能及，必治以善于穿透筋骨、通达经络、破瘀消坚之虫蚁搜剔之品始克有济。临床常用白花蛇、乌梢蛇、土鳖虫、僵蚕、全蝎、蜈蚣、穿山甲、露蜂房、水蛭等为主，配以当归、白芍、生地等养血润燥之品，共奏活血祛瘀、通阳散结、通络定痛之功，使瘀浊得去、气血通调、邪祛正复、关节恢复尚有希望。赵和平认为类风湿关节炎是一顽疾，有时寒热错杂，虚实互见，故临床当详察病情，或用一法，或多法并施，随证加减，不可胶执。

张鸣鹤[4]将本病分为：①热型：偏阴虚内热者，治用金银花、生地、土茯苓、白薇、牡丹皮、石斛、威灵仙、青蒿、秦艽、牛膝、桑枝；偏湿热内盛者，用土茯苓、苍术、黄柏、海桐皮、茯苓、薏苡仁、防己、松节、威灵仙、萆薢、独活、赤芍。②寒型：治用桂枝、附子、当归、防风、毛姜、干姜、赤芍、土茯苓。③中间型：治用黄芪、金银花、土茯苓、威灵仙、猫眼草、远志、独活、牛膝、苏木、红花、补骨脂等。

（三）其他疗法

1.单方验方

（1）雷公藤酒：雷公藤 250g，生川乌 60g，生草乌 60g，当归 20g，红花 20g，桂枝 20g，木瓜 20g，羌活 20g，杜仲 20g，车前子 20g，薏苡仁 20g，加水至 2 500mL，文火至 1 000mL，过滤去渣后加入冰糖或白糖 250g 溶化，冷却后加入 50 度白酒 1 000mL 即成。生药含量为 12.5%。每次口服 15 ～ 20mL，每日 3 次，饭后服。儿童及年老体弱者酌减。

（2）雷公藤多苷片，每次 10 ～ 20mg，每日 3 次，口服，3 个月为 1

个疗程。现代研究证实其具有抗炎及免疫抑制的双重作用,但因其具有性腺抑制的不良反应,故有生育要求的患者应慎用。本药有一定肝肾毒性,服药期间需定期复查血、尿常规及肝肾功能。

(3)白芍总苷胶囊(帕夫林):每次0.6g,每日3次,口服,3个月为1个疗程,本药为白芍提取物,药性平和,偏凉,对肝肾有保护作用,其常见不良反应为大便次数增多,如腹泻者可配合服用参苓白术散。

(4)消肿定痛搽剂(娄多峰方)。

组成:马钱子1 000g,天仙子300g,生南星300g,乳香300g,没药300g,细辛200g,生草乌300g,冰片40g,薄荷冰20g,冬青油200g。

制法:取马钱子、天仙子、生南星、乳香、没药、细辛、生草乌七味药,粉碎成粗粉,置于一定容器中,75%乙醇适量浸泡24h,然后过滤。滤液中加入冰片等,搅匀即得。滤液配制成6 000mL。

功能主治:温经通络,消肿定痛。用于关节肿痛或急性软组织损伤。

注意事项:对酒精过敏者禁用。

用法用量:按损伤面积大小,以适量的药液擦涂患处。每日3～4次。连用1周为1个疗程,严重者可连用3～4个疗程。

(5)青风藤制剂:正清风痛宁肠溶片(有效成分:青藤碱)。常释片:每次1～4片,每日3次;缓释片:每次1～2片,每日2次;控释片:每次1片,每日1次。2个月为1个疗程。青风藤制剂的缺点是易过敏,易出现皮疹、瘙痒等,中药徐长卿、地肤子、白鲜皮等可减轻其过敏症状。

(6)红花注射液:20mL,加入5%葡萄糖注射液或生理盐水250mL中静滴,每日1次,7d为1个疗程。

(7)注射用血塞通:0.4～0.8g,加入5%葡萄糖注射液或生理盐水250mL中静滴,每日1次,7d为1个疗程。

2.外治法

全身肌肉关节症状明显者,可用药物全身熏蒸、泡洗疗法。

肢体关节局部症状明显者,可用药物局部熏蒸、泡洗疗法或穴位贴敷、热熨等。

(四)浅谈类风湿关节炎的中西医结合治疗

本病目前西医尚无根治方法,主要是替代治疗和对症治疗,以改善症状,控制和延缓疾病发展,防止和减少关节的破坏,尽可能地保持受累关节的功能,防止组织器官损害为主要目的。

西药治疗目前主要采用非甾体抗炎药缓解疼痛和炎症,并提倡尽早使用慢作用药,可联合用药,并注意监测其副作用。另一类有效药物即激素,本类药物起效较快,大量或长期应用副作用较大,近年来生物制剂的出现把类风湿的治疗向前推进了一步,但其价格昂贵,尚难大范围推广。

无论中医的方法还是西医的药物,都是治疗疾病的手段,不应相互排斥,应各取所长,优势互补。

非甾体抗炎药(NSAIDs):NSAIDs是治疗类风湿关节炎的基本药物,这类药物通过抑制环氧化物酶的异构体,即 COX-1 和(或)COX-2来抑制前列腺素的产生,起到止痛和抗炎的作用,从而可减轻关节疼痛和肿胀。但此类药物不能改变疾病进程或阻止关节破坏,因此不能单独用于类风湿关节炎的治疗。常用的药物有吲哚美辛、布洛芬、双氯芬酸钠等。选择性的 COX-2 抑制剂同非选择性的 NSAIDs 相比,能显著地降低严重胃肠道不良反应的发生率,但其疗效比非选择性的NSAIDs 差。一般不主张 NSAIDs 联合应用。

改善病情药(DMARDs):本类药物起效缓慢,但具有改善病情和延缓病情进展的作用。通常要在治疗 2 ~ 4 个月后才显效,所有的类风湿关节炎患者都应在确诊后尽早使用本类药物。甲氨蝶呤(MTX)为类风湿关节炎的 DMARDs 初始治疗的首选药物,一般每周用 10mg,副作用轻微,来氟米特(LEF)起效较快,一般 1 个月即可见效,其他常用药物有柳氮磺吡啶(SASP)、羟基氯喹、金制剂、环磷酰胺(CTX)、硫唑嘌呤等,可根据病情的需要选择应用。

肾上腺糖皮质激素(简称"激素"):激素是治疗本病见效最快的药物,但几十年来一直争议较大。现代研究认为,小剂量激素不仅能够减轻症状,提高患者的生存质量,亦能减缓本病的进展,但激素亦不能滥用。一般应用激素的原则为:能用小量不用大量,能短期用不长期用。也可以局部注射,对于缓解类风湿关节炎患者的病情活动非常有效。但同一关节在 3 个月内勿重复注射。

临床上,我们通常采用 1987 年标准进行诊断,如果不能诊断,我们将采用 2009 年新标准,如果诊断明确,我们主张中西医结合治疗。由于本病病程较长,许多患者都曾采用过多种方法,或中或西,或中西结合,效果各有优劣。

在临床上我们发现,有些患者在使用西药治疗后疗效不显,但是配合中药治疗后病情得到了控制;也有一些患者,在中西医结合治疗后病情缓解,但停用中药或西药后,病情又加重。这些现象说明中西医结合治疗类风湿关节炎是一种有效的方法。对于中医风湿科医生来说,采用中西医结合的方法往往比单纯使用中医或西医的方法效果会更好一些。中西医结合治疗类风湿关节炎是中医医师和中西医结合医师均不能回避的问题。我们应该进行深入研究,看如何才能把中西结合的效果达到极致。

对于本病的诊断,我们可以采用西医的诊断标准,因为它比较客观,可操作性强。也可以根据血沉、C 反应蛋白、晨僵时间、关节肿胀疼痛的程度等来判断疾病的活动性,还可以借助西医客观指标,判断中医治疗效果。虽然中医目前也有疗效判定标准,但较粗略,不如西医的疗效标准细化准确。其实西医好的东西我们完全可以拿来应用,并把其纳入中医的范围。

应用西药治疗类风湿关节炎,我们关注最多的就是其副作用。非甾体抗炎药的优点是止痛较快,缺点是疗效维持时间短,并不能控制病情的进展,对胃肠道的刺激比较大。常见的胃肠反应有消化不良、腹胀、腹痛、恶心、呕吐、腹泻等。胃肠粘膜损伤,轻者充血,重者糜烂,甚则溃疡。脾胃是后天之本,气血生化之源,如果胃肠功能受损,吸收功能减退,则正气亏虚,必然无力抗邪。在服用西药的同时,我们常在服用的汤药中加入党参、白术、茯苓、甘草等健脾益气之品,或配伍砂仁、白蔻、木香、陈皮、大腹皮等理气和胃之品,或加入白及、海螵蛸、煅瓦楞子、白芍、吴茱萸等保护胃粘膜制酸作用的中药,常可减轻患者胃肠的不适。

慢作用药对病情的改善有较好的作用,但起效缓慢,需要长期服用,但其对胃肠及肝肾功能亦有一定的影响。比如甲氨蝶呤是治疗类风湿关节炎的基本用药,该药的毒副作用主要有骨髓抑制、胃肠道反应及口腔溃疡等。针对其骨髓抑制所致的白细胞减少,我们常应用女贞子、何首乌、鹿角胶、龟板胶、黄芪、当归、山茱萸等治疗。针对其胃肠反应,如食欲减退、恶心、呕吐等,我们常应用砂仁、白蔻、苏叶、黄连等理气和胃。对于其所致的口腔溃疡,我们常用土茯苓、甘草、海桐皮等内服,同时也可采用生蒲黄水煎含漱。

激素类药物具有强大的抗炎和免疫抑制作用,小剂量激素可快速控制炎症,改善症状,并可有改善病情的作用,可作为慢作用药物治疗类风湿关节炎起效前的桥梁治疗,但如果慢作用药没有真正起效,而激素减量时,极易导致病情的反跳。有些中药或方剂可促进激素分泌或具有类似激素作用。在激素和慢作用药物同时使用时配合中药治疗,有可能减少患者对激素的依赖,抑制或减轻病情的反跳。如滋阴的生、熟地黄、知母、龟板,温阳药如淫羊藿、巴戟天、鹿角胶、制附子等可促进皮质激素分泌,提高体内激素水平,而甘草、秦艽、穿山龙等则有类似激素的作用。长期服用激素常出现骨质疏松和股骨头坏死,对此,我们通常采用补肝肾、强筋骨及活血通络的药物加以预防,如川断、狗脊、骨碎补、炙龟板、炙鳖甲、杜仲、土鳖虫、僵蚕、川牛膝等。其中川断、骨碎补可促进新骨的生长,其他药物可以提高体内皮质激素水平和扩张血管,改善血液循环,缓解疼痛。对于应用激素引起的兴奋、烦躁、激动、失眠等,我们常采用清热养阴、安神定志的方法,加入到治疗类风湿的中药中。常用的合欢皮、夜交藤、百合、知母、生地、酸枣仁、柏子仁、龙骨、牡蛎等,有较好的安神定志、改善睡眠的作用。

四、调摄与护理

(一)调　摄

本病病程较长,病情常反复发作,缠绵难愈,部分患者自理困难,容易产生情绪低沉,忧思抑郁,甚者悲观失望。故应多关心患者,多给予安慰,消除不良精神刺激,使其心情舒畅,树立战胜疾病的信心,避免精神紧张及过度疲劳。

在生活起居方面,嘱患者要寒温适宜,居处保持安静、通风,避免在阴暗潮湿的环境中居住。风寒湿痹患者室内要温暖向阳,热痹患者室内要清爽通风。为避免风寒湿热等外邪的侵袭,尤其在气候变化时,注意增减衣物,以免受凉受潮。

饮食要有节制,宜清淡、易消化而富有营养,有骨质疏松者,可适当饮用牛乳。风寒湿痹者宜食温热性食物,可适当饮用药酒,忌食生冷油腻之品。热痹者饮食宜清淡,忌食肥甘厚味及辛辣之品,少饮酒,应多食清淡蔬菜、水果,鼓励患者多饮水。要正确对待药补及食补,不可蛮补滥补,应在医生指导下选择应用。

(二)护　理

及时纠正患者的不良姿势和体位,如膝关节疼痛,伸直更甚时,患者常将膝关节屈曲以减轻疼痛,久而久之,关节便固定于半屈曲位,不能伸直,行走受限;肘关节疼痛屈曲挛缩、屈伸不利,日久则该关节僵硬固定,活动受限。故及时纠正患者的不良姿势与体位对于保护患者关节的功能尤为重要。

在疾病的活动期应嘱患者多休息,减少活动量。待病情好转后,可增加活动量,由弱到强,以增强体质,恢复关节功能。可配合保健操、太极拳、气功等活动,避免关节僵硬,防止肌肉萎缩,恢复关节功能。关节疼痛变形者,防止关节受压,关节不利或强直者,应鼓励和协助患者加强功能锻炼,锻炼时,切勿勉强,适可而止,活动量应逐步增加,持之以恒。

参考文献：

[1]江一平.中医辨治经验集萃[M].北京:人民卫生出版社,1996:35.

[2]焦树德.树德中医内科[M].北京:人民卫生出版社,2005:378-383.

[3]高立珍.赵和平辨治类风湿关节炎八法[J].陕西中医,2011,32(10):1363-1364.

[4]路志正,焦树德.痹病论治学[M].北京:人民卫生出版社,1989:11-12.

第二节　强直性脊柱炎

强直性脊柱炎（Ankylosing Spondylitis, AS）是一种原因未明的,以中轴关节的慢性炎症为主的全身性疾病,以炎性腰痛、肌腱端炎和不对称外周大关节炎为特点,主要累及骶髂关节和脊柱,最终发展为纤维性和骨性强直,造成终身残废,也可累及眼、心、肺等多器官。强直性脊柱炎是一种常见的风湿性疾病,多发生于10～30岁人群,发病高峰年龄为20～30岁,40岁以后发病较少见。近些年,我国流行病学调查结果显示本病在我国发病率为0.26%。本病多见于青年男性,男多于女,男性发病时往往症状较重,进展较快。该病有一定遗传倾向,其发病与HLA-B27呈强相关,但男女患者的HLA-B27阳性率并无明显差异。既往报道男女患病比例为10∶1,近年有报道称女性发病比例增加,这可能与女性病人起病更加隐匿、症状较轻、脊柱竹节样变较少,过去多被忽略而现在能够被早期发现有关。

强直性脊柱炎属于中医"痹证"范畴,古人称为"龟背风"、"竹节风"、"骨痹"、"肾痹"。风湿病专家焦树德教授提出以"大偻"来指代强直性脊柱炎,现已得到中医界的普遍认同。

一、病因病机

本病起于先天禀赋不足或房室不节,或病后失于调养,导致肾督亏虚,复因风寒湿热诸邪入侵,内外合邪,深入骨骱、脊柱。病久肝肾精血亏虚,痰瘀互结,筋骨失养而成本病。

(一)肾督亏虚

肾督亏虚、筋脉失濡、督脉不畅是发病的内因。肾主骨生髓,为先天之本,肾气充足则骨骼强健,邪不可侵。若先天不足,或房劳久病,肾精匮乏不能濡养督脉,则风寒湿热诸邪易乘虚而入,直中伏脊之脉,气血痹阻,筋骨不利而成本病,正如《素问·刺腰痛论篇》所言,"足少阴腰痛,痛引脊内廉"。从发病人群看,本病以 20 ~ 40 岁青壮年男性多见,《素问·上古天真论》云"丈夫三八,肾气平和,筋骨劲强;四八,筋骨隆盛,肌肉满壮",患者虽值肾气充盛之时,但若先天禀赋不足,后天饮食失调,或房劳伤肾,可致肾精亏损无以濡养经脉而致本病。督脉"贯脊属肾","别绕臀",其"循肩膊内,挟脊抵腰中,入循膂络肾"(《素问·骨空论》),可见脊柱与腰均为督脉循行部位。肾虚精少而肾阳不足,不能充养督脉,外邪乘虚侵袭,留于督脉,脊骨失养,关节不得淖泽濡润,则屈伸不利,僵直弯曲而成"大偻"。

(二)外邪侵袭

外感风寒湿热等外邪常是导致本病发生或加重的重要因素。《素问·痹论》说:"风寒湿三气杂至,合而为痹也。"《素问·痹论》云:"所谓痹者,各以其时,重感于风寒湿之气也。"指出了风寒湿热等外邪为本病病因。《济生方·痹篇》曰:"皆因体虚,腠理空虚,受风寒湿气而成痹也。"说明痹病是由体虚而感受外邪所致。风寒湿热诸邪(尤其是寒湿偏重者)侵入肾督,脊背腰胯之阳失于布化,阴失营荣,日久必致筋脉挛急,脊柱僵曲可生大偻之疾。

(三)痰瘀阻滞

清代王清任《医林改错》云:"凡肩痛、臂痛、腰疼、腿疼或周身疼痛,总名曰痹证,明知受风寒,用温热发散药不愈;明知有湿热,用利湿降火药无功……实难见效。因不思风寒湿热入皮肤,何处作痛;入于气管,痛必定流走;入于血管,痛不移处;已凝之血,更不能活。如水遇风寒,凝结成冰,冰成风寒已散,明此义,治痹证何难。"指出痹证可由瘀血所致,实际上,血瘀证伴随于强直性脊柱炎的各期、各型。外邪侵入督脉,气血痹阻,则血滞为瘀,津凝为痰,痰瘀互结,深入经隧,日久则出现关节的肿痛、晨僵、活动功能受限等症。导致 AS 病程漫长,反复发作,迁延难愈。

二、诊断要点

(一)临床表现

本病发病隐袭,最常见的症状是腰背痛,非典型者可从周围关节炎开始。患者逐渐出现腰背部或骶髂部疼痛和(或)发僵,半夜痛醒,翻身困难,晨起或久坐后起立时腰部发僵明显,但活动后减轻。有些患者感臀部钝痛或骶髂部剧痛,偶向周边放射。咳嗽、打喷嚏、突然扭动腰部疼痛可加重。疾病早期疼痛多在一侧呈间断性,数月后疼痛可为双侧呈持续性。随病变由腰椎向胸颈部脊椎发展,则出现相应部位疼痛、活动受限或脊柱畸形。

24%～75%的 AS 患者在病初或病程中出现外周关节病变,以膝、髋、踝和肩关节居多,肘及手和足小关节偶有受累。非对称性、少数关节或单关节,及下肢大关节的关节炎为本病外周关节炎的特征。我国患者除髋关节外,膝和其他关节的关节炎或关节痛多为暂时性,极少或几乎不引起关节破坏和残疾。髋关节受累占 38%～66%,表现为局部疼痛,活动受限,屈曲挛缩及关节强直,其中大多数为双侧,而且 94%的髋部症状起于发病后头 5 年内。发病年龄小,及以外周关节起病者易发生髋关节病变。

本病的全身症状轻微,少数重症者有发热、疲倦、消瘦、贫血或其他器官受累。跖底筋膜炎、跟腱炎和其他部位的肌腱末端炎在本病常见。1/4 的患者在病程中发生眼色素膜炎,单侧或双侧交替,一般可以自行缓解,反复发作可致视力障碍。极少数患者出现肺上叶纤维化。有时伴有空洞形成而被认为结核,也可因并发霉菌感染而使病情加剧。

(二)体征与检查

(1)诊断本病可从患者的症状、关节体征和关节外表现及家族史入手。AS最常见的表现是下腰背发僵和疼痛。由于腰背痛是普通人群中极为常见的一种症状，但大多数为机械性背痛非炎性疼痛，而本病则为炎性疼痛。以下5项有助于脊柱炎引起的炎性背痛和其他原因引起的非炎性背痛的鉴别：①背部不适发生在40岁以前；②缓慢发病；③症状持续至少3个月；④背痛伴发晨僵；⑤背部不适在活动后减轻或消失。以上5项有4项符合则支持炎性背痛。

(2)骶髂关节和椎旁肌肉压痛为本病早期的阳性体征。随病情进展可见腰椎前凸变平，脊柱各个方向活动受限，胸廓扩展范围缩小，以及颈椎后突。以下几种方法可用于检查骶髂关节压痛或脊柱病变进展情况：①枕壁试验：正常人立正姿势，后枕部应贴近墙壁而无间隙。而颈僵直和(或)胸椎段畸形后凸者该间隙增大至几厘米以上，致使枕部不能贴壁。②胸廓扩展：在第4肋间隙水平测量深吸气和深呼气时胸廓扩展范围，两者之差的正常值不小于2.5cm，而有肋骨和脊椎广泛受累者则使胸廓扩张减弱。③Schober试验：测量双髂后上棘连线中点上垂直距离向上10cm、向下5cm分别做出标记，然后嘱患者弯腰(保持双膝直立位)测量脊柱最大前屈度，正常移动增加距离在5cm以上，脊柱受累者则增加距离多少于4cm。④骨盆按压：患者侧卧，从另一侧按压骨盆可引起骶髂关节疼痛。⑤Patrick试验(下肢"4"字试验)：患者仰卧，一侧膝屈曲并将足跟放置到对侧伸直的膝上。检查者用一只手下压屈曲的膝(此时髋关节在屈曲、外展和外旋位)，并用另一只手压对侧骨盆，可引出对侧骶髂关节疼痛则视为阳性。

(3)X线表现具有诊断意义。AS最早的变化发生在骶髂关节。该处的X线片显示软骨下骨缘模糊、骨质糜烂、关节间隙模糊、骨密度增高及关节融合。对于临床可疑病例，而X线片尚未显示明确的或Ⅱ级以上的双侧骶髂关节炎改变者，应该采用CT检查。该技术的优点还在于假阳性少。但是，由于骶髂关节解剖学的上部为韧带，因其附着引起影像学上的关节间隙不规则和增宽，给判断带来困难。另外，类似于关节间隙狭窄和糜烂的骶髂关节髂骨部分的软骨下老化是自然现象,不应该视为异常。磁共振成像技术(MRI)对了解软骨病变优于CT,但在判断骶髂关节炎时易出现假阳性结果。

脊柱的X线片表现有椎体骨质疏松和方形变、椎小关节模糊、椎旁韧带钙化以及骨桥形成。晚期广泛而严重的骨化性骨桥表现称为"竹节样脊柱"。耻骨联合、坐骨结节和肌腱附者点(如跟骨)的骨质糜烂,伴邻近骨质的反应性硬化及绒毛状改变,可出现新骨形成。

(4)活动期患者可见:血沉增快,C-反应蛋白增高及轻度贫血,类风湿因子阴性,免疫球蛋白轻度升高。虽然AS患者HLA-B27阳性率达90%左右,但无诊断特异性,阴性有助于排除AS,而阳性者不能作为诊断AS的依据。

(三)诊断标准

目前,诊断AS多采用1984年修订的纽约标准。

1.临床诊断标准

①下腰痛持续至少3个月,活动后可缓解;②腰椎在垂直和水平方向活动受限;③胸廓活动度较同年龄、同性别的正常人减少。

2.放射学诊断标准

X线诊断分级:

0级:正常。

Ⅰ级:可疑或极轻微的骶髂关节炎。

Ⅱ级:轻度异常,可见局限性侵犯、硬化,但关节间隙无改变。

Ⅲ级:明显异常,为中度或进展性骶髂关节炎改变,伴有以下1项或1项以上改变,如侵蚀、硬化,关节间隙增宽或狭窄或部分强直。

Ⅳ级:严重异常,完全性关节强直。

双侧骶髂关节X线表现为Ⅱ级或单侧Ⅲ～Ⅳ级,符合AS的X线诊断标准。

注:骶髂关节炎CT分级参考上述分级标准。

3.诊断分级

确认标准：出现上述临床表现 1 项加单侧Ⅲ～Ⅳ级改变或双侧Ⅱ～Ⅲ骶髂关节炎。鉴于 AS 的破坏性，对 AS 的早期诊断尤为重要，当临床出现以下表现者，可考虑 AS 的可能性：①年龄在 20～35 岁的青年男性；②无明显诱因，隐匿起病；③下背部疼痛，伴晨僵，时间＞3 个月；④适当活动或热水浴后症状改善。

有以上表现者可行骶髂关节 X 线平片检查，如有Ⅰ级可疑改变者可行 CT 检查明确诊断。

三、治 疗

(一)辨证论治

1.湿热痹阻证

症状：临床以腰背部僵硬疼痛明显，活动受限，伴外周关节红肿热痛，时有发热，口苦口渴，不欲饮，大便干结，小便黄，舌红苔黄，或黄腻，脉滑数为主要表现，实验室指标如血沉、C 反应蛋白可明显升高。

治法：清热解毒，化湿通络。

方药：清热解毒除湿汤[1]（王为兰方）。

组成：白花蛇舌草 30g，半枝莲 15g，虎杖 15g，金银花 15g，连翘 15g，土茯苓 20g，白鲜皮 10g，牡丹皮 10g，忍冬藤 30g，桂枝 10g，制川乌 10g，生甘草 10g。

加减：汗出，大热，口燥渴，阳明经热盛者，加生石膏、知母；大便秘结，腹痛拒按者，加生大黄，如不应，再加元明粉冲服；身热关节红肿疼痛者，加蒲公英、地丁、天葵子；脊柱关节痛重者，加全蝎、蜈蚣。

按：本方以白花蛇舌草、半枝莲、虎杖为君，清热解毒，以直折嚣张之毒热之邪，为治疗强直性脊柱炎湿热痹证最为有效的药物；银花、连翘为臣，既可清热解毒于内，又可透发于外，寓有消肿止痛之功；土茯苓、白鲜皮、丹皮、忍冬藤为佐，祛风湿、通关节；桂枝、制川乌，温通经脉,助阳化气,且能防止大队清热之剂冰伏。此为王为兰老中医治疗强直性脊柱炎急性发作期常用效方。

2.寒湿痹阻证

症状:腰骶部疼痛,甚则僵硬,辗转不能,夜间痛著,寒冷气候疼痛加剧,得热或活动后稍减轻,或伴有下肢关节肿痛,纳食少,舌质淡、苔白或白腻,脉沉细或兼紧象。此型多见于强直性脊柱炎的早期、中期的急性活动期。此期进展较快,素体阴盛阳虚之人易从阴化寒,则表现为寒湿为主的症候。

治法:温经散寒,除湿通络止痛。

方药:乌头桂枝汤加减。

组成:制川乌 10g,制草乌 10g,桂枝 10g,赤、白芍各 15g,炙甘草 6g,鸡血藤 20g,伸筋草 15g,威灵仙 15g,炒杜仲 20g,细辛 6g。

加减:痛甚者,加乳香、没药各 9g;挟有内热者,加薏苡仁 30g,秦艽 15g。

煎服法:制川乌、制草乌先煎 1h,再加余药,水煎 30min,倒出药汁,加水再煎。一般煎 2 次,分温 3 服,服药时兑蜂蜜 1 勺,大便偏稀者改兑红糖 1 勺。

按:寒湿痹阻证患者局部多冷痛,按之发凉,沉寒固冷非川草乌难以祛除,但川草乌必须先煎,否则容易中毒,服药时加入蜂蜜或红糖一则能够护胃,二则能够防止二乌中毒。

3.肾虚督寒证

症状:腰、臀、胯疼痛,僵硬不舒,牵及膝腿痛或酸软无力,畏寒喜暖,得热则舒,俯仰受限,活动不利,甚则腰脊僵直或后凸变形,行走坐卧不能,或兼男子阴囊寒冷,女子白带寒滑,舌苔薄白或白厚,脉多沉弦或沉弦细。

治法:补肾强督,祛寒除湿。

方药:补肾强督祛寒汤(焦树德方)。

组成:狗脊 25～40g,熟地黄 15～20g,制附片 9～12g,鹿角

9～12g,骨碎补15～20g,杜仲15～20g,桂枝9～15g,白芍9～15g,知母9～15g,独活9～13g,羌活9～15g,续断15～20g,防风9～12g,威灵仙9～15g,川牛膝9～15g,炙山甲6～15g。

加减:寒甚痛重不移者,加制川乌、制草乌各3g,淫羊藿9～15g,七厘散1/3管随汤药冲服,以助温阳散寒、通络止痛之效;舌苔白厚腻,关节沉痛僵重伴肿胀者,去熟地,加生薏苡仁30～40g,炒白芥子3～6g;大便溏稀者可去或减少川牛膝用量,加白术9～12g,并以焦、炒为宜,加补骨脂9～15g;畏寒重并伴脊背冷痛不舒者加炙麻黄3～9g,干姜5～9g;久病关节僵直不能行走或腰脊坚硬如石者,可加透骨草10～15g,自然铜6～9g(先煎),甚者可加急性子3～5g。

按:本证是强直性脊柱炎的主要证型,临床颇为常见,尤其是肾督亏虚且久居寒冷潮湿环境的人,焦老此方颇有效果,但方中温燥药物较多,应注意日久化燥伤阴,根据病情的变化,可适时调整知母、白芍等养阴药物的剂量。

4.肝肾阴虚证

症状:腰骶、脊背、颈部、髋部酸楚疼痛不甚,喜揉喜按,或见关节强直变形,屈伸不利,或四肢酸软无力,肌肉瘦消,或双目干涩,或伴有咽干口渴,头晕耳鸣,心烦不寐,面色潮红,手足心热,盗汗遗精,舌质红,苔少或薄黄,脉弦细数。

治法:补益肝肾,通络止痛。

方药:大补阴丸加减。

组成:熟地15g,龟板15g,山茱萸15g,山药15g,杜仲15g,川牛膝15g,白芍15g,当归10g,独活10g,青风藤30g,穿山龙30g,老鹳草30g,黄柏10g。

加减:关节疼痛明显,日轻夜重,舌质紫暗者,加鸡血藤30g,土鳖虫10g;阴虚火旺者加青蒿20g,丹皮10g;伴阳虚者,加鹿角片10g,鹿衔草30g。

按:肝肾精血同源,精不足者,血亦少,血虚者,精亦衰。故临证时常须肝肾同治,精血同滋。方中龟板为血肉有情之品,长于滋补肾阴,所谓精不足者,补之以味。熟地、山药、山茱萸、杜仲协龟板补肾填精。白芍、当归养肝养血。大凡真阴不足者,则相火偏旺,虚火内炽则愈灼肾阴。龟板与黄柏相配,滋阴降火,使养阴而不敛邪,清利而不伤阴,清中有补,滋中有降,对本病所致的肝肾亏虚,低热、盗汗、腰膝酸痛等症治疗作用明显。独活、青风藤、穿山龙、老鹳草皆为祛风通络止痛之佳品,与补肝肾之品相合,以达到标本兼治的目的。

5.瘀血阻络证

症状:腰脊疼痛剧烈,固定不移,转侧不利,夜间尤甚,有时需要下床活动后方能重新入睡,晨起腰背或肢体僵硬明显,或有关节变形,舌质暗或有瘀斑瘀点,苔薄白或薄黄,脉弦涩或细涩。

治法:活血祛瘀,通络止痛。

方药:身痛逐瘀汤合活络效灵丹加减。

组成:桃仁 12g,红花 12g,土鳖虫 10g,丹参 30g,当归 10g,川芎 10g,怀牛膝 30g,乳香 6g,没药 6g,香附 12g,秦艽 15g,羌活 15g,地龙 10g,生地 15g,甘草 10g。

加减:寒邪甚者加制川乌 10g,细辛 6g;肾虚明显者加服补肾蠲痹散,每次 5～15g,每晚 1 次。

6.痰瘀交阻证

症状:腰髋尻或脊骨疼痛,固定不移,或见腰脊僵硬,屈伸不利,仰卧活动受限,或脊柱关节周围皮肤色暗,按之坚硬,肢体沉重或麻木,时有刺痛或木痛,舌质暗苔白腻,脉弦涩。

治法:补肾壮督,化痰祛瘀通络。

方药:鹿鳖壮督汤(赵和平方)加减。

组成:鹿角 15g,鳖甲 15g,续断 15g,淫羊藿 30g,生地 30g,杜仲 15g,杭白芍 30g,土鳖虫 10g,白僵蚕 10g,蜈蚣 1 条,延胡索 20g,鸡血藤 30g,合欢皮 30g,徐长卿 15g。

加减:颈椎不适者加葛根、羌活;腰椎强痛者加狗脊、桑寄生;下肢痛者加牛膝、独活；跟骨痛者加土鳖虫、木瓜；痛甚可加制乳香、制没药。

　　按：鹿乃纯阳之物，鹿角为督脉所发，故善温壮肾督；鳖乃至阴之物，善于养元阴而清虚热，单用即有止痛作用。鹿角与鳖甲均为血肉有情之品，两者相配，阴阳并调。淫羊藿、续断、杜仲温补肾阳，生地、白芍滋补肝肾之阴，充分体现了张景岳"善补阳者，必阴中求阳，则阳得阴助而生化无穷；善补阴者，必于阳中求阴，则阴得阳升而泉源不竭"的思想。痹证日久，邪气久羁，深入经髓骨骱，痰瘀痹阻，经脉不达，即所谓"久病入络"，"久痹多瘀"。轻则疼痛不移，重则关节变形。故配用土鳖虫、僵蚕、蜈蚣等虫蚁搜剔之品。延胡索、鸡血藤、合欢皮活血定痛；徐长卿理气和胃，祛风止痛。诸药合用，共奏滋补肝肾、活血通络、化痰止痛之效。

（二）名家经验

　　房定亚教授[2]认为，本病中医虽有病名，但并未脱离古人以症状为主的窠臼，因此对疾病的认识难免固守成规，疗效自然难以提高。他在精研本病的病因、生理、病理等方面的特殊性的基础上，认为痉挛、强直是本病的特点，本病当属中医"筋痹"范畴，筋脉拘挛是本病的主要病机。《素问·痹论》曰："痹在于筋则屈不伸。"《素问·长刺节论篇》曰："病在筋，筋挛节痛，不可以行，名曰筋痹。"筋易出现的病理改变是失去正常的柔韧性，变得痉挛僵硬、抽掣疼痛，关节也因此变得屈伸不利。基于以上认识，房教授创制了解痉舒督汤，该方由葛根30g、白芍30g、生甘草10g、蜈蚣2条、山慈菇10g、威灵仙20g、生薏苡仁40g、生黄芪30g组成。本方具有柔肝舒筋、解痉止痛之功。方以葛根养筋通痹，《金匮要略》治刚痉、柔痉均不离葛根，葛根为仲景治疗项背强的专药。柯琴曰："葛根味甘辛凉，能起阴气而生津液，滋筋脉而舒其牵引。"葛根的应用，既解痉又活血，同时也可引诸药直达病所，一举多得，是房定亚教授治疗本病的专药；白芍养血濡筋，与甘草相伍，酸甘化阴，缓急止痛；山慈菇、蜈蚣祛风解痉，攻毒散结，通络止痛；威灵仙祛风通络，解痉止痛；生薏苡仁舒筋除痹，《神农本草经》中载："甘，微寒，主筋急拘挛不可屈伸，风湿痹。"《本草纲目》载："薏苡仁属土，阳明药也……筋骨之病,以治阳明为本,故拘挛筋急风痹者用之。"生黄芪肝脾同调,使脾旺肝宁,有养肝舒筋之妙,诸药同施,体现了房教授治疗强直性脊柱炎强调"酸以养肝体,甘以缓筋急,辛以理肝用"的用药法则,在临床上广泛应用于强直性脊柱炎活动期,关节僵硬挛痛,炎症反应剧烈者。

汪悦教授[3]认为病机关键是肾督两虚,寒湿阻络。临床上常分为肾督亏虚和寒湿阻络两种类型进行辨治。其治疗大法是温肾散寒、化湿通络。由于肾督两虚,寒湿阻络之病机贯穿于病程的始终,病者除见腰脊疼痛、喜暖畏寒、遇寒加重、脊柱僵硬、俯仰受限、膝腿疼痛或酸软无力等症外,还可有男子阴囊寒冷,女子白带清稀畏寒肢冷,舌暗淡,苔白厚,脉沉细等肾虚、寒湿。因此,治疗则以温肾散寒、化湿通络为大法。汪老师常用阳和汤加减,该方原为外科治疗阴疽之名方,可温补营血之不足,解散阴凝之寒湿,使阴散阳回,寒消湿化。具体用药以鹿角片为君,温通督脉,补益精髓;辅熟地以滋肾养血,麻黄、桂枝、细辛温经散寒,白芥子化痰。

汪教授在临床上常以辨证为主,结合辨病,以提高疗效。AS作为一种疾病,就其病因病机、发病机制、临床表现及转归上必有其规律性,但反映到每一位患者身上,由于先天禀赋、后天的居住环境、饮食营养、发病诱因及体质类型之不同,又各有特点,因此临床治疗要针对每位患者的特点进行辨证论治。在疾病早期,肾虚督空,寒湿之邪乘虚入侵,此期以实证较为多见,症见脊背疼痛,伴有腰背肢体酸楚重着,或晨起时腰背僵痛,活动不利,活动后痛减,阴雨天加剧,舌苔薄白或白腻,脉沉弦或濡缓。治以散寒通络为主,补肾益督为辅。在阳和汤基础上,加用防己、防风、制附子、薏苡仁、白术、丹参、秦艽等散寒除湿之品。疾病后期,外邪削伐正气,多虚证,症见腰骶部冷痛,得温痛减,四肢不温,舌淡、苔白,脉缓。治宜温肾壮督为主,散寒通络为辅,加用炒杜仲、炙山甲、怀牛膝、桑寄生、制乳香、制没药、川断等温肾壮督之品。而久病痰滞血瘀,痹阻不通,见关节僵痛日盛,甚至强直变形,胸闷如束,伴有头晕耳鸣,面色晦暗,唇舌紫暗、苔白腻或黄腻,脉细涩或细滑。治以补肾益督,化痰祛瘀通络。关节久肿不消,可加胆南星、白芥子、川贝以祛除痰凝。久病或痛甚者加活血化瘀之品,如当归、赤芍、川芎、红花、丹参等以提高疗效。若邪及肝肾,可见脊背僵痛,两肋隐痛,生气时症状加重,目涩、目红赤、目疼痛,舌苔白,脉弦急。治宜补肾强督调肝,在阳和汤的基础上,加入白蒺藜、枳壳、苏梗等调肝之品。AS 不同于一般的痹证,有其本身的病理基础和病机特点,完全按辨证治疗,针对性较差,疗效受影响。通过辨证和辨病相结合,结合现代药理学研究的成果,在辨证用药的基础上加用针对性较强的药物,如病情活动明显时加用雷公藤、青风藤、徐长卿等具有较强的抗炎镇痛、调节免疫功能的药物可以提高疗效。

汪教授亦很重视辨部位用药,善用引经药。并认为引经药可以引导药物直达病所,切中要害。临床辨证、辨病用药时,应根据病变部位选用合适的引经药,可以提高疗效。痛在颈项,加葛根、白芍;痛在下肢,加独活、防己、木瓜、蚕沙、牛膝;痛在腰背,可加羌活、续断、狗脊;痛及全身关节筋脉者,加用伸筋草、威灵仙、路路通。藤类药善走经络,有舒经通络之功,临床配合选用,可引经达节,增强疗效。常用忍冬藤、桑枝清热通络;鸡血藤、石楠藤、天仙藤补虚血通络。

对于疼痛明显者,汪教授喜用虫蚁之品,搜风剔络。AS 久病入络,深入骨骱,痰瘀胶着,经络闭塞不通,非草木之品所能宣达,表现为腰背强直、僵硬、屈伸不利者,叶天士《临证指南医案》云:"邪留经络,须以搜剔动药",必借虫蚁之类搜剔窜透,常加用全蝎、蜈蚣、蜂房、僵蚕、地龙、乌梢蛇等品,方能浊去凝开,使气通血和,经行络畅,深伏之邪除,困滞之正复。对于有骨性强直、畸形者,选加穿山甲、骨碎补等搜风通络壮骨之品。

(三)其他治疗

1.塌渍疗法

羌、独活各 30g,秦艽 20g,威灵仙 30g,制川乌 20g,制草乌 20g,桂枝 50g,海风藤 50g,青风藤 50g,制乳、没各 40g,细辛 10g,当归 30g,川芎 30g,赤芍 20g,桃仁 20g,红花 20g,地龙 30g,土鳖虫 20g,雷公藤 20g,上药粉碎成粗面,装入布袋中,每袋重 250g,备用。

功效:祛风散寒,活血化瘀,通络止痛。

用法:取上药袋 1 个,用温水浸泡 5min,用手挤去水,用毛巾包好,放入电饭煲中蒸热 15min,先把毛巾取出,稍凉,放于患处,然后将药包放于毛巾上,外用塑料布盖好,以防热量散发,每次 30min,每日 1 次,每袋药可用 3 ～ 5d。

2.药浴疗法

(1)湿热证外洗方:桑枝 150g,海风藤 50g,络石藤 50g,忍冬藤 50g,豨莶草 50g,老鹳草 50g。

功效:清热利湿,通络止痛。

用法:诸药共为粗面,用纱布包好,加水 5 000mL 煎煮,过滤去渣,洗浴患处,每次 30 ～ 60min,每日 1 次,7 ～ 10d 为一疗程。

(2)寒湿证外洗方:生川乌 30g,生草乌 30g,威灵仙 50g,鸡血藤 50g,细辛 30g,桂枝 30g,防风 30g,麻黄 30g。

功效:祛风散寒,通络止痛。

用法:同“湿热证外洗方”。

3.针刺疗法

针刺取穴以足太阳经、督脉穴为主,大椎、身柱、至阳、筋缩、命门、肾俞、小肠俞、腰阳关、委中等穴,配足少阴肾经穴,并可配阿是穴(即以痛为腧),并应特别注意选用交会穴。每次可选穴 5 ～ 8 个,每日 1 次。寒证、阳虚证,针用补法,宜深刺留针,加灸疗;阴虚者则单用针刺;热证,针用泻法、浅刺,热甚者,可在大椎穴点刺放血。

4.大灸法

本法为唐山丰润,高怀先生家传秘法,由已故著名中医学家岳美中先生传于世上,1950 年岳氏悬壶唐山时,亲得其传,验之于临床,果有奇效,遂记本法及验案(《中医杂志》1961 年第 1 期),使本法公诸于世,造福人民。

本法具有较强的温阳补虚功效,为一般灸法所不及,可治一切虚寒衰弱、久病不起的病症。施灸分为背部灸法和腹部灸法两个步骤。

(1)背部灸法:患者俯卧于床上,先用草板纸条(宽约3cm,长约67cm),顺脊柱由大椎穴起往下铺至长强穴止,这条带上不灸。取咸红萝卜(或咸绿萝卜)2 000～2 500g,切成同身寸见方,厚约0.3cm的小片。取紫皮大蒜500～750g,捣成蒜泥。每片咸萝卜上放置栗子大蒜泥一团,并于中间用手按一凹,深度以暴露出萝卜片表面为度。将艾绒全部做成直径1cm(如示指头)大的艾球备用。将做好的咸萝卜片先放在大杼穴两侧处各1片,再沿草板纸条两旁由大杼穴往下顺着排列到秩边穴。其间所排之片多少无定数,以排满为止。在第一排的外侧,沿着排第二行,起点在大杼、风门二穴之间(即在第一排第一、二块咸萝卜之间的外侧)往下排,排至秩边穴上部(比第一排少一块)。铺排完,用镊子夹住做好的艾球,在火上点燃放置于咸萝卜蒜泥凹中,逐个放好,排齐。每个艾火将熄时,马上接另一个,不使艾火中断。患者感到灼痛时,可用镊子抬起咸萝卜片,或将艾火减弱,避免烧伤或大灸疮的发生。灸至皮肤稍现深红色时即停止灸治。一般每个灸点3～5壮。背部灸后需休息片刻,再灸腹部。

(2)腹部灸法:先在膻中穴部位上放一片咸萝卜片,以此为中心,在此点上下左右周围放上8块,即形成3cm×3cm的大方形。在鸠尾穴、神阙穴各放上一片不着蒜泥的咸萝卜片,该片的厚薄、宽度仍如前,上下长度则稍短3/10,此两点不灸。此两点之间排列咸萝卜蒜泥片6片。在神阙穴以下至曲骨穴之间,排列5片咸萝卜蒜泥片。若是妇女,则石门穴不灸,放一块不着蒜泥的咸萝卜片。腹部沿正中一行的两侧各排一行,每行放置7片。沿第二行两侧(低半片,与上脘穴平),各再排一行,每行6片。施灸部位铺排完毕后,开始放艾球施灸,操作方法与背部同,施灸完毕后,必须用三棱针于十宣穴点刺出血。并用毫针针刺双侧三阴交穴,深1寸(1寸=3.33厘米),用泻法,不留针,以泻火气。否则会影响疗效,并产生副作用。

本灸法能明显改善体质,可温壮元阳,祛寒止痛,对于强直性脊柱炎以虚寒为主者有较好的效果。以实热为主者禁用。在施灸的程度上,各灸点要求接近一致,应注意防止出现灸疮。如有的部位未见红晕,则影响疗效。

四、调摄与护理

(一)调 摄

本病病程漫长,缠绵难愈,致残率高,患者一般心理压力较大,常常表现出焦虑、紧张或悲观等不良情绪。不良情绪的长期刺激常会导致疾病加速进展、不断恶化。病情较重或心理承受能力差的患者表现得更为突出,这些患者往往对治疗和预后缺乏信心,所以对强直性脊柱炎患者的护理首先要做好他们的情志护理,解除他们的重重顾虑,鼓励他们增强战胜疾病的信心,保持心情舒畅。

室内要保持干燥、温暖,空气新鲜,避免居住在潮湿阴冷的环境。天气暖和时可多晒晒太阳,借助自然界的阳气来提高自己的抗病能力。同时要嘱患者注意保暖,避免接触冷水,提倡温热水洗浴,尽量不要吸烟饮酒。

饮食方面,强直性脊柱炎患者在漫长的疾病过程中,往往服用多种中西药物,脾胃功能大多已受损伤,故对其饮食的调护尤为重要,饮食调护对患者的恢复具有重要意义。一般来说,饮食应该选择高蛋白、高维生素、高热量、营养丰富、易消化的食品,如牛奶、鸡蛋、鲜鱼、豆制品、精肉、新鲜的青菜、水果、谷物等,虚寒体质者,冬天还可适当进食一些温补性的食物,如牛肉、羊肉、骨头汤等。强直性脊柱炎的患者多伴发不同程度骨质疏松,故可选用虾皮、酥鱼、奶制品等含钙较高的食品。每天保证喝 500mL 牛奶是最佳的补钙良方,并且牛奶中的白蛋白还有利于人体损伤组织的修复。但对于强直性脊柱炎患者的饮食调护必须因人而异,根据患者的消化能力及临床证型而定,不可妄自进补,导致食而不化,徒增病情。如果疾病在急性发作期,不宜多食辛热之品,因急性期热证较多;胃肠功能差,脾胃虚寒,大便易溏者不宜食生冷瓜果;如食用某种食物后疾病易发作或加重者,则应禁之。

(二)护　理

注意饮食均衡,多吃富含钙的食品。保持精神愉快,心情舒畅。劳逸适度,起居有常,节制房事。防寒保暖,并注意加强体育锻炼,提高抗病能力。让患者睡硬板床,低枕头,如果颈椎受累,应去枕平卧,姿势以仰卧最佳。如果疼痛影响睡眠,可调整服药的时间,如安排在睡前服。如果患者腰背僵硬较甚,嘱患者睡眠中注意多变换几次体位,促进全身血液循环。早晨醒后,可在床上轻微活动后再起床,以减轻晨僵。伴有虹膜炎的患者,可让患者采用阿托品和可的松等眼液滴眼,以防虹膜后粘连和导致失明。患者服药一般可在饭后 0.5 ～ 1h 后,以减轻药物对胃肠道的副作用,另外注意中药与西药服用时间要相隔 1h 左右,不可混到一起服。嘱患者加强功能锻炼,包括维持胸廓活动度、保持脊柱生理屈度、肢体局部运动及全身运动等。应坚持每次 0.5 ～ 1h,每天 1 ～ 2 次,锻炼强度因人而异,以活动后舒适不感觉劳累为度。

参考文献:

[1]王为兰.中医治疗强直性脊柱炎[M].北京:人民卫生出版社,1999:63-65.

[2]周彩云.房定亚治疗风湿病传真[M].北京:北京科学技术出版社,2012:122-123.

[3]陈月月.汪悦教授治疗强直性脊柱炎经验[J].现代中医药,2010,30(1):39-40.

第三节　骨关节炎

骨关节炎是一种以关节软骨的变性、破坏及骨质增生为特征的慢性关节病,又称增生性关节炎、肥大性关节炎、退行性关节炎或骨关节病,临床以关节疼痛、活动受限和关节畸形为主要表现。骨关节炎是最常见的风湿性疾病之一。本病多见于中老年人,研究表明,本病在 40 岁人群的患病率为 10%～ 17%, 60 岁以上则达 50%,而在 75 岁以上人群中,有 80% 患有骨关节炎。本病好发于人体的中轴位置上,以颈椎、腰椎、髋关节、膝关节、跟骨为多见。多因为关节负重、长久站立,或远行或姿势不当所致。

本病属于中医"痹证"、"骨痹"范畴,《素问·长刺节论》有"病在骨,骨重不可举,寒气至,骨髓酸痛,名曰骨痹"之论,认为是一种寒湿病。

一、病因病机

本病的形成,乃正虚邪实之变。正虚是肾精亏虚、肝血不足等,致骨失所养,筋骨不坚,不能束骨而利机关。邪实是外邪侵袭、劳损过度等。邪实、正虚往往相兼为患,只不过是有主次而已。

(一)肝肾精血亏虚

中医认为"肾主骨生髓",髓居骨中,骨赖髓以充养。肾精足,则骨髓充满、骨骼强健。肾精亏则骨失所养,则骨易变脆增生。肝藏血而主筋,肝血足则筋脉强劲,束骨而利关节。肝血不足,则筋失所养,关节则屈伸不利。《中藏经》指出:"骨痹者,乃嗜欲不节,伤于肾也,肾气内消……则精气日衰……邪气妄入。"年过四十,阴气自半,肝肾精血渐亏,肾虚不能主骨,肝虚无以养筋,致使筋骨失养,是本病发生的基础。

(二)劳损过度

因长期姿势不良,或过度负重用力,劳损日久,致气血不和、经脉受阻,则筋骨失养更甚,伤及筋骨,累及肝肾,则病变加重。或外力(包括扭伤、挫伤、撞击、跌伤)损伤引起关节局部发生气血逆乱,严重的损伤筋骨,血流不循常道而逸于脉外,形成瘀血凝滞,痹阻经脉,关节失去滋养,久而久之,则易出现退行性病变。

(三)外感风寒湿邪

肝肾亏虚之人,极易招致外邪的入侵。正如《素问·评热病论》所云:"邪之气凑,其气必虚。"肝肾亏虚之人,或外感风寒邪气,或久居潮湿之地,或冒雨涉水,则外邪由肌表经络客于脊柱、关节,导致局部气血运行不畅,均可以引起颈项僵痛、肢体酸麻、腰臀胀痛等,日久而形成骨痹。

综上所述,年老肝肾精血亏虚,筋骨失养;劳损过度,血瘀气滞;风寒湿邪、痹阻经络等诸多因素杂至是本病发生的根本,其病机特点属本虚标实,以肝肾精血亏虚为本,以风、寒、湿、痰、瘀等邪为标。

二、诊断要点

(一)临床表现

本病起病隐匿,症状多见于 40 岁以后,随着年龄增长而发病增多,但也有青年或少年发病者,女性患者高于男性。

1.症　　状

(1)关节疼痛。特点是隐匿发作,一般早期为轻度或中度间断性隐痛,休息时好转,活动后加重,随病情进展可出现持续性疼痛,或导致活动受限。睡眠时因关节周围肌肉受损,对关节保护功能降低,不能像清醒时那样限制引起疼痛的运动,患者可能会睡眠中痛醒。

(2)关节僵硬和黏着感。①晨僵:患者可出现晨起时关节僵硬及黏着感,活动后可缓解。本病晨僵时间较短,一般不超过 15min。②黏着感:黏着感指关节静止一段时间后,开始活动时感到僵硬,如黏着一般。如膝关节骨关节炎患者,坐位一段时间后,站起时困难,且不能立即行走,需活动几下关节后才能较方便行走,若继续进行较多的关节活动,则疼痛加重。

(3)其他症状。随着病情的进展,可出现关节畸形、不稳定,休息痛,负重时加重,由于关节表面吻合性差,骨肉痉挛和收缩,关节囊收缩,以及骨刺或关节鼠引起机械性闭锁,可发生功能障碍。在负重关节,可发生突然的功能丧失。在整个病程中,多数患者存在局部畏寒凉、喜温热,遇阴雨天或气候变化时病情加重,但在急性发作时,关节亦可能出现灼热感。

2.体　　征

(1)压痛。受累关节局部可有压痛,在伴有滑膜渗出时尤为明显。有时关节虽无压痛,但关节被动活动时可发生疼痛。

(2)关节肿胀。早期为关节周围的局限性肿胀,随病情进展可有关节弥漫性肿胀、滑囊增厚或伴关节积液。后期由于软骨丧失、软骨下骨板塌陷、骨囊变和骨增生,可出现受累关节畸形和半脱位。

(3)骨摩擦音。以膝关节为多见。检查方法:患者坐位,检查者一手活动关节,一手按在所查关节上,关节活动时可出现骨摩擦音(感)、捻发感或咔嗒声,可能是由于软骨破坏、关节表面粗糙所致。

(二)辅助检查

1.实验室检查

原发性骨关节炎的类风湿因子常为阴性,血沉与C反应蛋白通常正常,急性炎症时血沉和C反应蛋白可轻度升高,关节液为非炎症性或轻度炎症改变,关节液黄色或草黄色,黏度正常,黏蛋白凝块试验阴性,白细胞计数在$(0.2 \sim 2.0) \times 10^9$个/L,糖含量很少低于血糖水平的50%。据此可与其他疾病鉴别。

2.影像学检查

影像学检查对本病的诊断非常重要。X线片表现主要为关节间隙狭窄,软骨下骨质硬化和囊性改变,关节边缘唇样变及骨赘形成,关节内游离体,关节变形及半脱位等。MRI可显示早期软骨、半月板等关节结构的病变,有利于早期诊断,但价格较贵。

(三)诊断标准

X线检查是骨关节病重要的诊断依据,但并非特异性。对于老年关节痛患者,如无其他检查异常,则多为骨关节炎。目前,国内多采用美国风湿病学会的诊断分类标准。

1.1986年膝骨关节炎的分类标准

临床标准:①近1个月大多数时间有膝关节疼痛;②有骨摩擦音;③晨僵≤30min;④年龄≥38岁;⑤有骨性膨大。满足①+②+③+④条,或①+②+⑤条或①+④+⑤条,可诊断为膝骨关节炎。

临床+放射学标准:①近1个月大多数时间有膝痛;②X线片示骨赘形成;③关节液检查符合骨关节炎;④年龄≥40岁;⑤晨僵≤30min;

⑥有骨摩擦音。满足①＋②条，或①＋③＋⑤＋⑥条，或①＋④＋⑤＋⑥条，可诊断为膝骨关节炎。

2.1990 年手骨关节炎的分类标准

①近 1 个月大多数时间有手关节疼痛、发酸、发僵；②10 个指间关节中，骨性膨大关节≥2 个；③掌指关节肿胀≤2 个；④远端指间关节骨性膨大关节＞2 个；⑤10 个指间关节中，畸形关节≥1 个。满足①＋②＋③＋④条或①＋②＋③＋⑤条可诊断为手骨关节炎。注：10 个指间关节为双侧第二、三远端及近端指间关节，双侧第一腕掌关节。

3.1991 年髋骨关节炎的分类标准

①近 1 个月大多数时间髋痛；②血沉≤20mm/h；③X 线片示骨赘形成；④X线片示髋关节间隙狭窄。满足①＋②＋③条，或①＋②＋④条，或①＋③＋④条者，可诊断为髋骨关节炎。

三、治　疗

(一)辨证论治

本病病在筋骨，劳损者以肝肾亏虚为主，外伤者以瘀滞为主。但本病常虚实夹杂，寒热互见，虽分数个证型，但临证还需详辨，不可胶执。

1.肾精亏虚证

症状：腰腿酸软，关节疼痛无力，活动不灵活，不能久立远行，遇劳则腰脊、颈项或四肢关节疼痛更剧。舌淡红，苔薄白，脉沉细。

治法：补肾益精，强筋壮骨。

方药：补肾蠲痹散（孟彪主任医师经验方）。

组成：鹿角 15g，鳖甲 15g。研面冲服或水煎服。

加减：颈项疼痛加葛根 30g，羌活 10g；上肢疼痛加桂枝 15g，姜黄 20g；腰痛甚者加杜仲、川续断各 20g；膝关节痛者加伸筋草 30g，透骨草 30g，鹿衔草 30g，怀牛膝 15g；足跟痛者加独活 15g，细辛 8g；肢体麻木加黄芪 30g，鸡血藤 30g。

按:肾虚为本病的最基本病机,补肾则为最基本大法,补肾蠲痹散是孟彪主任医师经过长期临床实践总结出的经验方。方中鹿角补肾精、助肾阳、止疼痛;鳖甲滋补肾阴,强壮筋骨。两药相伍,阴阳并补,正合本病肾虚的病机。如采用黄酒送服,常能提高疗效。临床上可根据偏阴虚、偏阳虚调整两药的配伍比例,并可据患病部位的不同而随证加减。

2.肝肾亏虚证

症状:双膝、踝、腰、髋等关节疼痛,痛处固定不移,每于活动后加重,关节屈伸不利,活动时关节可有喀喇声或摩擦声,或伴关节变形,筋肉萎缩,形寒肢冷;或五心烦热,午后潮热,舌淡,或有瘀点、瘀斑,苔白或白腻,脉沉细或沉细涩。

治法:补益肝肾,强筋健骨。

方药:独活寄生汤。

组成:独活 30g,桑寄生 30g,杜仲 20g,牛膝 15g,细辛 10g,秦艽 15g,茯苓 10g,桂心 10g,防风 10g,川芎 10g,人参 10g,甘草 10g,当归 10g,白芍 15g,熟地黄 20g。

加减:湿重者可去熟地,加薏苡仁 30g,防己 10g;有热者加知母 10g,黄柏 10g;疼痛较剧者,可加制川乌 6g,制草乌 6g。

按:肾主骨,肝主筋,肝肾同源,故治疗亦须肝肾同治,强筋壮骨,才能相得益彰。独活寄生汤肝肾并补,气血并调,其独活、寄生为方中主药,用量宜大不宜小,此为取效之关键。

3.气血两虚证

症状:关节酸痛无力,屈伸不利,时轻时重,活动后更为明显,或伴肢体麻木,形体虚弱,面色无华,汗出畏寒,时感心悸,纳呆,尿多便溏,舌淡,苔薄白,脉沉细或沉虚而缓。

治法:补益气血。

方药:八珍五藤汤(赵和平方)。

组成:黄芪 30g,党参 30g,白术 30g,茯苓 15g,炙甘草 10g,熟地

30g,当归15g,川芎10g,白芍15g,鸡血藤30g,络石藤15g,夜交藤30g,海风藤30g,青风藤15g。

加减:头颈部疼痛者加葛根30g,羌活10g;上肢痛者加桑枝30g,桂枝10g;腰痛者加狗脊30g,续断30g;膝关节痛者加伸筋草30g,透骨草30g,鹿衔草30g,怀牛膝15g;足跟痛者加独活15g,细辛8g。

按:气血两虚者,非八珍汤不能胜任。经络不通者,五藤有其优势。老龄阶段,除气血两虚外,肝肾往往亦存在不足,故亦可加用淫羊藿、骨碎补等共奏益气养血、通经活络、补肾壮骨之功。

4.湿热阻络证

症状:膝关节红肿热痛,拒按,局部触之灼热,运动后加重,或有关节肿胀,或有积液(浮髌试验阳性),周身困重乏力,下肢沉重酸胀,有胶着感,或伴发热,口渴,烦闷不安;或伴腰膝酸软,四肢乏力,大便干结,小便黄,舌质红,苔黄腻,脉濡数或滑数。

治法:清热解毒,利湿通络。

方药:四妙散加味。

组成:苍术15g,黄柏12g,薏苡仁30g,川牛膝20g,青风藤30g,忍冬藤30g,红藤30g,土茯苓30g,肿节风15g,穿破石30g。

加减:膝关节积液者,加猫爪草20g,防己15g;脾虚纳差者,加谷芽15g,麦芽15g;关节肿热痛甚者,加用金黄散蜜调,外敷,12h后取下,每日1次。

按:本证多见于素体湿热偏盛,形体较胖者,湿性趋下,易形成关节肿胀,甚者出现关节腔积液,病情往往缠绵难愈,如采用抽液,积液往往短期内即会再发。本方清热利湿作用较强,辅以金黄散外治常能提高疗效。

5.瘀血痹阻证

症状:痹痛日久,患处刺痛,掣痛,疼痛较剧,痛有定处而拒按,或痛而麻木,关节屈伸不利,反复发作,骨关节僵硬变形,关节及周围呈暗瘀色,舌质紫暗,或有瘀斑,脉细涩。

治法：活血化瘀，通络止痛。

方药：活络效灵丹加味。

组成：丹参30g，当归15g，乳香10g，没药10g，三七粉10g（冲服）。

加减：颈痛者加姜黄20g，葛根30g；腰痛者，加杜仲30g，生白术30g；膝关节痛者，加川牛膝15g，鹿衔草30g，独活30g；足跟痛者，加两头尖12g，钻地风15g；血瘀明显者，加土鳖虫10g，苏木10g；痛甚者，加服炙马钱子粉0.3g。

按：本证病机关键是血瘀，或为外伤所致，或为病久所致，治当以活血化瘀止痛为大法。但患者往往亦存在肝肾之不足，临床可随证加淫羊藿、骨碎补、枸杞子、鹿衔草等补肝肾、强筋骨、祛风湿之品，亦可佐以少量引经药，直达病所，常可提高疗效。

（二）医家经验

王任之经验[1]：对于颈椎病，王老从《黄帝内经》病机十九条中的"诸痉项强，皆属于湿"，"诸风掉眩，皆属于肝"，"生气通天论"中的"因于湿，首如裹"，以及《伤寒论》的"太阳病"中找到了最初而又是合理有效的依据，进一步从"经方"和后世医家的有效方剂中化裁而创立出自己的经验方。治疗神经根型颈椎病，王老常以羌活胜湿汤加减，其常用方为：羌活、独活各4.5g，桑寄生10g，藁本3g，蔓荆子6g，威灵仙10g，川桂枝4.5g，炮川乌3g，左秦艽4.5g，石楠叶10g，伸筋草10g，制豨莶草10g，制乳香、没药各4.5g，葛根30g。从经络学说角度思考，骨质增生的易发生部位颈、胸、腰椎都在督脉循行的脊柱上；而"肾主骨"，那么，在其他部位发生的骨刺，也可和中医关于肾的学说联系起来；"肝肾同源"，肾亏则肝失濡养，天旋地转般的眩晕，亦即"肝风"症状就会发生。这样，医者将这种病与肝、肾、督脉，与湿和风联系了起来。选方立法，则据"诸痉项强，皆属于湿"的病机，主用金元四大家之一的李东垣所制的羌活胜湿汤加减，并伍用了温督、渗湿、祛风、濡养肝肾等法，在骨质增生（颈椎病也是一种骨质增生所致病）的治疗上进行了上下纵横的立体分析，将几个病种、不同时代的理论和方药进行巧妙灵活的总结和锤炼,形成了对骨质增生不同症状表现的不同处方,并取得了可喜的疗效。方中羌活、独活、蒿本、蔓荆子俱出于羌活胜湿汤,防风、川芎在治疗这种病(颈椎病)时亦常用到,唯独少用甘草者,以其为"守"药,为了加强药味的走窜之力,故少用。方中还寓有养肝肾之功的独活寄生汤意,并加养血汤,取"治风先治血"之意。用川乌以温阳祛湿,川乌辛热,入心、脾经,散寒止痛之力极强。用乳香、没药和虫类药以搜风活络。重用葛根、伍用桂枝则是仲师意了。制方严谨,药力精专,丝丝入扣,疗效甚著。至于其他症状表现者,则各又有不同的引经药。如病及上肢作麻者,必用姜黄,而掣及下肢者,则用淮牛膝、续断之类。治疗椎动脉型颈椎病,王老常以下方为基础方:炙败龟板24g,珍珠母24g,牡蛎24g,代赭石12g(前四味先煎),夏枯草10g,苦丁茶6g,蒿本3g,荆子6g,羌活3g,制豨莶草10g,甘枸杞子10g,女贞子10g,葛根30g。方中首先用炙败龟板、珍珠母、牡蛎、代赭石四味平肝潜阳药先煎,伍用夏枯草、苦丁茶等祛风平肝药物,盖以水不涵木,则肝风内动,水不制火,心阳独亢,以致眩晕。《黄帝内经》云:诸风掉眩,皆属于肝。故施以平肝宁心,滋养真阴之法。

治疗腰膝及足跟增生,王老常采用下方加减:大熟地12g,制附块10g,鹿角片10g,炒淮牛膝10g,炒补骨脂10g,炒续断6g,杜仲10g,炒黄柏4.5g,炮川乌3g,制乳香、没药各4.5g,淡肉苁蓉9g,骨碎补9g,炒小茴香2g。王老认为,病在腰椎、髋骨、足跟跟骨等处。在治疗上,着意于肝、肾之亏,而重点选用温肾阳、养肝血之药,如大熟地、制附块、炮川乌、鹿角片、淮牛膝、续断、杜仲、鹿衔草、鸡血藤等味以作"峻补",盖因足三阴经脉,从足趾间上行而止于胸腹部,尤其是足少阴肾经,循内踝之后,别入跟中,并创设"立安丸"(熟地、骨碎补、鹿衔草、淫羊藿、鸡血藤、炒小茴香)以温阳和络,再加用"四妙丸"而制其湿。自腰及腰以下的骨质增生病的处方立法重点在温肾宣痹,而与同为骨质增生致病的颈椎病神经根综合征和椎基底动脉供血不足型明显有别。其中有中医的祛风胜湿、平肝潜阳、温肾宣痹、峻补肾阴等不同立法,有相对固定的组方药物,药专效著,实非临证功夫老到者莫办。

赵和平[2]教授认为骨关节炎的病因病机,主要有肾精亏损、肝血不足、劳损外伤及外感风寒湿邪等。其辨治要点为:

1.治虚——滋补肝肾,强筋壮骨

赵教授滋补肝肾喜用紫河车,认为紫河车为血肉有情之品,能大补精血,其补益作用远胜于它药。其次也常用狗脊、杜仲、石斛、淫羊藿等,这些药物大多入肝肾经,不仅能滋补肝肾,且具有强筋壮骨的作用。如狗脊,《神农本草经》谓:"主腰背痛,机关缓急,周痹,寒湿膝痛,颇利老人。"杜仲,《神农本草经》谓:"主腰背痛,补中益精气,坚筋骨。"石斛主走肾经,甘可补,淡可利湿,咸可坚阴,能"益精强阴,壮筋补虚,健脚膝,驱冷痹"(《本草正》)。《日华子本草》更云:"石斛,治虚损劳弱,壮筋骨,暖水脏",可知石斛乃强筋壮骨除痹之妙药。同时也常遵张景岳"善补阳者,必阴中求阳,则阳得阴助而生化无穷;善补阴者,必于阳中求阴,则阴得阳升而泉源不竭"这一理论,常以补阳药配用炙龟板、山萸肉、白芍等药治疗骨关节炎,往往达到事半功倍的效果。

2.治瘀——久痹入络,虫蚁搜剔

《素问·本脏篇》云:"血和则经脉流行,营复阴阳,筋骨劲强,关节清利矣。"可见促使"血和"在治疗骨关节炎中具有重要意义。赵教授治疗本病常用活血化瘀之品,如当归、川芎、延胡索及乳没等,赵教授很推崇叶天士"久痹入络"、"久痹多瘀"的观点,治疗多用虫蚁搜剔之品,如炮山甲、全蝎、蜈蚣、僵蚕、地龙、蜂房等。因虫蚁之品善于走窜,其穿透筋骨、通达经络、破瘀消坚远非草木之品所能及。合理配用虫蚁搜剔之品常能提高疗效。

3.治痰(湿)——调理后天,以绝痰源

赵教授认为痰之来源主要有三:一为脾失健运,痰湿内生;二为外感寒湿、湿热内郁,日久化为痰;三为瘀血内阻,津液不能正常运行而成痰湿。痰湿与瘀血交结,难解难分,日久容易导致关节肿大变形,常是本病难以速愈的原因所在。赵教授认为治疗痰(湿)有两个层次,即治标与治本。治标常用薏苡仁、土茯苓、泽泻以去湿,半夏、南星、白芥子、贝母等以化痰。治本即调理脾胃,常用砂仁、白豆蔻、焦术、鸡内金、焦三仙等健脾和胃理气。赵教授在治疗骨关节炎的过程中,应用健脾和胃药每贯彻始终,首先,脾胃强健,自可绝生痰之源;再者,许多病人多依靠非甾体类药物减轻局部疼痛以缓解症状,这些药物应用过久损伤脾胃;最后,营养及药物的吸收都得靠脾胃的运化,脾胃一败,再好的药物也难发挥作用。赵教授经过 30 余年的临床观察与研究,创制了治疗骨关节炎的良方——河车骨痹汤。其药物组成有:紫河车、狗脊、杜仲、骨碎补、炙龟板、山萸肉、金钗、延胡索、全蝎、炮山甲、僵蚕、白芥子、鸡血藤、砂仁、白豆蔻、焦白术。加减:颈椎增生可加葛根、羌活;腰椎增生可加川断、桑寄生;膝关节增生可加牛膝、独活;跟骨增生可加土鳖虫、木瓜;痛甚可加制乳没、制川乌、制附片、细辛;湿热甚可减补肾药量,合用四妙散。以上只是其梗概,临床还得根据具体情况灵活运用。此外,赵教授在应用上方治疗骨关节炎的同时,亦不废外治。他常嘱患者用药渣外敷,或用川乌、草乌、伸筋草、透骨草、威灵仙、海桐皮、木瓜等药煎汤加白酒、米醋外洗或外贴自制追风定痛膏,每能迅速止痛,缩短病程。

张鸣鹤[3]认为本病病因病机为肾精亏虚,骨疣压迫经络,阻滞血脉所致,病程较久,多发于老年体弱之人,因而提出软坚散结、活血益气并举的治则治法,重用夏枯草、威灵仙、穿山甲、皂角刺软坚散结,并用桃仁、红花、鸡血藤、赤芍活血通络止痛,酌加黄芪、楮实子、当归益气生血。加减:颈部、上肢、肩背病变者,加葛根、天麻、桂枝;下肢剧痛者,加大白芍用量,加土鳖虫;膝痛者,加全蝎;伴膝肿积液者,加土茯苓、薏苡仁;足跟痛、行走困难者,加两头尖。

(三)其他治疗

1.单方验方

(1)骨质增生丸(《外伤科学》):熟地黄 100g,鸡血藤 75g,骨碎补75g,肉苁蓉 50g,鹿衔草 50g,淫羊藿 50g,莱菔子 25g。上为细末,炼蜜为丸,每丸 15g。本方可养血、舒筋、壮骨。对治疗肥大性脊椎炎、颈椎病、膝骨关节炎、足跟痛以及筋骨受伤后未能很好修复,而致经常性酸痛者均有一定效果。

(2)四神煎加味方(山东中医学院附属医院方):黄芪、金银花各30g,猫眼草10g,威灵仙、川牛膝各20g,远志、羌活各15g,水煎服,每日1剂,半个月为1个疗程。适用于骨痹之湿热蕴结之轻证者。

(3)养筋汤(《辨证录》):白芍30g,熟地30g,麦冬30g,炒枣仁9g,巴戟天9g,水煎服。原文曰:"一剂筋少舒,四剂筋大舒,十剂疼痛、酸麻之症尽除。"主治肝肾不足所致的筋骨疼痛、屈伸不利、不能举步。

2.外治法

(1)药浴疗法:生川乌、生草乌、威灵仙、鸡血藤、青风藤、木瓜、老鹳草、伸筋草各30g,用纱布包裹后入水煎煮,沸腾10min左右,趁热熏蒸洗浴患处,并轻轻按揉。每日1～2次,每次约半小时,每剂可用3d。

(2)膏药外贴:曹州白佛寺颐养斋膏药(录自网络)。

配方:羌活25g,独活25g,鸡血藤60g,川芎35g,赤芍35g,威灵仙40g,当归30g,牛膝35g,葛根30g,苍术20g,防风20g,防己20g,秦艽30g,骨碎补35g,狗脊35g,萆薢20g,干姜30g,黄芪40g,生首乌40g,川断35g,龟板20g,桃仁30g,木瓜30g,米壳25g,伸筋草35g,透骨草40g,红花30g,麻黄40g,杜仲30g,五加皮20g,桂枝60g,苏叶20g,白芍35g,川乌35g,草乌35g,半夏35g,马钱子40g,乳香30g,没药30g,蜈蚣20g,全蝎20g,炮山甲30g,乌蛇40g,地龙20g,血竭20g,木香20g,丁香20g,白芥子20g,延胡索30g,阿魏40g,细辛30g,肉桂20g,三七20g,儿茶20g,薄荷冰60g,冰片20g,樟脑130g。基质材料是松香2 300g,香油460g(啤酒瓶一满瓶),蜂蜡230g,黄丹460g。

制法:全部的中草药粉碎后,用窗纱过筛备用。剩的粗药约小半斤入香油文火炸半小时,去掉药渣后加入松香煮沸至完全融化,再加入粉碎的细药搅拌均匀。然后加入黄丹小火一个方向搅30min,最后再加入冰片、樟脑、薄荷冰,再搅10min。离火后凉一会儿即可以摊膏。

用法:颈椎病贴大椎穴,腰椎间盘突出症、腰椎骨质增生症贴命门穴或压痛点,膝关节骨质增生、滑膜炎膝盖两侧各贴一贴(内膝眼穴、外犊鼻穴)。足跟痛者贴于痛处。

3.电针疗法

主穴:内外膝眼、血海、梁丘、鹤顶;配穴:足三里、委中、阳陵泉、绝骨、阿是穴。用平补平泻法,留针后接电针仪,脉冲频率为每分钟30次,每次治疗20min,15次为1个疗程,每疗程间休息一个星期,可进行下一个疗程。

4.食　疗

(1)鹿筋汤(民间验方):鹿筋100g,肥鸡爪200g,火腿肉25g,蘑菇片50g。用开水浸泡鹿筋,水凉后重换沸水,连续大约2d,发好后,切成条,加葱姜、料酒、水,煨透后放入炖盅里,将鸡爪用沸水焯一下,洗净后放入炖盅里,加入火腿片、蘑菇片,再放葱姜、料酒、鸡汤,入屉蒸到鹿筋熟烂,然后滗出汁来,加适量盐,再蒸半小时,取出后食用。本药膳,具有补益气血、养肾填精、强筋骨、壮腰膝之功效,用于治疗腰膝酸痛、屈伸不利及产后风湿病等均有一定效果。

(2)猪蹄子方(山东中医学院附属医院方):猪蹄子2只,松罗茶、川椒各24g,金银花20g,生姜10g,陈皮10g。加水煮至猪蹄子烂熟为止,吃蹄子,并服汤药,隔日1剂。适用于骨痹肝肾亏虚者。

四、调摄与护理

(一)调　摄

骨关节炎与人体的衰老和关节的退变有关,治疗的目的在于缓解症状,改善关节功能,延缓病情进展,减少关节畸形,提高生活质量。尽管骨刺消不掉,但症状大多可以缓解。医者要教育患者让其了解本病的基本知识,不要为骨刺的存在而整天忧心忡忡,不要给自己增加心理负担,要保持积极乐观的心态。

在日常生活中,可适量摄入富含淀粉、纤维素和维生素的食物,尽量减少脂肪、胆固醇和盐的摄入,避免摄入太多的糖分,平时可吃胡桃肉、枸杞子、黑芝麻、骨头汤等具有补肝肾作用的食品,对控制本病的加重和复发有一定好处。同时要注意控制体重,以免增加关节的负重。天气寒冷时注意保暖。

(二)护 理

《素问·经脉别论》曰:"故春秋冬夏,四时阴阳,生病起于过用,此为常也。"骨刺亦是起于过用,临床所见骨关节炎之人多为形体肥胖或年轻时过度负重者,正如《素问·宣明五气篇》所言:"久立伤骨,久行伤筋",引起了气血阻滞的"不通则痛"和肝肾亏损所致的"不荣则痛"。本病有一个缓慢的过程,常在外力因素(如关节软骨损伤、闪扭、劳伤、负重,或关节畸形、体胖超重等)或受凉、劳累后而急性发作期,出现关节疼痛、肿胀等。临床观察骨刺的大小与病情的轻重并不成正比,即有的患者关节症状突出,但骨刺程度却很轻,反之亦然。大多数患者经过积极治疗,症状能够得到缓解,当患者的症状缓解之后,应注意坚持服用滋补肝肾、填精补髓的药物1~3个月,如鹿角胶、龟板胶、熟地、枸杞子、淫羊藿等,以巩固疗效。

急性发作期的患者应注重休息,减少关节的剧烈活动,防止病情加重。平时应避免久立、远行、强力劳动或剧烈的体育运动。如关节腔有积水,局部表现为肿胀、灼热时,不可使用热敷疗法,以免关节内温度上升,引起滑膜胶原酶所致的关节软骨分解,可使用金黄散蜜调冷敷。

参考文献:

[1] 王宏毅,等.中国百年百名中医临床家王任之[M].北京:中国中医药出版社,2001:132-138.

[2] 孟彪.赵和平治疗骨关节炎经验[J].湖北中医杂志,2007,29(10):24.

[3] 宋绍亮.张鸣鹤主任医师治疗关节病的经验[J].山东中医杂志,1991,10(3):44-45.

第四节 颈椎病

颈椎病,又称颈椎退行性关节炎、颈肩综合征或颈椎综合征等,是指颈椎间盘、颈椎骨关节、软骨及韧带肌肉、筋膜等所发生的退行性改变及其继发改变,致使脊髓、神经、血管等组织受损害(如压迫、刺激、失稳等)所产生的一系列临床症状。本病多见于 40 岁以上中老年人,但近年来有年轻化的趋势,且男性多于女性。本病起病缓慢,由于病变部位的不同,临床症状和体征亦不尽相同。为了便于诊断,一般将其分为颈型(局部型)、神经根型、交感神经型、椎动脉型、脊髓型和混合型等几种类型。

本病属中医学"痹证"、"眩晕"、"项强"、"臂厥"和"颈肩痛"等范畴。

一、病因病机

颈椎病多见于 40 岁以上人群,人过四十,阴气自半,体质渐弱,正气亏虚,风寒湿热等外邪乘虚而入,痹阻经络,或劳损或跌仆损伤筋骨气血而发病。其病机与虚、风、寒、湿、热、痰、瘀等关系密切。

(一)肝肾亏虚

肾藏精,主骨生髓,上通于脑,髓居骨内,滋养骨骼。肝藏血而主筋,筋束骨而利关节。久病或年老体弱之人,肝肾精血亏虚,筋骨失养,则易形成颈椎病。或有先天不足,肾精衰少,骨髓化源不足,使颈椎发育不良,则更易形成颈椎病。故《证治准绳》曰:"有风、有寒、有湿、有闪挫、有血瘀气滞、有痰积,皆标也,肾虚其本也。"

(二)劳损外伤

《素问·宣明五气篇》云:"五劳所伤,久视伤血,久卧伤气,久坐伤肉,久立伤骨,久行伤筋,是谓五劳所伤。"长期低头劳作,或姿势不良,或颈部受到外伤闪挫等急慢性损伤,均可导致颈部筋骨肌肉经络损伤。《张氏医通》云:"或观书对奕久坐而致脊背痛者。"即是指劳损所致者。

(三)六淫外感

风为百病之长,风邪伤人致太阳经输不利,营卫失和,出现颈项僵硬疼痛。寒为阴邪,其性凝滞,易伤阳气,阳气受损,血脉不通,不通则痛。寒主收引,寒凝气滞,筋脉拘挛,则见肌肉痉挛疼痛。湿性重着,其性黏滞,病机十九条谓:诸痉项强,皆属于湿。因此,风寒湿三邪外袭是导致颈椎病的原因之一。

二、诊断要点

(一)颈型颈椎病

1.临床表现

头颈肩疼痛、颈项强硬是其特征,部分患者可反射性地出现短暂上肢感觉异常,咳嗽,喷嚏时疼痛加重,麻木不加重。颈椎活动受限,有明显压痛,椎间孔挤压试验及臂丛神经牵拉试验均为阴性。本型多见于青壮年,也可见于个别中老年人。

2.X 线检查

X线检查:颈椎生理曲度变直,椎间关节失稳,出现"双边"、"双突"等征象。

(二)神经根型颈椎病

1.临床表现

颈部活动受限,颈肩部疼痛。上颈椎病变常表现为颈椎疼痛,向枕部放射,并有枕部感觉障碍或皮肤麻木。下颈椎病变常表现为肩部疼痛沿神经根分布区的疼痛和麻木,疼痛多呈放射性。感觉障碍,与根性痛相伴随,以麻木如隔布样,感觉过敏,或感觉减弱等为多见。与受累神经根支配区范围相一致。患侧上肢力量减弱,甚则出现手中握物突然失落现象。有些病例伴头痛、头晕、视物模糊、耳鸣等症状。扣顶试验阳性，椎间孔挤压试验阳性，臂丛神经牵拉试验阳性。本型多30岁以上发病，起病缓慢，病程较长，可因劳累，损伤而急性诱发。

2.实验室检查

X线检查侧位片显示生理前凸减少、消失，椎间隙狭窄，斜位片可见钩椎关节增生，椎间孔变窄，变形，关节突关节增生。

CT检查可清楚地显示颈椎椎管和神经根管狭窄，椎间盘突出及脊神经受压情况。

MRI检查可以从颈椎的矢状面、横断面及冠状面观察椎管内结构的改变，对脊髓、椎间盘组织显示清晰，但压迫神经根的突出物小，有时不如CT清楚。

（三）椎动脉型颈椎病

1.临床表现

以头晕和头痛最为多见。头痛、头晕常多在颈部突然旋转时而诱发或加重。头痛常为一侧，限于枕部或顶部，可与头晕同时存在，或交替发作。疼痛多为跳痛、胀痛。头晕时可伴有耳鸣、耳聋等迷路症状。植物神经系统功能障碍：症状可见恶心、呕吐、多汗或无汗、流涎，心动过缓或心动过速，胸闷，胸痛，呼吸节律不匀。严重者可出现锥体束受累症状和共济失调的表现，如在上肢常为肌力突然减退，持物落地，在下肢则表现为行走时突然扭头时肌力减退，出现腿软无力或猝倒。此外，也可出现神经症状，如定向障碍和记忆障碍等。

2.实验室检查

X线检查可见钩椎关节模糊，骨质硬化和骨赘形成。正位片可见椎体棘突偏歪向一侧，斜位片可见钩椎关节增生、椎间孔变窄、变形。侧位片可见椎间关节增生，椎间隙变窄，颈曲变直或反张，椎间节段失稳。

经颅多普勒检查可见椎－基底动脉供血不足或障碍的表现，对本型颈椎病的诊断有重要意义。

(四)交感神经型颈椎病

1.临床表现

①头部症状：头痛或偏头痛、头沉、头昏、枕部痛或颈后痛。但头部活动时这些症状并不加重。可伴有恶心，但很少呕吐。②眼耳部症状：眼裂增大、视物模糊、瞳孔散大、眼窝胀痛、眼目干涩、眼冒金星、耳鸣、耳聋等。③心脏症状：心动过缓或过速，或交替出现、心律紊乱、心前区疼痛和血压升高，可误为心绞痛，但心电图检查正常。④周围血管症状：血管痉挛者，可见肢体发凉怕冷，局部温度偏低，或肢体遇冷时有刺痒感，或出现红肿、疼痛加重现象。还可见头颈部、颜面部和肢体麻木症状，但痛觉减退并非按神经节段分布。⑤出汗障碍：表现为多汗或少汗、怕冷或怕热。这种现象可局限于一个肢体、头部、颈部、双手、双足、四肢远端或半侧身体。头颈部转动时颈部和枕部不适与疼痛的症状可明显加重。压迫患者不稳定椎节的棘突可诱发或加重交感神经症状。

2.实验室检查

X线检查除显示颈椎常见的退行性改变外，颈椎屈、伸位检查可证实有颈椎节段不稳，其中以颈3、4椎间不稳最常见。

(五)脊髓型颈椎病

1.临床表现

多见于40岁以上的患者，主要表现为慢性进行性瘫痪，以下肢症状早于上肢为特征。患者先从一侧或两侧下肢麻木、无力、双腿沉重发紧、步态不稳、笨拙，行走时有踏棉感开始。继而出现一侧或双侧上肢麻木、疼痛无力、握力减退、持物易坠，不能完成精细动作。严重者行走困难，尿潴留或二便失禁，甚则四肢瘫痪。部分患者可有头晕、头痛、半身汗出等症状及束带感。颈部多无体征，四肢肌张力增高，可有折刀感，腱反射活跃或亢进，髌阵挛和踝阵挛阳性，Hoffman 征和 Babinski 征阳性，浅反射如腹壁反射，提睾反射多减退或消失，肛门反射常存在。部分患者可出现感觉分离，即同侧触觉，深感觉障碍，对侧痛、温觉消失但触觉正常。此类患者多有颈部慢性劳损的病史，或落枕病史，或颈部外伤史。颈部症状多轻微。

2.实验室检查

X线检查颈椎正侧及双斜位片可见颈椎曲度变直或向后成角，多节椎间隙狭窄，椎后缘骨质增生、钩椎关节增生致椎间孔变窄，项韧带钙化。侧位片上椎管矢状径与椎体矢状径比值小于 0.75，可认为有椎管狭窄。椎管正中矢状径数值多在 13.0mm 以下。

CT检查可见椎体后缘骨赘，或后纵韧带骨化、黄韧带肥厚或钙化，颈椎间盘突出。测量椎管正中矢状径数值小于 10.0mm，提示椎管绝对狭窄，脊髓受压。

MRI 检查对颈椎间盘退行性变以及脊髓受压迫程度均能较清晰的显示。T_2加权像可见间盘髓核信号减低，突入椎管、硬膜囊受压，出现压迹。在 T_1 下加权矢状和轴状面上，均能清晰地显示脊髓受压程度、硬膜囊变形和蛛网膜下腔狭窄情况。长期脊髓受压，T_1加权像上表现为低信号，在 T_2 加权像上表现为高信号或局限性高信号灶。此外，MRI 亦能显示骨质增生及神经根和椎间孔改变。

(六)混合型颈椎病

临床同时出现 2 型或 2 型以上症状者，称为混合型颈椎病，如神经根椎动脉型、神经根交感型、交感脊髓型等。混合型多见多见于中老年人及体力劳动者。

三、治　疗

治疗颈椎病的方法很多，可根据类型、病情轻重、病期长短以及患者的健康状况来进行选择。

(一)辨证论治

1.风寒湿证

症状：头颈肩臂疼痛，麻木，颈部活动不利，僵硬，恶风寒，无汗，全身发紧,口不渴,舌质淡红,苔薄白,脉弦紧。

治法:祛风散寒,除湿蠲痹,通络止痛。

方药:羌活胜湿汤加减。

组成:羌活、独活各 10g,桑寄生 10g,藁本 10g,蔓荆子 6g,威灵仙 10g,川桂枝 10g,炮川乌 3g,左秦艽 10g,石楠叶 10g,伸筋草 10g,制豨莶草 10g,制乳香、没药各 4.5g,葛根 30g。

加减:如寒湿偏盛可加熟附子 10g,干姜 10g;若上肢麻痛较重可加全蝎 6g,蜈蚣 2 条,以通经络;如掣及下肢者,加淮牛膝 15g,续断 20g。

按:此为王任之老中医治疗神经根型颈椎病的经验方。方中羌活、独活、藁本、蔓荆子俱出于羌活胜湿汤,防风、川芎在治疗颈椎病时亦常用到,唯独少用甘草者,以其为"守"药,为了加强药味的走窜之力,故少用。方中还寓有养肝肾之功的独活寄生汤意,并加养血汤,取"治风先治血"之意。用川乌以温阳祛湿,川乌辛热,入心、脾经,散寒止痛之力极强。用乳香、没药和虫类药以搜风活络。重用葛根、伍用桂枝则是仲师意。制方严谨,药力精专,丝丝入扣,疗效甚著。

2.气滞血瘀证

症状:头颈、肩背、上肢疼痛麻木,多为刺痛,固定不移,夜间尤甚,指端麻木,紫绀,肢体拘挛,抽痛或无力,可伴见头晕眼花,耳鸣耳聋,胸闷胸痛,健忘失眠,面色不华,倦怠少气,发枯甲错,舌质紫暗,或有瘀点瘀斑,脉弦涩或细涩。

治法:活血化瘀,通络止痛。

方药:血府逐瘀汤加减。

组成:桃仁 12g,红花 12g,生地 15g,当归 15g,赤芍 10g,川芎 10g,枳壳 6g,桔梗 6g,柴胡 6g,甘草 6g,川牛膝 10g。

加减:气滞明显者,加木香 10g,香附 10g;气虚者,加黄芪 30g,党参 15g;血瘀甚者,加三七粉 6g,制乳没各 6g;病久不愈,肢麻较重者加全蝎 6g,蜈蚣 2 条。

按:血府逐瘀汤由桃红四物汤合四逆散加桔梗、牛膝而成。本方气血兼顾,寓行气于活血之中,行气活血相得益彰,寓养血于行散之中,则活血而无耗血之虑,升降同用,使气机畅,瘀血行,经络通,则痛麻可愈。

3.肝阳上亢证

症状:眩晕,耳鸣,头痛,听力下降,失眠多梦,面红,目赤,性情急躁易怒,腰膝酸软,肢麻震颤。舌红少津,脉弦细。

治法:平肝潜阳,通络止痛。

方药:三甲潜阳汤(王任之方,原无方名,方名为本书作者所加)。

组成:炙败龟板24g,珍珠母24g,牡蛎24g,代赭石12g(前四味先煎),夏枯草10g,苦丁茶6g,藁本6g,荆子6g,羌活6g,制豨莶草10g,甘枸杞子10g,女贞子10g,葛根30g。

加减:若肝火旺,口苦、咽干者可加川楝子15g,麦冬12g,菊花12g;若肾阴虚,虚火较旺者,可加黄柏12g,知母10g,玄参30g;若眩晕、耳鸣较重可加天麻12g,钩藤30g。

按:本方为王任之老中医治疗椎动脉型颈椎病的常用方。方中首先用炙败龟板、珍珠母、牡蛎、代赭石四味平肝潜阳药先煎,伍用夏枯草、苦丁茶等祛风平肝药物,盖以水不涵木,则肝风内动,水不制火,心阳独亢,以致眩晕。《黄帝内经》云:"诸风掉眩,皆属于肝。"故施以平肝宁心、滋养真阴之法。

4.痰浊中阻证

症状:头颈肩背疼痛,头重、头晕、恶心、泛泛欲呕,转颈时症状加重,肢倦乏力,胸脘痞闷,纳呆,甚则昏厥猝倒,舌淡苔白厚腻,脉濡滑。

治法:燥湿化痰,通络止痛。

方药:三仁温胆汤加减。

组成:陈皮10g,法夏15g,茯苓30g,炙甘草6g,枳壳10g,竹茹10g,杏仁10g,白蔻10g,薏苡仁30g,厚朴10g,竹叶15g,通草10g,滑石30g。

加减:湿胜者加藿香10g,茵陈30g;痰甚者加菖蒲15g,远志15g;呕恶甚者加苏叶10g,黄连6g;头晕甚者加天麻15g,勾藤15g;头痛者加土茯苓 40g,僵蚕 10g;胃脘胀痛者加砂仁 10g,白蔻 10g。

按:三仁温胆汤为赵和平教授经验方,能宣上、畅中、利下,能祛湿化痰,应用本方关键是要抓住痰湿内阻这一病机,临证凡见舌苔厚腻、脉滑者均可采用本方加减化裁。

5.气血两虚证

症状:颈肩背痛,肢体麻木无力,肌肉拘挛,形体消瘦,纳差,腹胀,神疲乏力,头晕,目眩,面色苍白,心悸气短,舌质淡,苔薄白,脉细无力。

治法:益气养血,通络止痛,

方药:八珍五藤汤加减。

组成:黄芪 30g,党参 30g,白术 30g,茯苓 15g,炙甘草 10g,熟地 30g,当归 15g,川芎 10g,白芍 15g,鸡血藤 30g,络石藤 15g,夜交藤 30g,海风藤 30g,青风藤 15g。

加减:畏寒怕冷甚者,加淫羊藿 30g,鹿衔草 30g;食少纳差者,加生谷芽 30g,鸡内金 10g;日久不愈,麻痛甚者,加全蝎 10g,蜈蚣 1 条。

6.肝肾不足证

症状:颈肩臂疼痛,肢体麻木无力,可向臂、手部出现放射痛,颈部活动不利症状,可因劳累或寒冷后而加重,可伴有腰酸膝软、头晕眼花、耳鸣、耳聋、倦怠乏力的症状。舌质暗红,脉沉细弱。

治法:补肝益肾,宣痹止痛。

方药:左归丸加减。

组成:熟地 30g,山药 15g,山茱萸 15g,枸杞子 15g,川牛膝 15g,菟丝子 15g,龟板胶 15g,葛根 30g,鸡血藤 30g,白芍 30g,甘草 10g。

加减:若兼有寒湿症状,可加熟附子 10g,肉桂 10g;气虚明显者,可加黄芪 30g,党参 15g;偏肾阳虚者,加鹿角胶 15g,鹿衔草 30g。

(二)医家经验

任继学教授[1]认为,治疗颈椎病当以滋补肝肾、舒经活络、化瘀利痰为主。任老强调"督脉生病治在骨上",而"骨乃髓之府,髓者骨之充",故益精填髓为治疗根本。《素问·逆调论》载:"肾者水也,而生于骨,肾不生,则髓不能满,故寒甚至骨也。"由此可见,补肾即可益精髓。任老在治疗颈椎病时常选用补肾益精的鹿角胶、龟甲胶、猪脊髓、枸杞子、鹿筋、狗脊、杜仲等以补肝肾强筋骨。颈椎病患者轻则颈肩酸痛不适,重则肢体乏力,麻木不仁,甚则发生瘫痪,中医学认为"不通则痛",该病多因风寒湿之邪乘虚侵入体内,浸淫于关节、筋脉、肌腠之间,使经气闭滞不通,生瘀生痰而致颈肩酸痛麻木不舒。任老在治疗中常选用山螃蟹、骨碎补、土鳖虫、蜣螂、川芎、没药、泽兰以活血逐瘀、通络化结。《滇南本草》曰:"山螃蟹强壮筋骨,并能横行络分",《本草经疏》曰其"咸走血而软坚,故能解结散血"。任老谓其能"和骨化瘀"。经络瘀久则生湿生痰,因而任老常在化瘀之中兼用化痰之品,如半夏、砂仁等;若手臂麻木者加桑枝、片姜黄;肢麻手胀者加络石藤、防己;脊背酸痛者加狗脊、杜仲炭、穿山龙;头痛胀闷者加穿山甲珠、石楠藤。

任老在治疗颈椎症时强调辨证论治,并将该症分之为五。①颈项强急证。见颈项强几几,伴有头痛、肩臂、手疼痛,甚则疼痛难忍,颈肌拘急,手尖部胀麻,面色微黄而青,舌质淡红,苔薄白或白腻,脉浮弦或弦紧。治宜疏经和络,解急止痛。选用增损葛根汤加减,其中重用骨碎补以补肾、活血、止痛。《药性论》云:"主骨中毒气,风血疼痛,五劳六极,口手不收,上热下冷。"《本草正》曰:"疗骨中邪毒,风热疼痛。"配合川芎、苏木活血通络、祛瘀止痛;葛根、羌活、僵蚕、白芍、伸筋草、穿山龙祛风解肌,舒筋活络,缓急止痛。②督神痹阻证。颈两侧疼痛,并牵引肩、臂、前臂、手及胸背疼痛,甚则麻木,手指凉冷,手掌肌无力或萎缩,伴有纳呆、腹胀、舌质红、苔白,脉多沉弦而紧。治宜益肾通络,舒筋解急。任老自拟益肾通督饮。方药:鹿角霜、川芎、白芍、骨碎补、蜣螂、甘草、土鳖虫、没药、老鹤筋。蜣螂、土鳖虫、老鹤筋破血逐瘀、通络止痛。《长沙药解》:"蜣螂善破症瘕,能开燥。"《本草通玄》云:"土鳖虫破一切血积、跌打重伤、接骨。"《滇南本草》云:"老鹤筋治筋骨疼痛,痰火痿软,手足筋挛,麻木。"一般用量为 10~15g。若手麻木者加桑枝、片姜黄;头痛者加蔓荆子、白芷;身畏寒、肢冷者加附子、炮姜。③髓脑瘀阻证。肌肉弛缓乏力或肌肉挛急,甚则一侧或双侧瘫痪,不知痛痒,伴心烦失眠,小便淋漓,筋惕肉瞤,甚或二便失禁,或便秘,舌质红赤、少苔,脉多虚濡或虚弦。治宜补肾益髓、活络化瘀。选用增损滋阴补髓汤。方药:酒炙生地黄、龟甲胶、鹿角胶、伸筋草、土鳖虫、当归、鹿筋、枸杞子、砂仁、卷柏、猪骨髓等。此方重用龟甲胶、鹿角胶、鹿筋、枸杞子、猪骨髓以补肾益髓,并选用当归补血养血、活络化瘀。④上虚下瘀证。头目不清,发作性眩晕,甚则晕厥,两耳或一耳堵塞感,重则耳聋,伴恶心、呕吐、步态不稳。舌红或淡红、苔薄白,脉弦滑。此证多为精髓不足,督脉失养,而表现出上虚之证,如头晕、耳鸣、耳聋,甚则昏厥等,而导致脑髓上虚之证的根源在于颈椎骨质增生病变而致气、血、津液运行失调,经脉瘀滞。故治宜通脉导滞,化瘀畅络。任老自拟骨碎补汤。方药:骨碎补、葛根、川芎、天麻、土鳖虫、生蒲黄、山螃蟹、赤芍、白蒺藜、半夏、泽兰等。方中天麻、白蒺藜配伍诸活血化瘀之品以舒筋活络、缓解痹阻。山螃蟹散瘀通络、和骨散结,并配以半夏燥湿化痰、降逆止呕、消痰散结,使气血运行无阻,髓海充盈自如。⑤心神受损证。头晕痛,头项部胸部疼痛,憋闷气短,心悸不宁,肢冷、肢麻胀痛,面额及两颧红,舌淡红尖嫩赤,苔薄白,脉沉结或促代。此证因督脉瘀滞较重,致使脑髓亏损心神受扰。治宜安神通经,选用通脉安神汤。药用:当归、川芎、骨碎补、山螃蟹、红花、生龙齿、土鳖虫、煅磁石、赤芍、紫石英等。若心悸不安,烦而少眠者加酒黄连、肉桂;肢麻胀痛加防己、血竭粉(冲);肢厥冷者加附子、干姜、葱白。本方侧重于重镇潜阳、安神宁心,选用生龙齿、煅磁石、紫石英等与活血化瘀、舒筋通络之药相配共奏安神通经化瘀舒筋之功。

此外,任老治疗颈椎病还特别主张内外兼治,注重外用药局部的湿敷及敷贴,使药物直达病所增强其疗效。常选用的湿敷药物有:独活、秦艽、防风、艾叶、透骨草、刘寄奴、乌梢蛇、胆南星、赤芍、骨碎补、土鳖虫、桂枝、猪苓、泽泻等,水煎后用纱布浸汁敷于项部,每日2~3次,每次30min,适用于气血瘀滞型颈椎病。自制舒筋散:三七、川芎、血竭、乳香、姜黄、没药、杜仲、天麻、白芷、花椒、麝香、乌梢蛇、骨碎补等,除麝香外,其他共为细末用米醋调成糊状,摊于纱布上,将麝香搽在上面，敷于患处。干后可将药粉再用醋调成糊状再用，每剂药可用3～5次，15次为1个疗程，适用于各型颈椎病。

施杞教授[2]通过对颈椎病防治的长期临床观察和相关实验研究，以《医宗金鉴》圣愈汤加减化裁分期从"痹"论治颈椎病取得了较好的效果。颈椎病早期，风寒湿三气杂至，营卫不和致项背强而不舒者，合桂枝加葛根汤治之。颈椎病中期，气滞血瘀致颈项部僵硬、疼痛、咽喉失畅者，合会厌逐瘀汤治之；瘀血挟风湿，痹阻经络致肩臂痛、腰腿痛，经久不愈者，合身痛逐瘀汤治之；湿热为病，肩背沉重，痛不可忍者，合当归拈痛汤治之；气虚血瘀致手足麻木不仁，肌肉萎缩，软弱无力者，合补阳还五汤治之；肝阳偏亢，肝风上扰致头痛头胀，耳鸣目眩者，合天麻钩藤饮治之；上焦瘀血内阻，日久不愈致头痛胸痛，胸闷呃逆，失眠不寐，心悸怔忡者，合血府逐瘀汤治之。颈椎病后期，恶血留于肝经，气机受阻，肝气不舒致胸胁裹束者，合复元活血汤治之；水热内结，痰热互结，气不得通致胸腹满痛，腑气不通，大便秘结者，合大、小陷胸汤治之；思虑过度，劳伤心脾，气血亏虚致心悸怔忡，健忘失眠，饮食少思，胸膈痞闷者，合归脾汤、越鞠丸治之；痹证日久，肝肾两虚，气血不足致颈腰痠痛，痿软无力，肢节屈伸不利，麻木不仁者，合独活寄生汤治之；肾中阴阳俱虚，虚火夹痰浊上犯，阻塞窍道，舌体强硬不能言语，筋骨软弱不能行走者，合地黄饮子治之；素体阳虚，营血不足，寒凝湿滞，痹阻于肌肉、筋骨、血脉致血虚寒凝者，合阳和汤治之；真阴不足，精髓亏损致头目眩晕，腰膝痠软者，合左归丸治之；肾阳不足，命门火衰致畏寒肢冷，腰膝痿软，肢节痹痛者，合右归丸治之。

赵和平教授[3]认为，颈椎病的病因病机主要有以下几个方面：①肾精亏损、肝血不足是发病的内因。肾主骨生髓，肾气盛肾精足则机体骨骼强健，即"肾实则骨有生气"（《外科集验方·服药通变方第一》）。肝主筋而为藏血之脏，肝血充足则筋脉强劲束骨而利关节，静则可以保护诸骨，充养骨髓；动则可以约束诸骨，免致活动过度，损伤关节。《素问·阴阳应象大论》曰："年四十，而阴气自半也"，主要指的就是肝肾精血的亏虚。本病也的确多见于40岁以上的中老年人。《证治准绳》曰："有风，有寒，有湿，有闪挫，有瘀血气滞，有痰积，皆标也，肾虚其本也。"可谓一语中的。②劳损外伤。《素问·宣明五气篇》云："五劳所伤，久视伤血，久卧伤气，久坐伤肉，久立伤骨，久行伤筋，是谓五劳所伤。"长期低头工作，姿势不良，或扭伤、跌打损伤导致局部气血不畅，筋骨失去滋养，久而久之，关节发生退变而形成本病。③太阳感邪。《素问·痹论》云："风寒湿三气杂至，合而为痹也。"颈椎为足太阳膀胱经所过之处，而膀胱经又为一身之藩篱，最易感受风寒湿诸邪，导致太阳经枢不利，而致颈项强痛，转侧不灵。其辨治要点主要有以下几点：①治虚——滋补肝肾，强筋壮骨。赵教授滋补肾阴喜用桑椹子、女贞子、旱莲草，认为这些药物味甘性凉，具有滋而不腻、补而不滞的特点，且药价低廉。精血亏甚者则用紫河车、炙龟板等血肉有情之品。同时赵教授也推崇张景岳"善补阳者，必阴中求阳，则阳得阴助而生化无穷；善补阴者，必于阳中求阴，则阴得阳升而泉源不竭"这一理论，常用补阴药配以仙茅、淫羊藿、狗脊等补肾助阳的祛风湿药治疗颈椎病，往往达到事半功倍的效果。②治风——内风宜熄，外风宜散。内风主要表现为头晕，多因肝肾阴虚、肝阳上亢、肝阳化风所致。赵教授常用煅龙齿、煅龙牡、天麻、钩藤等潜阳熄风治其标，滋补肾阴之品治其本。外风主要表现为颈、肩背及上肢的窜痛麻木。赵教授常用羌活、防风、白芷等辛温之品驱散外风，同时这些风药亦有升清阳、通血脉、解痉挛的作用。③治瘀——久痹入络，虫蚁搜剔。《灵枢·本脏篇》云："血和则经脉流行，营复阴阳，筋骨劲强，关节清利矣。"可见促使"血和"在治疗颈椎病中具有重要意义。赵教授治疗本病常用活血化瘀之品，如鸡血藤、川芎、三七粉等，赵教授很推崇叶天士"久痹入络"的观点，治疗久治不愈、比较顽固的颈椎病多配用虫蚁搜剔之品，如全蝎、炮山甲、蜈蚣、僵蚕等。因虫蚁之品善于走窜，其穿透筋骨、通达经络、破瘀消坚远非草木之品所能及。合理配用虫蚁搜剔之品常能提高疗效。④治湿——调理脾胃，以绝湿源。赵教授认为：湿邪常是本病难以速愈的原因所在。湿之来源主要有二，一为外感之湿，二为脾失健运，内生之湿。外感之湿虽可以风药散之，但如果脾运不及，仍易招致外湿。故赵教授认为："治湿不治脾,非其治也。"脾健自可以绝生湿之源。赵教授在治疗颈椎病的过程中,应用健脾和胃药每贯彻始终,常用药物为砂仁、白豆蔻、焦术、鸡内金、焦三仙等。赵教授经过30余年的临床观察与研究,创制了治疗颈椎病的良方——葛根颈痹汤。其药物组成有:葛根、白芍、桂枝、川芎、羌活、鸡血藤、海风藤、络石藤、僵蚕、全蝎、桑椹子、女贞子、旱莲草、仙茅、淫羊藿、焦白术。加减:肾精亏甚者,加炙龟板、紫河车;肾阳虚者,加狗脊、川断、杜仲;湿盛者,加茯苓、泽泻;头晕失眠者,加煅龙齿、煅龙牡、钩藤;瘀血较甚者,加广三七粉、制乳没。此外,赵教授在应用上方治疗颈椎病的同时,亦不废外治。他常嘱患者把药渣装入布袋中加白酒少许蒸热外敷,每能迅速止痛,缩短病程。赵教授治疗本病一般先让病人服汤剂,此急则治其标,待症状缓解后,常给病人配制几个月的丸药令服,此缓则治其本,常获佳效。

(三)其他疗法

1.单方验方

颈舒汤[4](胡剑华教授方):

组成:葛根15g,当归15g,狗脊20g,桂枝10g,炒白术12g,白芍15g,黄芪30g,茯苓20g,全蝎粉3g(装胶囊,用药汁分3次吞服)。上药水煎3次,将3次药汁混合,分3次温服,每日1剂。7剂为1个疗程,疗程间隔2d。

功能:补气血、益肝肾、祛风寒、化痰湿、活瘀血、通经络。

主治:颈椎病(脊髓型除外)。

加减:神经根型,加桑枝15g,羌活10g,防风10g,细辛3g;椎动脉型,加丹参15g,川芎10g;交感神经型,加枸杞15g,淫羊藿10g,山药20g。

现代中药药理研究证明,颈舒汤中黄芪、当归、全蝎、狗脊可以改善血液循环、降低血液黏度、抑制血小板聚集;桂枝、茯苓、白术可降血脂、增加动脉弹性;葛根、白芍、甘草可缓解血管肌肉痉挛、改善微循环。在活血化瘀药中加入祛风寒、除湿、化痰药对炎症反应所表现的毛细血管渗透性亢进、组织液渗出、局部肿胀均有显著的疗效。

2.针灸疗法

针灸治疗虽不能从根本上治愈本病，但本法可起到舒筋活络、调和气血、消炎止痛的作用。

主穴：风池、大椎、天柱、阿是穴。

配穴：风寒较甚者，加风府、曲池、外关；寒湿甚者加足三里、阴陵泉、曲池；肝肾亏虚者加肾俞、肝俞、太溪、太冲；肝阳上亢者加太冲、太溪、风池、百会；挟瘀者，加膈俞、血海、三阴交；瘀滞较甚者，可刺络拔罐。为了加强疗效，针刺后可以配合施灸，或加用电针。

3.推拿疗法

治宜舒筋活血，理筋整复，消除肿胀，分解粘连。①分别按柔风池、肩中俞、天宗、肩髃、曲池、合谷等穴位约30s。②施法于患者两侧的肩部，同时配合颈部的前屈、后伸、左右侧屈及旋转的被动活动5～10min。③施端提牵引法于患者，每次约1min，共3次。④提拿两侧风池、肩井，并搓患者肩及前臂，反复10次。

4.牵引疗法

颈椎牵引方法一般分为2种，即坐位牵引和卧位牵引。通过枕颌布吊带套在病人的枕部和下颌部进行牵引。重量从4kg开始，随疗程逐渐加至10kg。牵引时间为每日20～40min，10次为1个疗程。根据情况可治疗1～3个疗程。

坐位牵引时，患者坐于牵引架下椅子上，套上枕颌布吊带，牵引绳通过两个滑轮后，尾端接上牵引重量。

卧位牵引时，患者仰卧于床上，抬高床头20cm，患者头下置一薄枕，套上枕颌布吊带，牵引绳通过床头牵引架上的滑轮，尾端接上牵引重量。因摩擦力缘故，卧位牵引重量需略大于坐位牵引时的重量。本法可被动扩大椎间隙、椎间孔，减轻神经根压迫刺激，利于水肿消除，也可松解局部粘连，并调整脊椎的内外平衡。如牵引后症状加重，不宜再用。

5.药膏外贴法

(1)冬病夏治1号(赵和平经验方):生草乌21g,生川乌21g,生南星21g,细辛12g,白芷12g,延胡索12g,冰片1g,上述诸药,共为细末,以陈醋或姜汁调匀外贴于患处。

(2)伸筋活络膏(经验方):熟地75g,狗脊50g,制乳香50g,制没药50g,土鳖虫20g,制马钱子20g,羌活30g,独活30g,细辛20g,川椒20g,川乌20g,草乌20g,艾叶20g,防风20g,红花30g,威灵仙50g,杜仲50g,上述诸药,共研细末,以饴糖或蜂蜜调匀后外摊于患处。

本法可活血化瘀、通络止痛、祛风散寒,对各型颈椎病均可起到较好的辅助治疗作用。因其可改善局部肌肉痉挛,促进血液循环,缓解局部症状。

6.塌渍疗法

止痛散(《医宗金鉴》方):防风、荆芥、当归、艾叶、牡丹皮、鹤虱、升麻各20g,透骨草、赤芍、苦参各30g,川椒10g,甘草10g,海桐皮20g,上药共为粗末,搅匀,装布袋封口,上笼蒸热后外敷于患处,每次使用半小时,凉后加热继续使用。本方具有舒筋活络、活血止痛之功。

7.中药外洗法

药物组成:葛根30g,威灵仙30g,防风30g,桑枝30g,桂枝30g,当归30g,细辛30g,老鹳草60g。

用法:将上药倒入盆中,加水3 000mL浸泡30min,煎沸15min,用毛巾蘸药水趁热洗敷颈肩部,凉后可以反复加热,水少后可加水。每天2次,每次30min。1剂药可洗3d。

8.药枕疗法

药物组成:

方一:生川乌、生草乌、桂枝、红花各30g,芒硝、细辛各20g,樟脑15g,雷公藤60g。

方二:川芎150g,吴茱萸30g,川乌、草乌、当归、没药、细辛各20g,

威灵仙、甘草各 10g,冰片、樟脑各 10g,薄荷 20g。

制作方法:取桑树木材制成 36cm × 18cm × 6cm 的拱形枕头,中间制成 8cm × 12cm × 2.5cm 的小槽;用绸布适量。先将方一中诸药共研末,入白酒 6 000mL,浸泡 10d 后,置木枕和绸布于药液中再浸泡 10d,然后取出晾干。将方二中前 9 味共研粉末,用醋在微火上炒至有焦味时加入冰片、樟脑及薄荷粉拌匀。然后用晾干的绸布包方二药末放入木槽中,夜枕,白天用塑料袋封装。每个木枕配装的药物使用期为 3 个月。

9.中药离子导入疗法

制川乌 20g,制草乌 20g,羌活 30g,独活 30g,细辛 15g,威灵仙 20g,透骨草 30g,伸筋草 30g,葛根 30g,桂枝 30g,白芍 30g,鸡血藤 30g,丹参 25g,赤芍 25g。上药加水 1 500mL,煎至 1 000mL,过滤后浓缩至 500mL 备用。治疗时患者取俯卧位,以 10cm × 12cm 的绒布垫浸透药液,水平放置在颈部病变部位,上置一铅板接于电疗机的阳极,肩胛部(患侧)亦置一湿绒布垫及铅板,接于电疗机的阴极。最初电流量 15 ~ 20mA,以后可逐渐减至 10mA,每次治疗时间为 25 ~ 30min,每天 1 次,10d 为 1 个疗程。

本法可以温阳散寒除湿、通络止痛,能改善局部的血液循环,促进炎性介质的代谢、消除水肿,对颈椎病所致的颈肩臂麻木、疼痛、颈肌痉挛、颈部僵硬者,疗效较好。

10.物理治疗

可采用超短波、磁疗、蜡疗、红外线疗法,低、中频脉冲电刺激疗法、水疗等疗法治疗,可消炎消肿,镇痉止痛,缓解肌肉痉挛,降低纤维结缔组织张力,松解粘连,软化瘢痕,以起到促进神经、肌肉和关节运动功能恢复的作用。

四、调摄与护理

颈椎病病程比较长,椎间盘的退变、骨刺的生长、韧带钙化等与年龄增长、机体老化有关。病情常有反复,发作时症状可能比较重,影响日常生活和休息。因此,医者要给病人讲清导致本病发作和加重的因素,尽力避免之,并鼓励患者消除恐惧悲观心理,树立战胜疾病的信心,配合医者的治疗,才能取得较为稳固的疗效。同时,在日常生活中,应该注意以下几点。

(一)纠正不良姿势

颈肩部软组织慢性劳损,是发生颈椎病的病理基础。生活中的不良姿势是形成慢性劳损的主要原因之一,所以纠正日常生活中的不良姿势,对预防颈椎病有十分重要的意义。

人类有 1/4～1/3 的时间是在睡眠中度过的,因此,保持良好的睡眠体位,对减缓颈椎的退行性改变、预防颈椎病的发生具有十分重要的意义。比较理想的睡眠体位是仰卧。对不习惯仰卧者,也可采取侧卧位,不能采取俯卧位。枕头不可过高或过低,枕头的高低直接影响着能否在睡眠中保持颈椎生理性前凸的体位,防止引起或加速健康人颈椎的退行性改变,尤其是在颈椎病患者的治疗过程中更应根据病情适当调整枕头的高低。一般来说,以运动障碍为主,即对脊髓前方形成压迫者,枕头可略低些;以四肢麻痛等感觉障碍为主,即对脊髓后方形成压迫者,枕头可略高些;若为发育性颈椎管狭窄伴有椎体后缘骨赘形成者,则枕头不宜过高或过低,以生理位为好。

(二)避免外伤

头颈部跌打伤、碰击伤,均可发生颈椎及其周围软组织损伤,直接或间接引起颈椎病,故应积极预防。乘车外出应系好安全带并避免在车上睡觉,以免急刹车时因颈部肌肉松弛而损伤颈椎。出现颈肩臂痛时,在明确诊断并排除外颈椎管狭窄后,可行轻柔按摩,避免过重的旋转手法,以免损伤椎间盘。

(三)避免长期低头姿势

平时要注意避免长时间低头工作,银行与财会专业人士、办公室伏案工作者、学生、电脑操作者等人员,这种体位使颈部肌肉、韧带长时间受到牵拉而劳损,促使颈椎椎间盘发生退变。工作 1h 左右后改变一下体位。改变不良的工作和生活习惯,如卧在床上阅读、看电视等。

(四)加强颈部锻炼

在工作和学习之余,可以做颈椎病徒手医疗体操,主要有以下几个动作。①与项争力:两肘屈曲,双手十指交叉抱头于后枕部,两腿分开与肩宽。头用力后仰,双手同时给头一定的阻力。重复 12 ~ 16 次。②回头望月:两腿分开与肩同宽,两臂自然下垂,两腿微曲,左手上举,手掌置头后,右手背置腰背后,上体前倾45°,左右旋转,头随旋转向后上方做望月状,重复 6 ~ 8 次。③托天按地:两腿并立,两臂自然下垂,右肘屈曲,掌心向上,伸直肘,掌向上托起;左肘微曲,左手用力下按,头同时后仰,向上看天,左右交替,重复 6 ~ 8 次。④前伸探海:两腿分立与肩宽,双手叉腰,头颈前伸并转向右下方,双目向前下视。左右交替,重复 6 ~ 8 次。⑤伸颈拔背:两腿分立与肩宽,双手叉腰,头顶部向上伸,如顶球,每次持续 3 ~ 5s,重复 12 ~ 16 次。⑥金狮摇头:两腿分立与肩宽,双手叉腰,头颈放松,缓慢做大幅度环转运动,依顺时针和逆时针方向交替进行,各 6 ~ 8 次。

(五)避免风寒、潮湿

防寒保暖对于防治颈椎病有着非常重要的意义,尤其是初夏或晚秋在户外休息时,由于气温多变,易受凉而引起颈部肌肉痉挛或风湿性改变,从而造成颈椎内外平衡失调而加速颈椎的退行性变。平时应注意避免风扇、空调直接吹向颈部,出汗后不要直接吹冷风,或用冷水冲洗头颈部,或在凉枕上睡觉。

参考文献:

[1]景瑛,王中男,等.任继学治疗颈椎病经验[J].中医杂志,2008,49(10):873-874.

[2]吴戣等.施杞运用圣愈汤治疗颈椎病学术思想探析[J].中医文献杂志,2010,(4):46.

[3]高立珍.赵和平治疗颈椎病经验[J].甘肃中医,2009,22(5):14-15.

[4]陈廷贵.中国当代名医名方录[M].北京:北京科学技术出版社,2008:406.

第五节　肩周炎

肩关节周围炎(Periarthrire Scapu-lohumerale),简称"肩周炎",是肩关节及周围软组织退行性改变所引起的广泛的炎症反应,以肩关节疼痛、活动受限,甚至肌肉萎缩与痉挛为主要特征的慢性疾病。本病急性期疼痛多较剧烈,患者常在夜间痛醒,难以入睡。早期因肩关节周围疼痛会引起局部肌肉痉挛,使肩关节活动受限;后期肩关节周围软组织广泛粘连,导致上肢活动受限,病程较久者,可出现肩部肌肉萎缩,部分患者留有不同程度的肩关节功能障碍。

本病多发生于 50 岁左右,故亦称为"五十肩",据临床所见,70 岁以上老人则较少见,且女性多于男性,左侧多于右侧,双侧同时发生者更为少见。有人认为本病是一种自限性疾病,经过数月以上时间后,多可自愈。本病虽有自愈倾向,但及时治疗亦很重要,及时有效的治疗可明显缩短病程,减轻患者痛苦。

肩周炎属于中医学"痹证"的范畴,又称为"冻结肩"、"漏肩风"和"锁肩风"等。晋代皇甫谧《针灸甲乙经》中称其为"肩胛周痹",并描述其症状为"肩痛不可举,引缺盆痛"。对本病的治疗,中医疗法可谓丰富多彩,除了辨证中药外,还有针灸、药熨、熏洗、推拿等多种较为系统的治法。

一、病因病机

疾病的发生不外乎内因与外因,内因是发病的基础,外因是发病的条件。本病的发生与肝肾亏虚、气血虚衰、外感风寒湿邪及外伤劳损等有关。如《医宗金鉴》指出"肩背痛有经络气滞、气虚、血虚以及兼风、兼痰"等症候。

(一)肝肾亏虚

肝藏血、主筋,肝血充盈,肢体的筋才能得到充分的濡养;肾主骨、生髓,骨的生长、发育、修复均依赖肾所藏精气的营养和推动。"七七肾气衰",人到 50 岁左右,肝肾精血开始衰退,筋脉得不到充分滋养,日久则筋骨衰颓,如再感邪,筋脉气血运行不畅,则导致本病发生。如《中藏经·五痹》曰:"肾气内消……精气日衰,则邪气妄入。"

(二)气血不足

脾胃主一身之气血,年届五旬,脾胃虚弱,气血生化功能减退,极易造成气血虚衰,脾之运化功能减退,易造成水湿内停,聚而生痰,停痰留瘀,痰瘀结于筋脉,阻于肩部,可致肩痛缠绵不愈。正如宋代王怀隐《太平圣惠方》所说:"夫劳倦之人,表里多虚,血气衰弱,腠理疏泄,风邪易侵……随其所感,而众痹生焉。"

(三)邪气外侵

在肝血肾精不足和气血虚衰的基础上,再久居湿地,中风冒雨,睡卧露肩等,均可致外邪内侵,寒湿留滞于筋脉,血受寒则凝,寒主收引,故脉络拘急而痛;寒湿之邪侵淫于筋肉关节,以致关节屈伸不利,如张子和《儒门事亲》曰:"此疾之作,多在四时阴雨之时,及三月九月,太阴寒水用事之月,故草枯水寒如甚,或濒水之地,劳力之人,辛苦失度,触冒风雨,寝处潮湿,痹从外入。"

二、诊断要点

(一)临床表现

肩周炎呈慢性发病,多数无外伤史,少数可有轻微外伤。多为单侧发病,以左侧较为多见,少数患者可双侧同时发病,病症痊愈后很少再复发。发病前可有肩部受寒或外伤史,部分患者无任何诱因而发病。根据肩周炎的发生与发展,通常分为急性期、慢性期、恢复期 3 期。各期之间无明显界限,病程长短不一,因人而异。

1.急 性 期

急性期又称冻结开始期。特点是起病急骤,疼痛较重或肩关节不适及束缚感,肌肉痉挛,以致肩关节活动受限,也有发病缓慢者。有些患者的疼痛可扩大到枕部、腕部或手指;有的可放射至后背、肱三头肌或肱二头肌以及前臂的伸面,有些患者夜间痛甚,影响睡眠。肩关节外展,外旋和内旋的功能受限明显,活动范围减小,活动时疼痛可明显加重。

2.慢性期

又称冻结期、粘连期。此期肩痛逐渐轻减,而夜间疼痛仍重,肩关节活动时疼痛加剧,关节功能进一步受限,甚至完全受到障碍,呈"冻结"状态。一般当侧卧位患者肩受压不再疼痛时,表明已进入此期。病程较久者,患侧上肢可有不同程度的肌肉萎缩,严重者可出现肩肱关节和肩胛骨与胸壁结构活动的"肩胸联动征",有些肩关节的功能基本丧失。本期病程长短不一,可持续数周、数月甚至1年以上。

3.恢复期

又称解冻期。此期疼痛逐步缓解乃至消失,肩关节的功能逐渐恢复,有些患者的肩功能可恢复正常或接近正常,部分患者留有不同程度的肩关节功能障碍。

(二)诊断标准

参照《新编实用骨科学》[1](第二版)。

1.症状与体征

该病呈慢性发病,多数无外伤史,少数仅有轻微外伤。主要症状是逐渐加重的肩部疼痛及肩关节活动障碍。

(1)疼痛位于肩前外侧,有时可放射至肘、手及肩胛区,但无感觉障碍。夜间疼痛加重,影响睡眠;不敢患侧卧位。持续疼痛可引起肌肉痉挛和肌肉萎缩。肩前、后方,肩峰下,三角肌止点处有压痛,而以肱二头肌长头腱部压痛最明显,当上臂外展、外旋、后伸时疼痛加剧。

(2)早期肩关节活动仅对内、外旋有轻度影响,检查时应固定肩胛骨,两侧比较。晚期上臂处于内旋位,各个方向活动均受限,但以外展、内外旋受限明显,前后方向的活动一般是存在的。此时肩部肌肉明显萎缩,有时因并发血管痉挛而发生上肢血循环障碍,出现前臂及手部肿胀、发凉及手指活动疼痛等症状。

2.X线检查

可无明显异常。肩关节造影则有肩关节囊收缩、关节囊下部皱褶消失,肩周炎后期可出现严重的骨质疏松改变,特别是肱骨近端,重者有类似"溶骨性"破坏的表现,但通过病史及局部查体很容易与骨肿瘤鉴别开来。

三、治 疗

(一)辨证论治

本病乃由老年体弱、气血亏虚、风寒湿邪侵袭机体、闭阻经络、气血运行不畅所致。虽病邪各异,病程长短不一,临床症候不同,但总的治则应是:扶正祛邪,疏通经络气血。具体治法当是:疏风祛湿、温经散寒、活血通络、补益气血,宜随证选用。

1.风寒湿闭阻证

症状:肩部疼痛,向颈部及前臂放射,痛处不移,遇寒剧痛,得热则减,舌质淡胖,苔薄白或白腻,脉弦紧。

治法:祛风散寒,利湿通络。

方药:蠲痹汤加减。

组成:生黄芪30g,羌活10g,防风10g,桑枝30g,姜黄15g,桂枝10g,赤芍10g,当归10g,细辛6g,炙甘草6g。

加减:寒盛,加制附子10g、干姜10g,以温阳散寒;湿盛,加苍术15g、薏苡仁30g,以燥湿利湿;风盛,加乌梢蛇10g、海风藤30g,以祛风通络;痛甚者,加全蝎6g、延胡索15g,通络止痛。

按:本证多因年老体弱、气血亏虚、风寒湿邪乘虚入袭所致。气血为寒湿之邪闭阻,不通则痛。方中以生黄芪、当归补气养血,扶助正气;羌活、防风、细辛、姜黄等祛风除湿,散寒止痛;赤芍活血,血行风自灭；桂枝、桑枝以枝达肢，通经入络；甘草调和诸药，诸药相伍，温而不燥，祛邪而不伤正。

2.寒凝血瘀证

症状：患肩刺痛，固定不移，痛处拒按，动则痛剧，昼轻夜重，上肢活动受限，重者梳头、穿衣困难，舌质紫瘀，舌薄白，脉沉涩。

治法：温经散寒，活血舒筋。

方药：乌头汤合活络效灵丹加减。

组成：制川乌10g(先煎)，麻黄10g，黄芪30g，白芍30g，甘草10g，丹参30g，当归15g，乳香10g，没药10g，鸡血藤30g，蜂蜜30g。

加减：寒邪较甚者，加附子10g、桂枝20g，以温通经脉、散寒止痛；体弱虚甚者，加红参15g，配合黄芪以补气生血；久病入络，加蜈蚣1条、全蝎6g，以搜风通络。

按：疼痛固着不移、刺痛、疼痛夜甚为本证的特点。舌质紫暗为血行不畅，脉沉涩为寒凝血瘀之象。故用乌头、麻黄辛温大热之品为主，温经散寒止痛；丹参、当归、乳香、没药、鸡血藤活血化瘀，通络止痛；蜂蜜可减轻川乌之毒性，且能护胃。全方具有温经散寒、活血止痛之功效。

3.气血亏虚、肝肾不足证

症状：患肩酸痛，时轻时重，缠绵不愈，患侧上肢肌肉萎缩无力，腰膝酸软，面色少华，舌质淡红，苔薄白，脉沉细。

治法：补肝肾，益气血，通经络。

方药：独活寄生汤加减。

组成：独活30g，桑寄生30g，秦艽15g，防风10g，细辛6g，当归10g，芍药30g，川芎10g，熟地黄15g，杜仲15g，桂枝10g，党参15g，茯苓15g，甘草10g。

加减：肾阳虚者，加用鹿衔草30g、淫羊藿30g，以补肾填髓、温阳散寒；气虚明显者，加黄芪30g，以益气扶正。

按：本病的病理基础是气血亏虚、肝肾不足，即正气亏虚，而独活寄生汤既能补肝肾、益气血，又能祛风湿、通经络，可谓标本兼治，用于本证较为妥帖。独活为祛风湿之良药,其实它不只是走下肢,病在上下肢均有效果。

(二)医家经验

廉玉麟教授[2]根据肩关节周围软组织有无粘连,将肩周炎的病理过程分为急性期(无粘连期)和稳定期(粘连期)2 期。急性期:廉教授认为此期即为中医的漏肩风,多由受风寒引起,为肩周炎的初期,是急性炎性改变过程。疼痛严重,局部有压痛,活动起来疼痛加重,但活动不受限。针刺治疗以远端穴为主,配合局部穴。①主穴:中平(健侧):足三里下 1 寸,距胫骨前嵴旁开 1.5 横指。操作方法:患者坐位,选取长 30mm 的毫针,直刺中平穴,施捻转提插泻法,使针感延胫腓骨之间向足部传导,且同时让患者最大限度活动患肢。5 ～ 10min 行一次针,同时活动一次患肢,此过程约 30min。②局部肩关节围刺:取肩部腧穴如肩髃、肩髎、臂臑、臑俞、肩贞等,直刺 0.5 ～ 0.8 寸。稳定期:廉教授认为,此为中医的冻结肩、凝结肩、肩凝,若漏肩风病情持续发展,久治不愈,肩关节周围软组织出现粘连,活动明显受限,但无法说出哪一点疼,称为冻结肩或凝结肩。针刺治疗只局部取穴。①主穴:"肩三透"即肩髃透极泉,肩髎透臂臑,臑俞透肩贞。操作方法:患者坐位,患肢肘关节屈曲,医者用左手托起患者前臂,用力向患者后方推移,使肱骨与躯干呈 30°～ 45°角,固定此体位。选取长 60mm 的芒针从肩髃缓慢进针,针尖向极泉方向透刺,以极泉穴皮下能摸到针尖为度,施捻转提插泻法,同时嘱患者活动肩关节,反复数次后出针。同样方法取肩髎透臂臑,臑俞透肩贞。②肩关节周围围刺作为配穴同上。两期均可在针刺后局部刺络放血,一般取肩髃、肩髎、臑俞。

杨顺益教授[3]擅长针灸、推拿、中药治疗肩关节周围炎。其治疗肩周炎经验如下:

(1)放血。杨顺益老师非常重视放血疗法的临床应用,他认为肱二肌长头腱鞘炎、冈上肌肌腱炎、三角肌下滑囊炎等疾病,病变部位局限表浅,气血郁滞于一隅或寒邪侵袭肌表,邪实宜祛之,祛邪莫过刺络放血。寻找肩关节周围明显的痛点或压痛点,可以用粗的注射针头或梅花针在痛点或压痛点周围刺破皮肤或叩刺，刺后拔罐。杨顺益老师认为出血量越大，疗效越显著。

（2）针灸。杨顺益老师认为，皮、肉邪气易于祛除，而深藏于筋骨间的病邪则不易祛除。针刺取穴重视阿是穴的选择，可以选用短刺法，《灵枢·官针》指出"短刺者，刺骨痹，稍摇而深之，致针骨所，以上下摩骨也"，本病多病在筋骨，需刺至骨和筋才可取得较好的疗效。杨顺益老师一般选用较粗的毫针，直刺压痛点，捻转取得较强针感后，出针再刺另一穴，该方法对于早期肩部痛点明显时的效果尤其快捷。病久肩关节活动受限者，杨顺益老师通常取肩髎、肩前、肩后穴（肩三针），配合曲池、合谷、天宗、阿是穴，针刺肩三针时向肩关节的关节囊深刺，并加电针疏密波给予较强的刺激，加温针灸可提高疗效。杨顺益老师所用肩前、肩后经验穴位置：肩前为前腋纹端与肩髎连线中点，肩后为后腋纹端与肩髎连线中点。

（3）推拿。杨顺益老师认为，推拿对急性期有肩关节部位肌肉弥漫性肿胀患者不宜使用，而其他情况必须配合使用。推拿手法根据患者身体具体情况决定手法的轻重和种类。对于肌肉瘦弱者，不宜重手法，可予滚法、揉法温和刺激，以较重手法按压肩胛部的靶点穴位（位于肩胛骨冈下窝，肩胛冈中外 1/3 交接处，向下 1.5 寸凹陷中，以拇指按之可使患侧上肢出现麻胀感），使患肢末端有麻胀感，治疗应循序渐进，嘱其自行加强锻炼，不可求快而采用刚猛手法，以免伤及筋骨，加重病情。对于肌肉较丰厚者，手法治疗应遵循由轻至重的顺序。开始予滚法、揉法等温和手法，待患者适应后，再着重在肩上斜方肌、肩前肱二头肌及肩袖诸多小肌肉部位，以弹筋手法重刺激以强通其经络；以理筋手法施于肩前喙突外侧痛点，肩后圆肌起点处痛点分离粘连，按压肩胛骨上靶点穴位，并施以摇法，循序渐进增大活动范围。杨顺益老师传授的弹筋手法操作：以拇、示二指或拇、示、中三指，用平稳的力量，将肌肉、肌腱或神经提起，然后迅速自拇、示二指之间弹出如弓弦状，即谓之弹筋。每处弹 1～3 次即可。弹筋后，并给予理筋，以解除不适感。手法操作后能使血脉流通，筋络宣通，肩关节部位可有发热感。

（4）汤药。杨顺益老师认为，对于肱二头肌长头腱鞘炎、喙突炎、冈上肌腱炎、冈上肌腱钙化及肩峰下滑囊炎等疾患，通过放血、针灸、推拿治疗症状一般较快消失。而冻结肩完全痊愈则不容易，需要配合中药汤剂治疗。杨顺益老师认为，冻结肩急性发作期，肩关节周围各肌肉韧带痉挛，疼痛明显；慢性期或功能恢复期则出现软组织粘连、萎缩及无力等表现。急性发作期以芍药甘草汤加味，缓解肌肉痉挛，养血柔筋，疏经通络。药物组成：白芍药45g，炙甘草15g，当归30g，川芎10g，羌活15g，芥子15g，陈皮10g，黄芪30g，姜黄15g，桂枝10g。疼痛较剧者可加全蝎6g、蜈蚣2条研粉冲入汤剂服用。慢性期或功能恢复期采用补气养血，温阳通脉，化痰补肾法。药物组成：当归45g，白芍药45g，秦艽15g，柴胡20g，陈皮20g，法半夏15g，制附子10g，芥子15g，羌活15g，黄芪60g，威灵仙30g，淫羊藿15g，怀牛膝15g，菟丝子15g，枸杞子15g。

（三）其他疗法

1.验方治疗

（1）肩凝散（任之堂方）。

组成：穿山甲5g，延胡索5g，丹参5g，当归5g，乳香5g，没药5g，川芎5g，羌活5g，细辛5g，生麻黄5g，威灵仙5g，制马钱子3g，桑枝3g，桂枝3g。

功效：散寒除湿，活血定痛。

用法：按上述比例，将药材共为细粉，黄酒冲服，每次5g，每日3次，10d一疗程。

（2）肩凝汤（娄多峰方）。

组成：羌活18g，桂枝15g，生地黄21g，透骨草30g，鸡血藤30g，当归18g，丹参30g，香附12g。

功效：祛风散寒，养血柔筋，活血通络。

主治：肩周炎，风寒痹阻，筋脉失濡。症见肩痛，活动受限，局部怕冷，舌质淡，苔薄，脉弦细。

加减：外伤瘀血痛甚加制乳没各9g；寒痛甚加制川草乌各9g；有热加忍冬藤60g、桑枝60g；痉挛痛加蜈蚣3条、白芍30g；气虚加黄芪30g。

（3）臂痛汤（杨希贤方）。

组成：桑寄生10g，牛膝10g，忍冬藤15g，防己12g，小桑枝10g，桂枝6g，左秦艽10g，甘草6g。

功效：祛风止痛。

主治：风湿痹痛，肩臂痛，上举困难。

（4）乳香黄芪散（《医宗金鉴》方）。

组成：当归20g，白芍（炒）20g，人参15g，生黄芪30g，川芎10g，熟地黄20g，乳香10g，没药10g，陈皮15g，粟壳5g，甘草10g。

功效：益气养血，活血定痛。

加减：早期见脉浮者加桂枝15g，姜黄20g，羌活15g，丹参30g；脉滑者加瓜蒌30g，香附10g，苍术10g。若邪气入里、侵及筋骨则只用乳香黄芪散原方即可。可根据患者体质酌情增加米壳用量，但不得超过15g，部分患者出现恶心、呕吐与米壳用量过大有关。

按：本方为《医宗金鉴·外科心法要诀》之肿疡主治类方："此方治癌症发背诸毒，疔疮疼痛不可忍者，乃气虚不胜毒之故。服之未成即消，已成即溃，不用刀砭，恶肉自脱。并治打扑损伤，筋骨疼痛之证。当归一钱，白芍（炒）一钱，人参一钱，生黄芪一钱，川芎一钱，熟地一钱，乳香五分，没药五分，陈皮一钱，粟壳（去筋膜蜜炙）一钱，甘草节一钱。"方中剂量为王选章教授所定。

2.针灸疗法

针灸疗法之一：贺普仁针刺治疗肩周炎方。

（1）穴位：条口（患侧）。

功能：祛风散寒，通调经络。

主治：肩周炎之轻症。症见：近期发病，以肩部轻微疼痛，逐渐加重，或局部发凉以及肩部沉重不适等。有的患者出现上肢活动受限，抬举轻微困难。

操作：用3寸28号针，单手快速进针，针向承山，直刺2寸多，用平补平泻手法,得气后出针,10 次为一疗程。

(2)穴位:条口,肩部阿是穴。

功能:温经补气,祛邪通络。

主治:肩周炎之重症。症见:发病大多 3 个月以上,肩部疼痛剧烈,入夜为甚,局部压痛明显,并有凉感,得温则稍缓,肩部各方向运动均受限,穿衣、梳头、系裤带都困难。

操作:条口操作同轻症,局部阿是穴用中号火针点刺。隔 1d 或 2d 治疗 1 次,10 次为一疗程,5 ～ 10 个疗程可愈。

(3)穴位:膏肓(患侧),局部阿是穴。

功能:扶正祛虚,兼以通经活络。

主治:肩周炎之顽症。症见:发病多在半年以上,肩痛连绵不已,肩臂沉重,活动受限,不能高举,局部畏寒怕凉,多数伴全身乏力、气短、食欲不振等。

操作:用 3 寸 29 号毫针,从患侧膏肓穴进针,沿肩胛骨后侧缘向肩部平刺,使肩周产生酸麻胀感。留针 30min,局部阿是穴火针点刺,隔 2d 治疗 1 次,15d 为一疗程,一般要治疗 5 ～ 10 个疗程。

针灸疗法之二:

主穴:肩贞、肩髎、肩髃外加阿是穴。

配穴:肩井、天宗、手三里、曲池。

针法:先针刺肩部三穴,用泻法令其针感传至手指,根据肩痛的程度,可酌情增加 2 ～ 3 个穴位,每日 1 次,10d 为一疗程。配合电针或艾灸常可加强疗效。

3.刺血疗法

取穴:尺泽、曲池、曲泽任选一穴。

操作方法:选择穴位周围有瘀血现象的静脉血管,局部常规消毒,用小号三棱针刺入静脉血管壁,即流出 5 ～ 10mL 暗紫色瘀血,出血量和病情、体质有关,血止拔罐 5min,去罐后用盐水棉球擦洗针孔血迹,10d 后可行第二次。大多数患者经一次治疗即可明显改善,多数病人经两三次治疗可获得显著效果。

4.穴位注射疗法

取穴:天宗穴。

操作方法:可选用甲钴胺或当归注射液或麝香注射液或祖师麻注射液进行穴位注射。注射 0.5 ~ 1mL,每日 1 次,7 次为一疗程。

甲钴胺的主要成分是维生素B_{12},功能是营养神经,维护神经系统的健康,促进代谢,有助于减少肩部肌肉、神经的疼痛感,增强疗效。当归、麝香、祖师麻等注射液具有抗炎、镇痛作用。天宗穴为手太阳小肠经的穴位,小肠经"上循臑外后廉,出肩解,绕肩胛,交肩上,入缺盆……"。以此穴进行穴位注射可直达病所,达到活血通络、祛风除湿的作用。穴位注射既能发挥药物的作用,又能配合针刺的特异性作用,对机体功能整体调节,使局部血管扩张,增加局部血液供应,促进新陈代谢,消除无菌性炎症、水肿,阻断疼痛的恶性循环,从而达到较好的止痛作用。

5.推拿疗法

(1)拨筋刮筋法:患者取坐位自然下垂上肢,医者用一手扶患肩,另一手的示、中指卡在三角肌上,自肩峰向下行拨筋手法,重复 3 ~ 5 次。然后使患侧的肘关节屈曲 90°,放置在医者的膝部并使肩外展近 90°,医者一手的拇指屈曲,放在肱骨结节间沟部位,另一手的掌心压在屈曲的拇指背上,以臂力推动拇指,推刮 3 ~ 4 次,使力劲而柔,力达深部,以起到拨筋效果。拨筋和刮筋手法,有舒筋活络、消炎镇痛的作用。

(2)推顺通络法:用手掌或拇指,从腕部向肩部直推数次至十几次。再在肩部依次采用搓、滚、揉、按的舒筋通络手法,数遍至十几遍。

(3)牵抖弹拨法:患者取坐位,医者双手握住患者的双侧手腕,一边用力向下牵引上肢,一边用力均匀颤动患肢 3 ~ 5 次。再用弹筋的手法,依次弹动患侧的肩前筋、外侧筋、腋后或腋下筋及肩胛内上角诸筋,最后提弹斜方肌或胸大肌。

(4)点穴解痉法:取肩井、天宗、曲池、合谷等穴位,用点按手法解除肌肉痉挛。

(5)屈肘旋肩法:患者取坐位,术者立其身后,以右侧为例,术者右手的虎口背托于患者的右腕上,屈肘内收并带动患者屈肘,患者肘关节的活动随术者肘关节的屈伸而屈伸,先出胸前内收和逐渐上举,再缓慢外旋、外展和后伸,幅度由小变大,重复数遍。

6.中药外敷

组成:生川乌 30g,生草乌 30g,生南星 30g,细辛 30g,肉桂 30g,甘松 20g,威灵仙 50g,樟脑 30g,川芎 15g,延胡索 15g,白芥子 10g。

用法:上药共为细面,陈醋或姜汁调至糊状,用伤湿止痛膏或专用敷贴固定。贴敷于患者最痛处,一般可贴 4 ～ 24h,如果患者有烧灼感或痒感可随时揭掉,每天一贴,10d 为一疗程。

7.熏洗疗法

组成:鬼箭羽 30g,桂枝 30g,红花 15g,木瓜 30g,晚蚕沙 15g,红藤 30g,黄酒 500g。

用法:上药加清水适量浸泡 30min,再加水黄酒煎沸后,备用。趁热熏洗患处,冷则加热再熏再洗,每次熏洗 30min,每日 1 次。每剂可连用 3d。

本方可祛风散寒、活血化瘀、通经活络,对肩周炎有一定疗效。

四、调摄与护理

(一)健康教育

对于肩周炎而言,预防复发相当重要,因此要告之患者相关预防知识。保持良好的姿势,了解并维持正确的坐立姿势,尽量减少长时间的伏案工作。正确的运动维持性训练对预防肩周炎的发生,特别是预防复发有着极为重要的作用。建议有条件的患者平时可以多游泳,开始可以在水池中做上肢体操,待活动度有所改善后开始慢慢游泳,最后改为仰泳。如此训练可扩大关节的活动范围,并能增强上肢的肌力,对本病的恢复有很大的帮助。

(二)加强功能锻炼

青少年时期就应积极参加体育锻炼,如广播操、跑步、武术等,中老年人可以打太极拳、八段锦等,并加强肩背肌功能锻炼,但要注意运动量,以免造成肩关节及其周围软组织的损伤。大量统计资料表明,肩周炎的发病与静、老、伤、寒有关,静指少动,老指退变。所以要防止本病发生,就要从年轻时加强体育锻炼,增强体质,防止或延缓退行性变的发生。

对于肩周炎患者,可采用以下锻炼方法,有助于康复。①体操练习:双手握住体操棒,在体前,手臂伸直,然后反复用力向上举,尽量向头后部延伸;在体后,双手握棒,用力向上举。②手指爬墙练习:侧面或前面站立,抬起患侧的前臂,以示指和中指贴墙,然后沿墙向上慢慢做爬墙式运动。③患侧手臂上举,反复摸后脑勺;病侧手于体后,上抬摸背部。如果患侧手臂活动不便,可用健侧手帮助患侧手上抬。④梳头:头部应保持正中位置,不能左右偏倒,然后用患侧手进行类似梳头的动作,周而复始。

肩周炎患者大多活动即觉疼痛,故在运动训练中经常会有畏惧心理。这时,可以引导患者用自己的思想,比如告诉自己活动后疼痛即可减轻,爬墙会越爬越不痛等对自己心理施加影响,调节自己的情绪和意志。这样能激发人的力量,激起患者对训练的积极性,有利于康复。

(三)防寒保暖

受凉受寒受潮常是本病发作或加重的因素。寒冷湿气侵袭人体,因寒主收引,可使肌肉小血管收缩,肌肉较长时间的收缩,可产生乳酸及致痛物质聚集,使肌肉组织受刺激而发生痉挛、疼痛。因此,注意防寒保暖,特别是避免肩部受凉,对于预防肩周炎十分重要。如晚上睡觉时要防止肩关节外露,常居寒湿环境或从事井下作业者,要采取防护措施,淋雨后应洗热水澡,使微汗出以祛除寒湿之邪,要避免汗出当风,不要对着电扇、空调长时间吹风等。注意防寒保暖常可减少本病的发作。

(四)避免损伤

外伤亦是导致本病的一个因素,在日常生活中,应小心谨慎,避免外伤。如受到外伤,一定要及时治疗。对于经常伏案工作或双肩经常处于外展工作的人,应注意调整姿势,避免长期的不良姿势造成慢性劳损和积累性损伤。

(五)加强营养

应保持足够的维生素、钙等的摄入。随着年龄的增长,人体内大量的钙营养被消耗,需从骨骼将钙调入血液,造成骨密度下降,容易导致骨质疏松而引起各种骨、关节疼痛。因此,摄入足够量的钙对肩周炎患者具有重要意义。

参考文献:

[1]陶天遵.新编实用骨科学[M].北京:军事医学科学出版社,2008.

[2]刘晓霞,路明.廉玉麟教授分期治疗肩周炎经验[J].针灸临床杂志,2010,26(4): 59-60.

[3]贾超.杨顺益诊治肩关节周围炎经验[J].河北中医,2012,34(4):487-488.

第六节　腰椎间盘突出症

腰椎间盘突出症(Lumber Interverbral Disc Herniation,LIDH)是指腰椎椎体间及腰椎与骶骨间椎间盘的纤维环部分或全部破裂,连同髓核一并向外膨出,或突出,压迫和刺激相应水平的神经根、马尾神经或脊髓,引起腰痛、下肢放射痛和一系列神经症状,是导致腰腿痛常见的疾病。本病多见于青壮年男性体力劳动者,以工人为最多,易发于 $20 \sim 40$ 岁,平均年龄为 30 岁左右,男女之比为 $4:1 \sim 6:1$。发病的部位以腰椎 $_{4 \sim 5}$ 最多,腰椎 $_5$、骶椎 $_1$ 次之,腰椎 $_{3 \sim 4}$ 较少。

腰椎间盘突出症是西医的诊断,中医没有此病名。本病属于中医"腰痛"、"腰腿痛"范畴。对于腰腿痛祖国医学早有记载,认识也很深刻,如《素问·刺腰痛篇》中说:"衡络之脉令人腰痛,不可以俯仰,仰则恐仆,得之举重伤腰。"又云:"肉里之脉令人腰痛,不可以咳,咳则筋缩急。"《医学心悟》也说:"腰痛拘急,牵引腿足。"以上列举症状为腰痛合并下肢痛,咳嗽时加重,这与西医所说有关腰椎间盘突出的症状相似。中医称为"腰腿痛"或"腰痛连膝"等。《灵枢·经脉》曰:"……项似拔,脊痛,腰似折,髀不可曲,腘如结,踹如裂,是为踝厥。"其中踝厥是典型的腰腿痛症状,且疼痛剧烈,类似于急性腰椎间盘突出症。因此说,祖国医学对腰腿痛的诊断与治疗,也同处理其他疾病一样,有着较完整的理论。

一、病因病机

(一)肝肾不足

肝主筋,肾主骨,肝肾亏虚,则会产生骨痿筋软。肾气久虚,则易感外邪,邪气反复伤肾,则表现为腰痛不能直,足痿无力,下肢拘急,步履艰难,屈伸无力。肝主疏泄,喜条达,气血流畅,四肢百骸得以濡养。肝气郁结或肝血不足,则气血运行不畅,筋骨失养,则易出现筋脉拘急、屈伸不利、腰痛足冷等。另外,如先天禀赋不足或后天失养,过劳久病,年老体虚等均可使肝肾亏虚、筋骨失养而产生腰腿痛。

(二)气滞血瘀

跌打损伤,经脉气血受损,或因久病,气血运行不畅,或因长期体位不正,腰部用力不当,掷气闪挫,导致经络气血阻滞不通,均可致瘀血流于腰部而发生疼痛。

(三)感受风寒湿邪

久居潮湿、阴冷环境,易感风寒湿邪,或久病体虚,正气不足,或由劳累过度,产生气血不足,风寒湿等外邪乘虚而入。经脉痹阻,筋骨失养,而见腰腿拘急、疼痛。正如《类证治裁·痹论》所云:"诸痹,良由营卫先虚,腠理不密,风寒湿乘虚内袭,正气为邪所阻,不能宣行,因而留滞,气血凝涩,久而成痹。"

二、诊断要点

(一)临床表现

1. 病　史

应详细询问病史，以获得对诊断有价值的参考资料。如患者的职业、居住环境等都与发病有一定的关系。如长期在矿井下工作的工人、司机、重体力劳动者腰椎间盘突出症的患病率较高。腰部外伤、慢性劳损或感受寒湿等外邪都有可能导致本病发作。

2. 症　状

(1)腰痛。腰痛多在下腰部、腰骶部或局限于一侧。并因疼痛和肌肉痉挛而影响腰部伸屈活动。根据腰痛的发作和时间,可分为急性腰痛和慢性腰痛。急性腰痛发病突然,疼痛剧烈,常只能强迫某一体位,疼痛难忍,常数周方能缓解,多为纤维环破裂,髓核进入椎管。慢性腰痛起病缓慢,疼痛不甚,与受伤、外伤姿势、体位、腹压等有关,这些诱因常能诱发和加重腰痛。

(2)下肢放射痛。下肢放射痛常与神经根受累水平有关。腰$_{4\sim5}$和腰$_5$骶$_1$椎间盘突出引起坐骨神经放射痛,疼痛多沿臀部大腿后侧放射至小腿或足,腰$_{3\sim4}$椎间盘突出引起股神经放射痛,疼痛多沿大腿前方向小腿侧放射,放射的性质以麻痛最常见。下肢的放射性疼痛与腹压有关,腹压增加可诱发或加重,如咳嗽、喷嚏或排便可加剧。另外,也与患者的体位有关,一般劳累久立加重,卧床休息后可减轻,但也有夜间休息时症状加重,但经过充分休息后疼痛多能减轻。

(3)跛行。腰椎间盘突出症患者,由于腰痛、下肢放射痛,常迫使患者出现步态的改变,表现为跛行。这种跛行与体位或休息有关,行走是腰骶部僵痛,有时患者常以手护之,走路姿势需保持轻度屈曲或向一侧倾斜,当椎管出现狭窄时,则出现间歇性跛行。

(4)神经功能损伤。病程较久或神经根受压较重者,常有受累神经根所支配的肌肉肌力减退,麻痹或其分布区感觉敏感、减退或消失,部分患者下肢有麻木感,客观检查患肢温度较健侧为低;有的足背动脉搏动亦弱,此为交感神经受刺激所致。

3.体　　征

(1)腰部疼痛。受限腰椎间盘突出症患者腰部活动多有不同程度的受限。患者为了避免神经根受压,多自然地将腰固定于某适当的姿势,从而出现腰部过度前凸、变平或侧弯。向患侧屈并同时后伸受限是腰椎间盘突出症的典型体征。

(2)压痛点检查。压痛点及放射痛压痛点多在下腰椎棘突间及椎旁 1 ~ 2cm 处,相当突出物的平面,用力下压时,压力至于黄韧带、神经根和突出物,可引起下肢放射痛,疼痛的部位符合受累神经根所分布的区域,此为诊断本病的可靠依据。

(3)特殊检查。直腿抬高试验、直腿抬高加强试验、足过度背屈试验、屈颈试验、坐骨神经牵拉试验均为阳性。

(4)运动与感觉功能障碍。突出的椎间盘压在神经根上,可使其支配区域的感觉障碍,肌力减弱,腱反射减弱或消失,肌肉萎缩。

(二)影像学检查

1.X 线摄片检查

在确诊为腰椎间盘突出症前,应做 X 线检查,以排除腰椎其他病变,如结核、肿瘤等。正侧位腰椎 X 线平片可显示腰椎侧弯畸形,生理曲度改变、椎间隙狭窄、椎体边缘骨赘形成。斜位片主要用于除外腰椎椎弓断裂及骶髂关节病变。

2.CT 检查

对腰椎间盘突出症的诊断较为灵敏,可进一步了解椎管内的情况、疾病的程度,如椎间盘突出的程度、椎管狭窄的情况、神经受压的程度等。CT 检查是目前最常用的检查方法。

3.MRI 检查

可清楚显示邻近椎间盘的变化及硬膜囊和脊髓受压的状况,进一步了解腰部软组织、韧带、椎间盘、椎管内容物、脊髓、椎体的情况。尤其是在椎间盘突出的定位，分辨"膨出"、"突出"和"脱出"等方面有独到之处，但对骨组织的显影不如 CT 和 X 光检查。

(三)诊断标准

本病目前尚没有统一的诊断标准，可参照《腰椎间盘突出症》[1]一书中诊断标准进行诊断。

(1)腰痛、下肢痛呈典型的腰骶神经分布区域的疼痛，常表现为下肢痛重于腰痛。

(2)存在按神经支配区域表现的肌肉萎缩、肌力减弱、感觉异常和反射改变 4 种神经障碍体征中的 2 种征象。

(3) 神经根张力试验无论直腿抬高试验或股神经牵拉试验均为阳性。

(4)影像学检查包括 X 线、CT、MRI 或特殊造影等异常征象与临床表现一致。

三、治　疗

(一)辨证论治

1.气滞血瘀证

症状:腰腿痛如针刺，痛点固定，日轻夜重，腰部板硬，俯仰转侧困难，下肢胀痛难忍，痛处拒按，或伴有急躁失眠，腹胀便秘，舌紫暗，或有瘀斑瘀点，脉弦紧或涩。

治法:活血化瘀，行气止痛。

方药:血府逐瘀汤加减。

组成:桃仁 12g，红花 12g，生地 30g，白芍 30g，当归 15g，川芎 9g，枳壳 10g，桔梗 10g，柴胡 10g，怀牛膝 15g，甘草 10g，鸡血藤 30g，红藤 30g。

加减:疼痛剧烈，加延胡索、三棱、莪术各 10g；腰痛甚者，加狗脊 20g、川断 15g、苏木 10g；大便干燥，加生大黄 10g、火麻仁 30g；瘀血甚者，加土鳖虫 10g、三七 6g(冲服)。

按：此证患者有外伤史，伤后即感腰部不能活动，疼痛难忍，脊柱侧弯。对于久治不愈，疼痛剧烈者，加用虫类药如全蝎、蜈蚣、穿山甲等有时会明显提高疗效，在煎药时可用黄酒代水煎，或服药时加入黄酒50mL，可加强本方活血化瘀止痛作用。

2.寒湿瘀阻证

症状：腰痛渐起，逐渐感到腰部沉重疼痛，得温痛减，受寒及阴雨疼痛加重，腰部转侧不利，静卧或休息后疼痛亦无明显减轻，有的患者脊柱侧弯，生理前凸消失，亦有椎旁压痛或放射痛，舌质淡，舌苔白或腻，脉沉紧或沉迟。

治法：益肾壮督，散寒祛湿。

方药：独活寄生汤加减。

组成：独活30g，桑寄生30g，秦艽15g，防风10g，细辛6g，当归10g，芍药30g，川芎10g，熟地黄15g，杜仲15g，牛膝10g，党参15g，茯苓15g，甘草10g。

加减：寒邪偏盛、疼痛剧烈者，加制川乌10g、干姜10g；湿邪偏重者，加苍白术各20g，生熟薏苡仁各30g；挟有瘀血者，加延胡索20g、鸡血藤30g；瘀血较甚，加土鳖虫10g。

按：该型多无明显外伤史及明显诱因，痛势一般较缓，检查见脊柱侧弯，生理前凸消失。在散寒除湿治疗的同时，可酌加温补肾阳之品，如淫羊藿、鹿衔草等可提高疗效。

3.肝肾亏虚证

症状：腰部隐痛或酸痛，腿膝乏力，劳累更甚，卧则痛减。偏阳虚者畏寒肢冷，面色浮白，少气懒言，腰腿发凉，小便清长，或有阳痿、早泄，妇女带下清稀，舌淡，脉沉迟；偏于阴虚者头晕目眩，耳鸣耳聋，咽干口渴，面色潮红，怠倦乏力，心烦失眠，多梦，或有遗精，妇女带下色黄味臭，舌质红少苔，脉弦细数。

治法：补益肝肾，强筋壮骨。

方药：阳虚者可用右归丸加减。熟地黄24g，山萸肉12g，山药12g，枸杞子 10g，杜仲 12g，附子 10g，肉桂 6g，菟丝子 12g，鹿角 12g，当归 9g，川断 30g，随症加减。

阴虚者用左归丸加减。熟地 24g，山药 12g，山萸肉 12g，川牛膝 9g，菟丝子 12g，枸杞子 12g，龟板 12g，鹿角 12g，鸡血藤 30g，随症加减。

按：本证痛势一般较缓，治疗起效亦较慢，滋补肝肾之品须坚持服药才能取效。肾虚是腰椎间盘突出症发生的最根本的内因，所以补肾亦为治本之举。其他证型亦然。

4.肾虚痰阻证

症状：腰痛日久，久坐久立加重，畏寒，两足不温，下肢沉重乏力，筋脉拘挛，关节肿大变形，行走困难，面色无华，舌质淡胖，苔白，脉沉迟。

治法：补肾填精，化痰通络。

方药：阳和汤加味。

组成：熟地 30g，肉桂 6g，麻黄 6g，甘草 6g，鹿角胶 15g，炮姜 10g，白芥子 10g，蜈蚣 1 条。

加减：疼痛剧烈者加制乳香、制没药各 8g；腰痛甚者加续断 30g，威灵仙 20g；腿痛甚者加独活 30g，川牛膝 15g；偏寒者加附子 10g，淫羊藿 30g；湿重者加薏苡仁 30g，苍术 15g；肾虚甚者加杜仲 30g，狗脊 30g。

按：阳和汤出自《外科全生集》，方中重用熟地温补营血，养肾生精，生发元气，鹿角胶长于通督脉，填精补髓，强壮筋骨，二者同为君药，共奏益精生髓、补益肝肾之功；臣以肉桂温补肾阳，蒸化精气，引火归元，促发肾之机能，加强生精益血补髓之功能；佐以炮姜破阴和阳，温中有通，协调脾胃，使中焦受气取汁，化赤为血，新血生发；佐以白芥子通阳散滞而消痰散结，麻黄开腠达表，使邪有出路；甘草益脾胃而调和诸药。全方共奏养肾填精、温补肝肾、散寒止痛、祛痰通络之功效。此方特点是补而不滞、温而不燥，原为治疗阴疽而设，经临床验证，本方对肾虚痰阻之腰椎间盘突出症有一定疗效。

(二)医家经验

周福贻教授[2]常将本病分为 3 种类型，辨治各有要点。①急性发作型强调"血瘀"病机,以"活血化瘀"为主立法。急性发作型患者腰及下肢疼痛剧烈,跛行,腰椎或有侧凸,不能直腰行走,病侧椎旁明显压痛、叩击痛,患侧下肢放射痛明显,直腿抬高明显受限,加强试验阳性。此属神经根水肿期。患者多表现为:腰腿疼痛较甚,痛有定处,腰背僵硬,拒按,舌质多紫暗或有瘀斑,脉弦紧或涩。辨证属血瘀型,治当活血通经止痛。"血瘀"为此期最突出病机。治疗从"活血化瘀"着手,并非忽视其他因素,主要体现在即使因受寒而腰腿痛急性发作者,在温经散寒的同时亦不忘加用活血化瘀之品,活血温经同用,相得益彰。②迁延缓解期治疗以温经散寒止痛为主。病情趋向稳定,患者腰腿疼痛减轻,腰椎侧弯不明显或仅有下肢疼痛,行走不利。多表现为:腰腿疼痛缠绵,转侧、屈伸不利,常因受凉或阴雨天加重,舌质淡,苔白或腻,脉象沉紧或濡缓。辨证属寒湿型,治宜温经散寒,除湿通络。③恢复期或久病者宜温补通络。恢复期患者腰腿疼痛进一步减轻,或有肌肉萎缩,行走腰腿酸痛不适,久行愈甚。多表现为:腰腿疼痛悠悠,酸软乏力,劳累后加重,或兼有腰腿发凉,手足不温,舌质淡,脉沉细。属肝肾阳虚,治当温肾健腰通络。若兼有潮热颧红,烦躁易怒,失眠盗汗,腰膝酸软无力,舌质红,脉细数,此属肝肾阴虚,治宜滋肾养血固腰,并加温补之品。上述各类型与辨证之间存在客观联系,但并非主张机械对应。各分期之间时间界限亦并非绝对明确。周教授出身中医世家,勤求古训,教书育人,汲取现代研究之精华,集40年临床经验设立"增味乌头汤"。师云:《金匮要略·中风历节病》载"病历节不可屈伸疼痛乌头汤主之",《黄帝内经》云"寒则气收","寒主收引","不可屈伸疼痛"者,当四肢有寒湿之病症也。今之腰椎间盘突出症患者常苦腰痛连及下肢疼痛,屈伸不利,周师辨证投以此方,收效良多,积年累月,自成一方:制川乌12g,炙麻黄10g,绵黄芪20g,杭白芍20g,威灵仙15g,鸡血藤15g,川桂枝10g,生甘草6g。方中麻黄、芍药、黄芪、乌头、甘草为仲景原方所有,具温经祛寒、除湿解痛之功。川乌头大辛大热,温经散寒,除湿止痛,现代研究证明乌头碱"有一定的镇痛作用"。加入威灵仙祛风通络,鸡血藤活血止痛,意取"通则不痛"。

川桂枝助麻黄温经散寒并有舒筋缓急之功(《长沙药解》)。诸药合用，专为腰椎间盘突出症偏寒湿型而立，具有祛风活血、散寒止痛之功。腰椎间盘突出症患者以腰腿疼痛为主症，治疗本病亦需着眼于缓解疼痛。临床症状消失者，CT复查突出物亦并非都能回纳，症状消失应算临床治愈。祛风、活血、温经、理气均能止痛，辨证应用，方药随证加减。瘀血证型明显者上方可加川芎、制乳香、制大黄等活血化瘀，通络止痛，重症者加槟榔破气，取"气行则血亦行"之义。寒湿较甚者原方加大制川草乌用量，各6～9g，或方中加北细辛3～6g。肝肾阳虚者原方选加桑寄生、淫羊藿、黑杜仲、川续断、金狗脊、淮牛膝等温补壮腰之品，或去川乌改淡附片10g。周教授认为，综合调治，可提高疗效。师云：腰椎间盘突出症病因研究中一度"体力劳动"因素受重视，随着社会发展，尤其城镇发病者，鲜有重体力劳动史，询之常因工作姿势不良、腰部用力不当或吹风受寒而发，因此椎间盘退变这一内在病理变化已广泛引起学者重视。临床药物治疗同时，急性期患者需卧硬板床休息以减轻"神经根刺激－水肿"恶性循环，并可行牵引术，配合药物离子透入疗法等；缓解期休息为主；恢复期可适当活动。病情初愈后自我保养亦很重要，如消除复发因素，改变不良姿势，避免冷刺激。治养结合，疗效方能巩固持久。

丁锷教授[3]常把腰椎间盘突出症分为急性期和慢性期进行治疗。丁教授认为，急性期宜行气活血、破积散结、疏通经络为主，内服腰突散Ⅰ号。水蛭、土鳖虫、干地龙、全蝎各30g，蜈蚣25条，(炒)枳壳、姜黄、木香、延胡索各20g，三棱、莪术各10g，冰片6g，等。上方共研细末，每日服2次，每次5g。治疗期间应卧床休息，以便破裂的纤维环在相对静止的状态下进行修复。疼痛严重者可配合新癀片4片，每日3次，温水吞服。腰部疼痛、压痛明显者，可配合接骨消瘀散(花椒、荜茇、五加皮、白芷、天南星、肉桂、丁香、乳香、没药、血竭、姜黄、冰片)，蜂蜜调敷腰部。慢性期宜行气活血、温经通络、化瘀解凝为主，内服腰突散Ⅱ号，药由腰突散Ⅰ号方去水蛭加肉桂10g，研末内服，每服5g，每日2次。治疗期间避免久坐，可配带皮腰围下地活动行走，并加强腰背肌训练。丁教授认为，由于非手术疗法很难让突出的髓核回纳以解除对神经根的压迫，因此消除神经根的水肿、减轻神经根的张力是缓解和解除神经根疼痛的主要方式。基于神经根局部瘀浊积聚，阻滞经络引起的腰腿疼痛，丁教授针对腰椎间盘突出症急性期的治则以行气活血、破积散结、疏通经络为主，其拟定的腰突散Ⅰ号方中地龙、土鳖虫、水蛭、枳壳活血行气利水，合三棱、莪术逐瘀破积；蜈蚣、全蝎通络镇痛、抗炎止渗；延胡索、木香、血竭行气化瘀止痛，冰片芳香走窜可引诸药直达病所。《医学衷中参西录》云："蜈蚣，味微辛，性微温，走窜之力最速，内而脏腑，外而经络，凡气血凝聚之处，皆能开之。"蜈蚣与全蝎均有镇痛作用，两药伍用，相得益彰，增强通络镇痛之力，能调节中枢及周围神经，故用于神经性疼痛效果最佳而为首选。诸药合用，虽不能使突出的髓核回纳或位移，但可消除瘀浊，解凝散结，故可消除或改善临床症状。同时，因椎间盘损伤破裂，故必须卧床休息以便在相对静止的状态下进行修复。待剧痛减轻，直腿抬举明显改善，表明瘀积减退，或患者为慢性腰腿疼痛，宜内服腰突散Ⅱ号方，即Ⅰ号方去水蛭加肉桂，两方虽仅一味之差，但其义迥然，前者以水蛭为代表，破积为主，后者以肉桂为代表，旨在化瘀。血得热则行，得寒则凝。肉桂辛甘大热，善行血中之滞，化瘀非此莫属。易破为化，促进血运，减少瘢痕，以免留瘀贻患。同时嘱患者进行腰背肌锻炼，对稳定脊柱、恢复功能、防止复发也是重要的一个环节。

　　赵和平教授[4]临床治疗腰椎间盘突出症常采用中药内服结合外治法。其口服汤药常分四型辨治：①风寒湿型。一般无外伤史，此类患者多素体阳虚，如工作居住环境潮湿或起居劳作不慎感受风寒湿邪，风寒易伤人阳气，湿性重着缠绵，邪气痹阻经脉，经气不利，不通则痛。轻者仅感到腰腿部疼痛，重者转侧不安，疼痛渐渐加重，阴雨天或劳累后疼痛加剧，肢体发凉，舌淡苔白或腻，脉沉紧或濡缓。检查：腰椎可见侧弯，或腰椎生理前凸消失，腰骶椎单侧或双侧可见压痛明显。CT检查往往提示椎间盘膨（脱）出、椎间隙狭窄等。治宜温阳散寒、祛风除湿、通络止痛。赵师常采用二仙蠲痹汤（仙茅 10g，淫羊藿 20g，杜仲

30g, 狗脊 20g, 制附子 10g, 桂枝 10g, 防风 10g, 羌活 15g, 独活 15g, 鸡血藤 30g, 当归 15g, 川芎 10g, 络石藤 20g, 砂仁 10g, 白豆蔻 10g）加减治疗。寒甚痛剧者加制川乌 6g, 制草乌 6g; 湿重者加苍术 30g, 茯苓 30g; 挟有瘀滞者, 加三七粉 10g 冲服, 土鳖虫 10g。②湿热痹阻证。此类患者多因感受湿热或寒湿郁久化热而成湿热证者。湿热痹阻, 经气不畅, 故出现腰痛腿软, 痛处有灼热感, 遇热或雨天痛增, 活动后痛减, 口渴, 小便短赤, 苔黄腻, 脉濡数或滑数。治宜清热利湿、通络止痛。赵师常采用三仁通痹汤（杏仁 10g, 白蔻仁 10g, 薏苡仁 50g, 滑石 30g, 通草 6g, 竹叶 10g, 厚朴 6g, 半夏 15g, 海桐皮 30g, 汉防己 20g, 姜黄 15g, 鸡血藤 30g, 忍冬藤 30g, 土茯苓 30g, 蒲公英 30g, 全蝎 10g）加减治疗。③血瘀阻滞证。此类患者多有外伤史或长期持重劳作慢性劳损史, 患者多为表现为突然起病, 腰痛伴下肢放射状疼痛, 疼痛多较剧烈, 甚则翻身转侧困难, 部分患者可伴有小腿和足部麻木, 下腰椎棘间或椎旁压痛, 直腿抬高试验阳性; 小腿外侧或后外侧感觉减退, 舌苔白薄, 舌边紫暗, 脉弦。CT检查可见腰椎间盘髓核突出, 神经根或马尾受压, 神经根水肿。中医认为证属外伤或劳损后气滞血瘀, 气血运行不畅, 经脉痹阻, 筋膜失于濡养而发生疼痛, 治疗宜活血化瘀、通络止痛。赵师常采用自拟通络逐瘀汤（熟地 30g, 当归 15g, 赤白芍各 15g, 川芎 10g, 土鳖虫 10g, 地龙 10g, 鸡血藤 30g, 络石藤 15g, 丝瓜络 15g, 甘草 6g）加减化裁治疗, 效果亦比较满意。痛甚者加乳香 10g, 没药 10g; 肾虚者加狗脊 30g, 骨碎补 20g。④肝肾亏虚证。症见腰腿疼痛, 乏力, 耳鸣, 头晕目眩, 劳累后加重, 卧则减轻, 偏阳虚者可兼见手足不温, 神倦乏力, 面色黄白, 腰腿发凉, 或阳痿早泄, 妇女带下清稀等, 舌质淡苔白, 脉弦细; 偏阴虚者可兼见咽干口渴, 手足心热, 面色潮红, 心烦多梦, 或遗精, 或带下黄稠, 舌红少苔, 脉细数。治法: 滋补肝肾, 活血通络。赵师常采用二鹿汤（鹿角 10g, 鹿含草 30g, 淫羊藿 30g, 炙川乌 10g, 生地黄 30g, 威灵仙 15g, 全蝎 10g, 白术 15g）加减治疗。偏阳虚者加附子 10g; 偏阴虚者加鳖甲 20g, 石斛 30g; 挟有痰瘀者加土鳖虫 10g, 僵蚕 10g。对于外治法, 赵教授常采用其经验方活血定痛膏外贴。

处方:生川乌 60g,生草乌 60g,生半夏 60g,土鳖虫 60g,三七 30g,山栀子 60g,骨碎补 60g,丁香 30g,白胡椒 30g,细辛 45g,丹参 45g,生乳香 45g,生没药 45g,血竭 30g,儿茶 30g,冰片 30g,川断 60g,红花 45g,当归 45g,杜仲 60g。香油 2 000g,黄丹 750g。用法:外贴椎间盘突出之腰椎处,每 3d 换药 1 次,1 个月为 1 个疗程。此外,赵教授亦常用中药塌渍疗法。处方:二活各 30g,秦艽 20g,威灵仙 30g,制川乌 20g,制草乌 20g,桂枝 50g,海风藤 50g,青风藤 50g,制乳没各 40g,细辛 10g,当归 30g,川芎 30g,赤芍 20g,桃仁 20g,红花 20g,地龙 30g,土鳖虫 20g,雷公藤 20g,上药粉碎成粗面,装入布袋中,每袋重 250g,备用。用法:取上药袋 1 个,用温水浸泡 5min,用手挤去水,用毛巾包好,放入电饭煲中蒸热 15min,先把毛巾取出,稍凉,放于腰部,然后将药包放于毛巾上,外用塑料布盖好,以防热量散发,每次 30min,每日 1 次,每袋药可用 3 ~ 5d。赵教授认为:外治法直接作用于局部,取效较快,但药效短暂,内治法调理脏腑功能,调畅气血取效较缓,但见效后比较持久,内外合治则可优势互补,取效较快且效果持久,尽管病人体质不同,病情各异,但症状缓解以后,赵教授都经常让患者口服滋补肝肾活血通络的丸药 2 ~ 3 个月(如补肾通络丸等),以巩固疗效,则很少有复发者。

(三)其他治疗

1.单方验方

(1)黄芪青豆汤:黄芪 60g,青风藤 30g,黑豆 60g。水煎服,每日 1 剂,连服 7 剂为 1 个疗程,大多服过两三剂即开始见效。治腰椎间盘突出症之腰腿痛胀有效果。

(2)消肿散(《林如高正骨经验》):黄柏、黄连各 60g,侧柏叶 150g,透骨草、穿山龙、骨碎补、芙蓉叶、天花粉、紫荆皮、菊花叶各 90g,煅石膏 240g,楠香 180g。共研细末,蜜水各半调敷。治疗腰椎间盘突出症急性筋伤早期,局部肿痛者。每日 1 次,每次 8h。

(3)化坚逐痹汤(张琼林方):威灵仙 20g,白芍 30g,制川乌 12g,虎杖 15g,鸡血藤 30g,麻黄 8g,青木香 10g,土鳖虫 10g,甘草 8g。

功效：温经活血，化坚逐痹。

加减：寒痹加制草乌10g；热痹制川乌改10g，虎杖改20g，大红藤30g易鸡血藤；腰椎退行性变加骨碎补15g，补骨脂12g；腰椎间盘突出症加红花12g，川芎12g，骨碎补15g；关节僵肿加白芥子15g，僵蚕20g；关节囊积液加益母草20g，白芥子15g，水蛭胶囊2粒（每日3次）；膝骨性关节炎加川牛膝12g，粉防己12g；血压高者桂枝易麻黄。关于青木香含马兜铃酸，服之易于导致肾损害的报道，主要是随意加大剂量，剂量过大（60～120～200g）超出人体耐受极限所致。而本方中青木香用10g，且短暂服用，是比较安全的，慎重起见，亦可删去。

（4）宣痹汤：防风15g，桂枝15g，制川乌3g，制草乌3g，络石藤15g，当归15g，苍术12g，薏苡仁12g，独活9g，桑寄生9g。本方是福州林氏（林如高）的经验方，主治风寒湿型腰痛。方中重用大量祛风除湿、散寒止痛的药物，对风胜者可再加秦艽、羌活，对湿胜加木瓜、防己，寒胜则加干姜、制附子，如风寒湿邪兼以血瘀，则可加制乳香、没药、桃仁、红花等。

2.针灸疗法

（1）体针加灸。取穴：肾俞、次髎、人中、环跳、委中、腰阳关。

治疗：可先针人中强刺激不留针，然后针刺腰阳关、环跳、委中、肾俞、次髎得气后，在肾俞、次髎穴处针上加灸，艾条距离皮肤2cm，每个穴位灸3～5壮，每个艾条长1cm，烧3～5min，共30min。

（2）电针疗法。取穴：肾俞、次髎、环跳、委中、阳陵泉、腰阳关。

治疗：先用毫针刺入穴位得到针感，予平补平泻手法，然后接通BT-701型电麻仪，用连续频率脉冲波刺激。电针输出大小以耐受为宜，每次30min。每日1次，10次为1个疗程。

（3）耳针疗法：取肾、肾上腺、腰椎、骶椎、神门、皮质下，每次选取2～3个穴位。

治疗：将耳廓局部皮肤用酒精消毒待干，将粘有王不留行籽的胶布，对准耳穴敷好，按压数分钟。患者可每日自行在贴压处按压刺激3次，每穴每次2～3min，每3～7d可更换穴位。

3.手法复位

腰椎间盘突出症的手法复位是指通过一些特殊的手法,使得突出物回纳,或者改变突出物与其周围组织的位置,从而减轻或消除突出物对神经根的刺激或压迫。

手法复位具有活血化瘀、舒经活络、整复腰椎畸形之功效,达到使髓核位移、松解神经根受压的目的,因而能取得比较满意的效果。

治疗原则:调整突出物与受压神经根之间相对位置,提供神经缓冲空间,消除或减轻神经机械压迫;抑制脊柱肌群紧张,阻断病理循环链;消除椎管内外无菌性炎症和神经外膜,根除痛源,促进神经传导功能恢复。

手法适应证:适用于初次发作,病程尚短,或病程长但症状较轻;单侧隐藏型和突出型,青壮年患者为宜。

复位的手法主要有以下四种:①腰部斜扳法和盘腿法:取侧卧位,患侧肢体在上,施腰部斜扳,左右各一,斜扳后,侧卧位,医生一手从小腿下托住患者患侧膝部,并向后顺势牵拉下肢。先患侧后健侧。②屈膝屈髋法:患者取仰卧位,先被动屈膝屈髋3～5下。先患侧,后健侧。③不倒翁法:对年轻体壮的腰椎间盘突出症患者,还配合不倒翁法来复位。让患者坐在治疗床上,双手尽量抱紧双膝部,医生和助手一手托住患者膝部,另一手托在中规中矩腰骶部,以尾骶部位为支点,前后连续摇动腰骶部3～5下。④颈部拔伸牵引法:患者取仰卧位,医生双手掌沿颈椎生理弧度向上托起,靠近自己身体拔伸牵拉颈椎3～5min,以患者腰部有牵拉感为度。推拿治疗腰椎间盘突出症并不是某一个手法就能完成的,而是一组手法综合的效果。所谓的复位,并非真正意义上的突出物的回纳,而主要是改变了突出物与其周围组织的位置,纠正了因腰部肌痉挛所致的脊柱小关节错缝。

4.饮食疗法

(1)蘑菇导痰汤(《中华临床药膳食疗学》)。

主料:蘑菇 10g,陈皮 10g,云苓 10g,枳实 6g,羊肾 250g。

配料:葱、姜、盐、酱油、植物油各适量。

制法;先将陈皮、云苓、枳实放入砂锅内,加清水适量,煮40min,去渣;再加热,浓缩成稠药汁;再将羊肾洗净,去筋膜臊腺,切成腰花,放入碗内,同药汁拌匀备用。蘑菇温水浸泡,洗净备用。烧热锅,放入植物油,将腰花下锅,爆炒至嫩熟,烹酱油加水适量煮沸,放入蘑菇、葱、生姜,煮沸出锅即可。

用法:佐餐食用。

主治:蘑菇导痰汤具有化痰散结、理气止痛的功效,可用于治疗腰腿部沉重疼痛、面积局限且缠绵日久不愈的痰湿型腰痛。

(2)虫草炖乳鸽(《家庭实用中医全书》)。

主料:乳鸽2只,虫草5g,杜仲10g,肉苁蓉10g。

配料:火腿、香菇、冬笋、清鸡汤适量。

制法:将乳鸽去头、爪,切成块,在沸水中焯一下捞出,虫草用温水洗净后加少量黄酒炖1h;杜仲、肉苁蓉洗净,香菇胀泡洗净,冬笋、火腿切片;气锅中放入鸽块、火腿片、冬笋片、香菇,表面盖虫草、杜仲、肉苁蓉,然后加少许清鸡汤、盐、黄酒调味,上笼蒸1h左右至鸽肉酥,去杜仲、肉苁蓉即可。

用法:喝汤食肉。

主治:年老体弱或病程较长的腰椎间盘突出症,表现为腰腿部隐隐作痛、酸软无力等肾虚症状者。虫草炖乳鸽药膳配方不仅适用于腰膝酸软疼痛者,对因肾虚引起的全身乏力、畏寒肢冷、阳痿早泄等症状,也有较好的效果。

(3)川乌鸡。

组成:制川乌20g,穿山龙75g,黑豆60g。

制法:将上药加水1500mL,煮成500mL。将药水放入煲内,再加小公鸡1只去肠杂,同煮熟,临食时加酒适量(五加皮酒或当归酒更好)。连肉及汤,分2次服完。

主治:寒湿瘀阻型腰椎间盘突出症,本方具有散寒除湿、通络定痛、滋养强壮等作用。

四、调摄与护理

(一)调摄与康复指导

1.睡硬板床

患者在急性期应卧床休息 2～7d,睡硬板床,并采取垫高小腿、屈髋屈膝的仰卧位,以减低脊柱应力。正常脊柱有一个"S"形的生理弯曲度,睡觉的时候姿势不好、枕头过高、床垫过软,均不利于脊柱的生理弯曲度,使腰肌紧张,血液循环不畅,不利于腰椎间盘突出康复。所以,枕头高度和床垫软硬度要适中,枕头高度以拳头的 1.5 倍为宜,床垫硬度以人睡在上面不会凹陷变形,舒适为宜。

2.合理膳食

规律饮食,重视早餐的摄入,多摄取高蛋白及高维生素饮食,多吃水果及蔬菜,脂肪、胆固醇摄入宜低,防止肥胖,戒烟控酒。不吃刺激性食物,饮食宜清淡,忌食生冷油腻食物,多饮水,多吃一些含钙量高的食物,如牛奶、奶制品、虾皮、海带等,注意营养结构。多食含纤维素丰富的蔬菜和水果,防止便秘。便秘时,不可用力排便,防止症状复发。戒烟,香烟中的有害物质影响椎间盘代谢,加速椎间盘退变,诱发本病。

3.合理用力

弯腰搬重物、弯腰抱小孩、突然扭转腰以及在弯腰情况下强力后伸等动作都有可能损伤腰部的肌肉以及腰椎间盘。因此,如果搬抬重物时应当屈膝下蹲,身体向前靠,使重力分担在腿部肌肉上,减轻腰部的负担;同时,应当逐步加大用力,防止腰部的突然受力,爆发力容易撕裂本来稳定的腰椎间盘纤维环伤口,加重病情。必要时,可以佩带合适的腰围,以保护腰部及限制腰椎屈曲活动,提高腰椎稳定性。

4.避免风寒湿邪侵袭

平时注意腰部保暖,不可汗出当风。腰椎间盘突出压迫神经,会导致神经水肿和发炎,腰背部肌肉紧张,整个腰部血液循环减慢,神经对外界刺激的敏感性增强。寒冷刺激不利于腰部血液流通,刺激神经而加重腰椎间盘突出症状,使疼痛加重。因此,腰部要防寒保暖,并且进行腰部热敷促进血液循环,帮助缓解疼痛症状。夏天使用空调应控制在 26℃以上为宜,切忌空调的风口对着腰部及后背。

5.腰椎间突出症康复操

(1)退步走:每天退步走 40～60min。走的时候尽可能往后倒,以走完后微感疲劳,但不加重症状为度。

(2)燕飞式:俯卧在床上,将上肢放置背后,然后用力将头胸部和双腿挺起离开床面,使身体呈反弓型,坚持至稍感疲劳为止。依此法每次锻炼 20～50 次,每天早晚各 1 次,逐渐加量。

(3)仰卧蹬车:仰卧床上,双腿向上似蹬自行车。每天早晚各 1 次,每次 10～15min。

(二)护　　理

1.寒湿腰痛

(1)注意保暖,防潮防湿,温差变化大时适当增添衣被,出汗较多时及时更换。

(2)热敷腰部,推揉腰背部,按摩腰骶部,点揉肾俞、腰阳关。

(3)饮食宜食韭菜、羊肉等温阳散寒之品,忌生冷、寒冷之品。

2.湿热腰痛

(1)禁热敷,避免高温、潮湿的环境。防止湿热入侵机体,加重疼痛。

(2)可选用艾条灸阿是穴,缓解疼痛。

(3)宜食清热利湿之品,如芹菜、白菜、丝瓜、土茯苓、薏苡仁粥。

(4)保持心情舒畅,勿大喜大怒,指导患者听音乐、聊天以舒缓情绪。

3.瘀血腰痛

(1)室温宜保持在 18～20℃。

(2)在痛处局部以舒经活血方行湿热敷,用刮痧油、红花油走罐、刮痧以活血化瘀通络。

(3)早晚用 40～50℃温水泡脚 1 次,促进血液循环。

(4)宜食易消化之品,忌食肥甘厚腻之品。

4.肾虚腰痛

(1)保持室内环境清洁安静,避免对流风以防感冒。

(2)肾阳虚者可局部热敷、拔罐,注意腰部保暖。

(3)肾阴虚者宜食枸杞子、大枣、木耳;肾阳虚者宜食狗肉、龙眼肉。

参考文献:

[1]胡有谷.腰椎间盘突出症[M].北京:人民卫生出版社,2011:370.

[2]沈杰枫.周福贻治疗腰椎间盘突出症的经验[J].江苏中医药,1999,20(3):10-11.

[3]张建华.丁锷治疗腰椎间盘突出症经验[J].安徽中医学院学报,2009,28(6):34-35.

[4]孟彪,高立珍,等.赵和平治疗风湿病经验[M].北京:人民军医出版社,2013:34-36.

第七节　痛　风

痛风(Gout)是由于嘌呤代谢紊乱所致血尿酸过高,并沉积于关节、软组织、骨骼、软骨及肾脏等处而引起的疾病。痛风性关节炎主要是由于血尿酸增高后,尿酸盐在关节组织沉积,刺激关节并引发一系列炎症反应而造成的。其主要临床特点是高尿酸血症、特征性急性关节炎反复发作,关节滑液的血细胞内可找到尿酸钠结晶,痛风石形成。严重者可导致关节活动障碍、关节畸形、肾结石及痛风性肾病。痛风分为原发性痛风和继发性痛风两大类。原发性痛风是由于先天性嘌呤代谢紊乱所致,常伴有肥胖、高脂血症、高血压、冠心病、动脉硬化、糖尿病及甲状腺功能亢进等。继发性痛风多由于肾脏病、血液病及药物等多种原因引起。本病以 40 岁以上中老年人为最多见,男性发病率高于女性,男女之比例约为 20:1。本病常有家族遗传史。

本病发作时以关节红肿热痛及关节功能障碍为主要表现,当属中医"痹证"、"痛风"、"白虎历节"等范畴。

一、病因病机

痛风的发病原因主要是脾肾功能失调。脾肾二脏升清降浊功能紊乱,浊毒内伏,复因劳累,暴饮暴食及外感风寒湿邪或外伤而诱发。其发病原因可以概括为以下三方面。

(一)内 因

内因主要是先天禀赋不足和正气亏虚。脾肾失养,脾肾清浊代谢功能紊乱。脾气亏虚,则运化失司,湿浊内生;肾气亏虚,则排泄减少,浊毒内聚,经脉闭阻,气血运行不畅,凝滞关节,筋骨失养,而发为本病。

(二)外 因

主要是感受风、寒、湿、热之邪。如居住潮湿或工作环境湿冷,或水中作业,或冒雨涉水,或阴雨、暑天湿气缠绵,或汗出当风,汗出入水中等原因,在正气不足、卫外不固之时,风寒湿邪或湿热之邪,即可入侵人体经脉,留着肢体、筋骨、关节之间,闭阻不通,发为本病。

(三)诱 因

主要是在正虚邪侵,或邪滞经脉之时,复因过度劳累,七情内伤,正气内耗,或饮食不节,酗酒厚味,损伤脾胃,内生痰浊;或复感风寒湿热之邪,或外伤,或手术,或关节损伤等,均可加重经脉痹阻,气血运行不畅而诱发本病。

总之,本病的病机主要是先天不足,正气亏虚,经脉失养;或排浊减少,留注经脉;或脾失健运,痰浊留滞关节;或感受外邪,邪痹经脉,气血运行不畅,均可致关节、筋骨、肌肉疼痛、肿胀、红热、麻木、重着、屈伸不利而形成本病。

本病的病位初期在肢体、关节之经脉,久则损伤筋骨,侵及内脏。本病多属本虚标实,以肝脾肾亏虚为本;风寒湿热、痰浊、瘀血痹阻经脉为标。

二、诊断要点

(一)症状和体征

痛风多见于中老年男性和绝经后女性,按照痛风的病程可分为无症状期、急性期、间歇期和慢性期。痛风在首次关节炎发作后,经过数周以至更久的无症状间歇期,出现第二次发作。其后,多数患者病情反复发作。日久可致关节破坏及和痛风性肾病。

1.无症状高尿酸血症期

血尿酸升高是痛风的重要生化指标,但有高尿酸血症并不等于就是痛风。此时患者并无临床症状,只是血清尿酸水平增高,有的患者可于几年或 10 年以后才出现症状。但血尿酸越高,持续时间越长,则发生痛风的机率也越高,应引起重视。

2.急性发作期

痛风急性发作,多无先兆,常在夜间或凌晨足痛惊醒,痛如刀割或咬噬,症状在 24～48h 达到高峰。局部红肿灼热,肤色暗红或粉红,压痛明显,关节活动受限,有的还不能站立或行走。90%以上的患者首发于第一跖趾关节,其次可首发于足背、踝、足跟、腕、手指等处的关节。本病一年四季均可发病,但以春秋季最多。关节局部损伤、穿鞋紧、饱餐饮酒、过度劳累、受凉受潮、感染及手术等均可诱发本病。

3.间歇期

关节症状缓解后,炎症消退,局部皮肤变暗,或有脱屑发痒,多数患者 1 年内可复发。随着病情的进展,可能会发作越来越频繁,但其复发频率和程度个体差异较大。

4.慢性期

急性关节炎反复发作,尿酸盐反复沉积在局部组织,形成痛风石,标志着本病进入了慢性期。除中枢神经系统外,几乎在所有组织中均可形成痛风石,但以关节软骨周围的组织中多见。痛风石好发部位以耳廓多见,其次为尺骨鹰嘴、膝关节囊和肌腱,少数见于指、掌、脚、眼睑、鼻软骨等。

5.肾脏病变

主要表现在以下两个方面:

(1)肾结石:痛风患者肾结石发病率为 10%~25%,其发病率的高低与高尿酸血症的程度与 24h 尿酸排出的量有关。出现结石的平均年龄为 44 岁左右,40%患者尿路结石先于痛风性关节炎出现。结石多呈泥沙样,常无症状,结石较大者可发生肾绞痛、血尿或尿路感染的表现。当结石引起梗阻时导致肾积水、肾盂肾炎、肾积脓或肾周围炎,感染可加速结石的增长和肾实质的损害。

(2)痛风性肾病:由尿酸盐结晶沉积于肾组织引起。本病起病隐匿,早期仅有间歇性蛋白尿和镜下血尿,随着病情的发展而呈持续性,伴有肾浓缩功能受损时夜尿增多,晚期可发生肾功能不全,表现为水肿、高血压、血尿素氮和肌酐升高。少数患者表现为急性肾衰竭,出现少尿或无尿,最初 24h 尿酸排出增加。

(二)实验室及其他检查

1.血尿酸测定

大多数患者呈高尿酸血症(男性>417μmol/L,女性>357μmol/L)。

2.尿尿酸测定

限制嘌呤饮食 5d 后,每日尿酸排出量超过 3.57mmol(600mg),可认为尿酸生成增多。

3.滑囊液和痛风石的检查

急性发作期如踝、膝等较大关节肿胀时,可行关节腔穿刺取滑囊液进行显微镜检查,95%以上患者出现尿酸盐结晶。滑液中白细胞计数增高,常为 575×10^9 个/L。痛风石的活检痛风结节是围绕尿酸钠结晶的慢性异物肉芽肿,必须注意用无水乙醇固定,以免尿酸钠溶解。穿刺或活检痛风石内容物,对其含有的尿酸盐予以鉴定,对本病的确诊有意义,可视为诊断的"金标准"。

4.X 线检查

急性关节炎期可见非特征性软组织肿胀;慢性期或反复发作后可见软骨缘破坏,关节面不规则,特征性改变为穿凿样、虫蚀样圆形或弧形的骨质透亮缺损。

5.CT 与 MRI 检查

CT 扫描受累部位可见不均匀的斑点状高密度痛风石影像；MRI 的 T_1 和 T_2 加权图像呈斑点状低信号。

(三)诊断标准

目前,多采用美国风湿病协会于 1997 年制定的痛风诊断标准,包括以下 9 条:

(1)急性关节炎发作 1 次以上,在 1d 内即达到发作高峰。

(2)急性关节炎局限于个别关节。

(3)整个关节呈暗红色。

(4)第一趾关节肿痛。

(5)单侧趾关节炎急性发作。

(6)有痛风石。

(7)高尿酸血症。

(8)非对称性关节肿痛。

(9)发作可自行中止。

凡具备该标准 3 条以上,并可除外继发性痛风者,即可确诊。

三、治 疗

(一)辨证论治

痛风急性发作期,多以热痹和湿热痹为主,应重点以清热解毒、利湿通络止痛为主,以阻止病情的进一步发展。在疾病的慢性期阶段,又需针对夹痰、夹瘀的不同,而采用化痰逐瘀通络之法。同时还要针对患者阴阳气血的不足,注意培元固本、补益气血、调补肝脾肾等。

1.湿热痹阻证

症状:关节剧痛突然发作,且多在夜间发作。关节红肿热痛,得冷则舒,痛不可触。或兼有发热、恶风、口渴、烦闷不安或头痛汗出,大便秘结,小便短黄,舌红,苔黄腻,脉弦滑数。

治法:清热利湿,宣痹通络。

方药:四妙散加味。

组成:苍术 15g,黄柏 12g,川牛膝 15g,薏苡仁 30g,忍冬藤 90g,蚕沙 15g,木瓜 15g,土茯苓 30g。

加减:热盛者,加生石膏 60g、知母 15g、栀子 10g,以清热;湿浊重者,加茵陈 30g、藿香 10g、车前子 30g、防己 10g,以增强利水化湿之力;阴液耗伤者,加生地黄 30g、玄参 30g、麦冬 30g,以养阴增液;肿痛较甚者,加乳香 9g、没药 9g、络石藤 30g、全蝎 10g,以活血通络止痛;大便秘结者,加生大黄 10g、芒硝 10g,以通便排毒。

按:痛风急性期起病急,多在夜间突然关节剧痛,局部红肿灼热,而第一跖趾关节及拇趾关节最易受侵犯。据临床观察,痛风以湿热证最为多见,通腑泄热常可加强疗效,为缓解患者痛苦,可配合使用秋水仙碱及非甾体类抗炎药以止痛治标。

2.痰瘀痹阻证

症状:关节疼痛反复发作,日久不愈,时轻时重,或呈刺痛、固定不移,关节肿大,甚至强直畸形,屈伸不利,皮下结节,触之不痛,或皮色紫暗,或皮肤溃破形成瘘管,舌质暗红或有瘀斑,苔厚腻,脉弦或沉涩或沉滑,

治法:活血化瘀,消痰散结。

方剂:化痰逐瘀汤(赵和平方)。

组成:桃仁 10g,红花 10g,当归 10g,川芎 10g,生地 30g,白芍 15g,制南星 10g,僵蚕 10g,土鳖虫 10g,地龙 10g,鸡血藤 30g。

加减:皮下结节者,加皂刺 10g,白芥子 10g;关节疼痛甚者,加乳香 9g,没药 9g,延胡索 15g;关节肿甚者,加防己 10g,土茯苓 30g,泽兰

15g；关节久痛不已，加全蝎 6g，蜈蚣 1 条；久病体虚，神疲乏力者，加红参 15g，黄芪 30g。

按：痛风日久，反复发作者，易形成痛风石，关节亦容易畸形僵硬，多表现为痰瘀痹阻证。治疗时，在辨证用药的基础上，宜酌加虫类药如炮山甲、全蝎、蜈蚣、乌梢蛇、僵蚕、土鳖虫、蝼蛄虫等常可增强疗效。

3.肝肾亏虚证

症状：关节疼痛，反复发作，日久不愈，时轻时重，甚则关节僵硬变形，屈伸不利，冷感明显，面色少华，形寒肢冷，腰膝酸软，尿多便溏，舌淡，苔白，脉沉细。或骨节疼痛，筋脉拘急牵引，运动时加剧，盗汗，头晕，耳鸣，舌苔少，脉细弱。

治法：补益肝肾，除湿通络。

方药：独活寄生汤加味。

组成：独活 30g，桑寄生 30g，防风 10g，秦艽 10g，细辛 8g，党参 15g，茯苓 10g，当归 10g，白芍 15g，熟地 15g，杜仲 15g，川牛膝 15g，肉桂 6g，甘草 6g。

加减：偏于阳虚，关节冷痛明显者，加制附子 10g、干姜 10g，以温阳散寒；偏于阴虚者，加制首乌 30g、枸杞子 15g，以养阴增液；腰膝酸痛甚者，加鹿角胶 15g、肉苁蓉 15g、骨碎补 15g，以补肾填精、强筋壮骨；关节重着、肌肤麻木者，加防己 10g、薏苡仁 30g、白芥子 10g、鸡血藤 30g，以化湿逐瘀；皮下结节者，加僵蚕 10g、生牡蛎 30g、猫爪草 15g，以豁痰散结。

按：素体虚弱，肝肾不足的患者患本病常为此证，或痛风慢性关节炎期，也常表现为此证型，治疗上当攻补兼施，标本兼顾。

4.痛风石

症状：足趾或其他关节痛风结节形成，或生于耳廓，小者如豆，大者如鸡蛋不等，或 X 线或 B 超发现有泌尿系结石，或关节疼痛屡发不止，隐隐作痛，局部灼热，关节重着，舌质红，苔黄腻，脉滑数。

治法：清热利湿，理气活血，软坚散结。

方药:三金排石汤(赵和平方)。

组成:金钱草30～50g,海金沙20g,鸡内金15g,滑石30g,王不留行30g,川牛膝10g,琥珀6g(研吞),乌药10g,杏仁10g,威灵仙15g,白芍30g,甘草10g。

加减:伴肾盂积水、输尿管扩张者,酌加泽泻15g,冬瓜子15g,桂枝6g,车前子30g;兼见血淋(有肉眼血尿或尿检提示RBC阳性者),加生地30g,白茅根30g;热甚或大便秘结者,加生大黄10g(后下);尿急、尿颇、尿痛者,加白花蛇舌草30g,瞿麦15g;腰腹部疼痛较剧者,加土鳖虫10g,延胡索30g;有气虚证者,酌加生黄芪30g,白术20g;皮下结节者,加猫爪草15g,白芥子10g;瘀血明显者,加三棱15g,莪术15g。

按:结石的形成不外乎湿浊为热邪所熏灼煎熬而成,本病以肾虚为本,湿热痰浊瘀血为标。皮下结节与结石治同一理,都以清热利湿化浊为主,肾虚者,兼以补肾,气滞血瘀者,兼以调气血。

5.高尿酸血症

症状:关节无肿胀疼痛,或有关节酸胀不适,伴有乏力,舌体胖大,舌质暗红或紫暗,苔白腻或黄腻,脉濡数。查血尿酸增高。

治法:清热解毒,利湿排浊,活血通络。

方药:土茯苓汤。

组成:土茯苓30g,防己10g,防风10g,地龙10g,萆薢30g,苍术10g,黄柏10g,川牛膝10g,威灵仙10g,忍冬藤30g,青风藤30g,秦艽10g,延胡索15g,生地30g,白芍30g,当归15g,甘草10g。

加减:脾虚者,加党参10g,黄芪30g;大便秘结者,加大黄9g。亦可以上方配成丸药,每次服10g,每天3次,饭后服。

6.痛风性肾病

症状:早期可无明显症状,中期常出现腰部酸痛,轻度浮肿,中度血压升高,或出现轻度尿蛋白或镜下血尿等,晚期可表现为肾小球滤过率下降,肌酐、尿素氮升高,最终发展成慢性肾功能衰竭。症状可表现为腰痛或酸困不适,下肢水肿,乏力纳差,时恶心呕吐,夜尿频多或血尿等,舌质淡暗苔薄白或黄,脉沉细弱。

治法:益气养血,活血化瘀,补肾化湿。

方药:益气化瘀补肾汤(朱良春方)。

组成:生黄芪 30g,当归 10g,川芎 10g,红花 10g,丹参 30g,淫羊藿 15g,川续断 10g,怀牛膝 10g,石苇 20g,益母草 120g。

加减:合并上呼吸道感染或其他继发感染,出现严重蛋白尿者,去黄芪、红花,加金银花、连翘、漏芦、菝葜各 15g,土鳖虫 10g,鱼腥草、蛇舌草各 30g,蝉衣 5g;以肾功能低下为主者加炮甲片 8g;阳虚者加附子、肉桂、鹿角霜、巴戟天;肾阴虚者相加生地黄、龟板、枸杞子、女贞子、旱莲草;脾虚者加党参、白术、山药、苡仁;气虚甚者重用黄芪,加太子参 30g;肾关不固,夜尿频多者,加金樱子、芡实、益智仁;浮肿明显伴高血压者加水蛭(研末,胶囊装,吞服)2g;血尿者加琥珀(研末吞服)3g,茅根 30g;血压高者去川芎,加桑寄生 30g,广地龙 15g。

(二)名医经验

汪庆安[1]治疗痛风用药经验:①苍术,何首乌:此病多数脾肾虚为本,湿热毒为标,久病累及他脏,内生痰瘀(石),嘌呤代谢紊乱,使尿酸生成过多或排泄过少,形成高尿酸血症。中医认为,脾肾失调为其因。尿酸生成过多责之于脾,脾虚运化失职,湿浊(尿酸)内生。尿酸排泄过少责之于肾,肾虚分清泌浊功能减退使然。然而此病既然已经形成,着重补法早已不及,且易留邪,只能以不腻不偏之品添加于清利药中,求利中寓补。取苍术健脾燥湿助运化,用治脾虚;取何首乌益肾添精,用于补肾,同时能防利湿伤阴,活血伤血。②土茯苓,萆薢:此病的治疗多数以清热解毒、利湿通络为主线,此二药可以利湿,清化浊毒,通利关节,排尿酸,多与秦皮、泽泻、蝼蛄、金钱草为伍,其中金钱草还可以防治结石。③豨莶草:急性发作期,症见红肿热痛,当属热痹。汪庆安首选豨莶草。它祛风除湿,凉血解毒,活血通络,对湿热毒邪等全能兼顾,是一味难得的良药。④地龙:湿热毒邪性偏黏滞,易相互交混,入血则如胶似漆,日久凝成痰瘀,沉积于关节等处,使关节僵硬,其至变形。地龙善于活血通络，利关节，清化血中浊瘀之邪。我常与土鳖虫、益母草等为伍，以通之、化之、搜剔之。⑤白僵蚕，白芥子：痰瘀为病，可见皮下结节痛风石，溃破后流出膏脂状渗液。这些物质符合痰的特性，可从痰论治。汪庆安最喜用白僵蚕、白芥子。它们不仅可以散结通络，且性善搜剔，还能消顽痰，尤其适于此病经络之痰，故视为首选药。对疼痛难忍者，可加全蝎、延胡索等。山慈菇清热解毒，含秋水仙碱，可直接治疗痛风，熟悉并常用此药的朋友可以选加之。其常方为：土茯苓50g，萆薢20g，豨莶草50g，虎杖30g，滑石30g，薏苡仁20g，地龙20g，白僵蚕20g，土鳖虫15g，全蝎（吞）3g，何首乌30g，苍术10g，陈皮10g。对于疾病初期，用此方效果极其显著，愈后复发者较少。

此病多因进食高嘌呤饮食或精神紧张、劳累、感染等因素诱发，调养显得十分重要。同时嘱病人多食葡萄等碱性食品，禁食动物内脏等高嘌呤饮食，避免劳累及情绪波动。

路志正[2]强调了内因是痛风发病的关键，认为风、寒、暑、湿、热、毒等外邪仅是内因病变前提下的诱发因素，其自拟经验方分期治疗并配合外治。急性期，治法清热利湿，疏风通络，消肿止痛，方用痛风冲剂一号：黄柏、生薏苡仁、丹参、虎杖、青风藤、豨莶草、益母草、防己、川牛膝、秦艽、威灵仙等。服法：每日2～3次，每次9g，饭后开水冲服。慢性期治法健脾益气，补肾通络，疏风定痛。方用痛风冲剂二号：黄芪、丹参、防己、青风藤、鸡血藤、赤芍、桂枝、炒白术、茯苓、泽泻、络石藤、萆薢等。服法：每日2次，每次9g，饭后开水冲服。外治宜活血通脉，软坚化瘀，消肿止痛。方用痛风冲剂三号：皂角刺、大黄、透骨草、防己、防风、制乳香、制没药等，用开水适量，冲50g，熏洗，浸泡患处。水冷后可加热熏洗之。每日2～3次，每次半小时。

胡荫奇教授[3]经过长期的临床实践观察，一般把痛风分为痛风急性发作期、痛风间歇期、痛风反复发作期及痛风性肾病期。并根据各期不同的病理特点总结出治疗痛风的系列方药。①痛风急性发作期。多由于日间饮酒或进食高嘌呤饮食加之徒步行走或运动时间过长，夜间突然发生关节剧烈疼痛，以第一跖趾关节、足趾关节受累较多，其他依次是足背、踝、足跟、腕、手指等关节。症见局部红肿热痛,肤色暗红,有烧灼感,压痛明显,关节活动受限,站立或行走疼痛加剧,可伴有发热,口苦,口渴,小便黄赤,舌红,苔黄或黄腻,脉滑或数。治疗从清热利湿解毒、化瘀降浊、消肿定痛立法。予痛风 1 号方:苍术 12g,黄柏 12g,川牛膝 15g,薏苡仁 30g,秦皮 15g,威灵仙 30g,山慈菇 10g,徐长卿 12g,金银花 30g,连翘 15g 等。②痛风间歇期。痛风急性发作期自行缓解或经治疗恢复后,仅表现为血尿酸升高,无关节肿胀疼痛,关节周围及耳廓无痛风石沉积,无肾结石等。患者多无明显不适,舌红、苔薄黄或薄黄腻,脉滑细或濡细。治疗宜从健脾利湿,升清降浊立法。予痛风 2 号方:土茯苓 30g,云苓 30g,白术 15g,薏苡仁 30g,葛根 30g,泽泻 15g,秦皮 15g,徐长卿 12g,百合 20g,威灵仙 20g 等。③痛风反复发作期:一般由急性期发展变化而来随着尿酸钠盐在关节内沉积逐渐增多,发作逐渐频繁,每次发作所波及的关节也逐渐增多,缓解期缩短,临床表现为关节疼痛剧烈,持续时间较长,但局部红肿灼热感不甚明显,关节出现畸形,屈伸活动受限,耳廓、跖趾、指间、掌指关节等处可见痛风石。部分病人的痛风结节溃破后可见豆腐渣状白色尿酸盐结晶流出,多伴有口苦或口中黏腻不爽,胸闷,脘痞不适,纳食不香,或腰痛,尿血,小便黄或混浊,大便黏滞不爽,舌暗红,苔薄黄或薄黄腻,脉滑细或濡细。治疗从健脾利湿泄浊、祛瘀散结、通络止痛立法。予痛风 3 号方:猪苓 20g,苍白术各 12g,黄柏 12g,川牛膝 20g,薏苡仁 30g,秦皮 12g,土茯苓 30g,土贝母 15g,莪术 15g,红花 12g 等。④痛风性肾病期:其早期多无明显症状,中期可出现腰部酸痛,轻度浮肿,中度血压升高,或出现轻度蛋白尿、镜下血尿等。晚期可表现为肾小球受累,滤过率下降,肾功能持续恶化,最终发展为慢性肾功能衰竭。临床多表现为腰酸困不适,或下肢浮肿,体倦乏力,时恶心,呕吐,纳差,夜尿频等。也有一部分病人尿酸盐沉积于肾脏形成结石,出现腰痛,尿血,舌淡暗,苔薄黄或薄白,脉细弱或沉细弱。治疗宜从益肾健脾泄浊、化湿通络立法。方选参芪地黄汤合四妙散加减:黄芪 20g,党参 15g,山萸肉 12g,生山药 20g,茯苓 20g,泽泻 15g,苍术 12g,薏苡仁 30g,

黄柏12g,威灵仙20g,秦皮12g,土茯苓15g,益母草20g,六月雪15g等。

赵和平[4]认为本病多属于本虚标实,临床可按急性期、缓解期分期辨治,如辅以加味金黄散外敷,则收效更捷。对痛风病因病机的认识:痛风是中西医共有的病名,但其内涵并不完全相同。西医所说的痛风是指尿酸盐在关节滑膜或软骨沉积,导致滑膜及关节周围组织发生的炎症反应,以关节肿胀和剧痛为主要临床特征的关节炎,受累关节及其周围软组织红肿热痛的一种疾病。中医之"痛风"实亦为痹证,因其痛甚,且发病急骤如风而得名。它包括现代医学所说的痛风性关节炎及其他以关节痛为主要表现的风湿病。其病名首见于朱丹溪的《格致余论·痛风》,文中曰:"大率因血受热,已自沸腾,其后或涉冷水,或立湿地,或扇风取凉,或卧地当风,寒凉外搏,热血得寒,污浊凝涩所以作痛,夜则痛甚,行于阴也。"尽管中西医对痛风的认识不同,但现代医家所言之痛风已基本上等同于西医的痛风性关节炎,其他各种疼痛多以痹证名之。本病的病因病机主要为脾肾亏虚,加之膏粱厚味,或嗜酒过度,日久湿浊内停而发病。脾主运化,脾虚则升降失职,肾为水之下源,肾虚则分清泌浊功能减退,人体水液不能正常运化,导致湿热痰浊瘀血内生,痹阻经络、关节,而致本病。本病以脾肾亏虚为本,湿热痰浊瘀血为标,病属本虚标实。治当以清热解毒、利湿泄浊、活血化瘀为主。辨证治疗:①急性期治疗。痛风急性发作期主要表现为关节红肿热痛,痛如虎啮,昼轻夜重,关节活动受限,由于湿性趋下,故好发于第一跖趾关节、踝关节和趾间关节等处,患者多烦躁气急,口渴喜冷饮,肢体困重,便溏尿黄。或有伴头痛发热、恶寒。舌质红或暗红,苔黄腻或厚腻,脉滑数。证属湿热、痰瘀闭阻,不通则痛。治当清热解毒、利湿泄浊、活血止痛。临床常用:土茯苓60g,萆薢30g,威灵仙20g,山慈姑15g,蒲公英30g,地丁30g,天葵子30g,忍冬藤60g,玄参30g,当归30g,虎杖30g,川牛膝15g。痛甚者加羚羊角粉0.5g冲服;热甚者加生石膏60g,知母15g;瘀血甚者加丹参30g,土鳖虫10g。②缓解期治疗。此期患者关节红肿热痛缓解,关节局部酸胀,伴或不伴关节僵硬、变形,屈伸不利,活动受障碍,或伴有神疲、纳差、腰膝酸软,舌暗淡,苔白腻或黄腻,脉沉弦或沉滑。证属脾肾亏虚,痰湿瘀血互阻。治当健脾祛湿、补肾助阳、活血通络。临床常用:黄芪30g,当归10g,威灵仙15g,土茯苓30g,白术10g,川牛膝15g,青风藤30g,鸡血藤30g,络石藤30g,淫羊藿20g。关节变形者加土鳖虫10g,僵蚕10g;湿重苔厚腻者加藿香15g,茵陈30g;伴腰酸神疲者加杜仲30g,桑寄生30g。③外治法。对于痛风急性发作期,可辅以外治法,采用加味金黄散外敷,以清热解毒、活血通络、消肿止痛。药物组成:生栀子30g,姜黄30g,生大黄30g,黄柏30g,苍术10g,厚朴10g,陈皮10g,甘草10g,生天南星10g,白芷160g,天花粉60g。用法:共为细面,用时取适量,用蜂蜜调成膏状,外敷患处,外用纱布固定,12h后取下。预防:①饮食。饮食的一般原则是避免进食高嘌呤食物,如动物内脏、沙丁鱼、蚝、蛤、蟹等,同时也要注意三高(高蛋白、高维生素、高纤维素)和三低(低脂、低糖、低盐)。尤其需要注意的是要严格戒酒,临床所见,许多患者都是因为饮酒而致急性发作。为促进尿酸排泄宜多饮水,使尿量每天在2 000mL以上。②药茶。对于症状已经控制,患者又熬药不便的患者,可采用药茶来做巩固治疗或预防。方一:土茯苓60g,放入保温瓶中,开水泡1h后当茶饮。方二:玉米须30g,泡茶饮。此法简便易行,长期饮用可利湿排浊,改善湿热体质,减少痛风的发作。

(三)其他治疗

1.验方治疗

方药:浊祛瘀痛风方[5](任达然方)。

组成:土茯苓30～60g,虎杖30g,粉萆薢20g,忍冬藤30g,薏苡仁30～50g,威灵仙15g,黄柏、川牛膝、木瓜、泽泻、路路通、制乳香、没药各10g。

随证加减:寒重,去忍冬藤、黄柏,加制附片、桂枝各10g;湿重,加苍术10g,川朴6g;若痛风反复发作10年左右可形成慢性痛风性关节畸形,关节周围与身体他处皮下均可见到结节状突出之痛风石,可于原方中加金钱草30g,海金沙10g(布包),鱼脑石15～18g;若痛风急性发作控制后,可酌加补肾之品,如山萸肉、补骨脂、骨碎补等,以竟全功。

2.中 成 药

痛风舒胶囊:主要成分为大黄、车前子、泽泻、川牛膝、防己。功能清热、利湿、解毒。主治用于湿热瘀阻所致的痛风。口服,每次2～4粒,每日3次,饭后口服。

3.外 治 法

方药:痛风沐浴方。

组成:桑枝300g,络石藤150g,忍冬藤150g,红藤60g,海桐皮60g,豨莶草60g,土茯苓60g。

用法:煎水沐浴。

功效:清热活血,通络止痛,祛风宣痹。

主治:痛风急性期,表现为关节红肿热痛者。

4.膏药外敷法

方药:芙黄膏。

组成:芙蓉叶30g,生大黄30g,生栀子30g,山慈菇30g。

用法:上药共研为细面,按4:6加入凡士林,调和成膏,外敷患处,每日1次。

功效:清热解毒,祛湿止痛。

主治:湿热痹阻型痛风。

5.针灸疗法

一般来讲,痛风属风寒湿痹证者宜针灸并用,属风湿热痹证者则不宜灸,久痹阳虚证者以灸为宜。常用穴:足趾痛者取太冲、大敦;踝关节痛取中封、昆仑、解溪、丘墟;膝痛取膝眼、足三里、阳陵泉;腕痛取阳池、外关、合谷;肘痛取合谷、手三里、曲池、尺泽等。痛风急性发作期可刺络放血。

四、调摄与护理

(一)调　摄

合理的膳食是防止痛风反复发作的有效方法。痛风患者应禁食含嘌呤高的食物,如黄豆粉、沙丁鱼、螃蟹、动物的内脏(心肝肾脑)及骨髓。如果病人病情较轻,可以食用肉类、大豆、小豆、菠菜等含嘌呤低的食物。病情重者,只能食用大米、小米、小麦、玉米、各种蔬菜、水果、蛋类及牛奶。肥胖者要注意减肥,降低体重,饮食上要控制热量的摄入。患者应戒烟戒酒,每日饮水量在 2 000mL 以上,以保证足够尿量。防止和治疗尿酸钠盐结晶在关节、肾脏或其他部位沉积引起的合并症。防止尿酸结石形成。防止或治疗能使痛风恶化的疾病,如高甘油三酯症、高血压、肥胖等。

(二)护　理

急性发作时应卧床休息,抬高患肢,以减轻疼痛,一般休息至关节痛缓解 72h 后可恢复活动。避免诱因,如暴食酗酒、受凉受潮、过度疲劳、精神紧张、防止关节损伤,慎用影响尿酸排泄的药物等。

参考文献:

[1]汪庆安.用药杂谈[M].北京:中国中医药出版社,2010:60-62.

[2]路洁,魏华.路志正教授论治痛风的学术思想[J].浙江中医学院学报,2005,29(6):30-31.

[3]唐先平.胡荫奇辨治痛风的经验[J].江苏中医药,2010,42(7):8-9.

[4]孟彪,高立珍,等.赵和平治疗风湿经验[M].北京:人民军医出版社,2013:42-44.

[5] 王小芳.任达然用"化浊祛瘀痛风方"治疗痛风的经验[J].江苏中医药,2005,26(6):9.

第八节　产后风湿病

产后风湿病是指产后(包括流产、小产)百日内发生的肢体肌肉关节、疼痛、重着、麻木或功能轻度受限等症状的一种疾病。患者常因遇冷、受潮、劳累及天气变化加重，多伴有多汗、畏风怕冷等症状，西医化验多无阳性发现。本病是一种临床常见病、多发病，对女性危害极大，但在中西医风湿病学中较少论及。本病属中医"痹证"范畴，中医古籍中多以"产后身痛"、"产后关节痛"、"产后痛风"、"产后中风"、"产后筋脉拘急"、"产后鸡爪风"等相称。本病以正虚为主，与一般痹证有所区别。

一、病因病机

产后风湿病发生在产褥期或产后百日内，由于产后机体气血虚弱、肝肾不足，筋脉失养；或感受风寒湿热之邪；或瘀血阻滞经络，或病久体虚，复感外邪，内外相引，病邪日深。尽管其致病原因繁杂，但归纳起来，产后风湿病的病因病机可概括为"正气亏虚"、"外邪入侵"及"瘀血阻滞"三个方面。

(一)正气亏虚

产褥期正气虚弱是产后风湿病发病的重要因素。产后气血不足，脏腑功能低下致脏腑功能失调，易导致风寒湿邪乘虚而入发病。产后身体虚弱，气血不足是本病发病的主要内在因素。妊娠期大量的气血孕育胎儿，易致孕妇气血不足；产时及产后失血、产伤、难产或剖腹产耗损精气，加重气血亏虚；产后恶露不净，气血再伤，更加重气血亏虚，导致"百节空虚"。脾主肌肉，脾虚则肌肉失养，肝主筋，肾主骨，肝肾亏虚则筋骨失濡，诸因素均可导致"不荣则痛"。气血虚弱，脏腑亏虚，再加之起居不慎，风寒湿邪乘虚而入，痹阻经络，"不通则痛"。

(二)外邪入侵

外因是本病发生和加重的重要因素，当今社会，科技非常进步，产妇分娩后几乎都要输液，冰凉的盐水或葡萄糖小可致寒湿入侵。如产后居住环境潮湿，或分娩在春、秋、冬之季，室内过冷或过暖，衣被增减失宜；或产期在盛夏炎热之时，室内空调温度过低、电扇吹风，则皆易感受风、寒、湿、热诸邪，邪气痹阻经络而发病。

(三)瘀血阻滞

分娩后,因产伤、外邪入侵及产时元气大伤无力送胞,以致恶血或胎衣胎胞滞留胞宫,不能及时排出,瘀阻为患,可引起恶露不净,致产褥期少腹疼痛。《陈素庵妇科补解》曰:"产后遍身疼痛,因产时损动,气血升降失常而留滞关节,筋脉引急,是以身疼痛也。然即遍身作痛,则风寒瘀血十有五六……"因此,产后身痛、气血亏虚固然为其主要原因,但瘀血为害亦不少见。"产后多瘀"亦是产后风湿病的主要病理特点之一。

二、诊断标准

产后风湿病目前国内外尚无统一的诊断标准,临床可参照《中国风湿病学》中拟定的标准。

(一)西医诊断标准

(1)产褥期或产后百日内发病,包括流产、人工流产及早产。

(2)主要临床表现:肢体肌肉关节疼痛、酸痛、沉重、麻木及屈伸不利。

(3)受累关节功能轻度受限,活动后症状减轻,绝大多数病例关节只痛不肿。

(4)实验室检查:ESR,ASO,RF,CRP 及血常规等均正常。

(5)X 线检查:无骨质改变。

(6)经治疗后病情可完全缓解,受累肢体及关节不留畸形,功能可完全恢复正常。

(7)诊断本病前,必须首先排除其他风湿性疾病,如风湿性关节炎、类风湿关节炎、骨关节炎及红斑狼疮等。

(二)中医症候诊断标准

主症:①产后(包括流产、小产)百日内发生的肢体肌肉关节不适;②疼痛;③酸痛;④重着;⑤麻木;⑥功能轻度受限。上述症状常因遇冷、受潮、劳累及天气变化加重。

次症：①乏力多汗；②畏风怕冷；③烦躁失眠等。舌质淡或舌嫩，或紫暗有瘀点；舌苔薄白或薄黄，或少苔，或苔白厚腻；脉细濡，或沉濡而数，或沉涩。

凡具有主症①或主症①加任何1项以上主症及/或兼见1项以上次症可参照舌脉辨证为本病。

三、治　疗

(一)辨证论治

产后风湿病虽以正虚为主，但亦多挟有邪实，扶正祛邪不可偏废。当根据产后伤血、气血不足、肝肾亏虚、多虚多瘀的特点，本着"勿拘于产后，亦勿忘于产后"的原则，除运用祛风、散寒、除湿、清热、逐瘀等祛邪诸法外，时刻不要忘记益气养血、滋补肝肾等法。并遵循补而勿滞、滋而不腻、香而勿燥、风药勿过辛散、祛湿勿过刚燥、清热勿过寒凉、逐瘀勿伤气血等原则。

1.气血两虚证

症状：遍身关节疼痛，肢体酸楚、麻木，时轻时重，甚至筋脉挛急，肌肉瞤动。并有头晕、气短、心悸、自汗等症，舌质淡嫩，苔白或少苔，脉细弱或细数。

治法：益气养血，活血通络，祛风除湿。

方药：八珍五藤汤(赵和平方)。

组成：黄芪30g，党参30g，白术30g，茯苓15g，炙甘草10g，熟地30g，当归15g，川芎10g，白芍15g，鸡血藤30g，络石藤15g，夜交藤30g，海风藤30g，青风藤15g。

加减：关节痛重者，加姜黄15g，海桐皮15g；关节筋挛急、麻木者，加伸筋草30g，桑枝30g；易汗出者，加生牡蛎30g(先煎)，淮小麦50g；畏寒甚者，加炮附子10～30g(先煎)，干姜10g；食少纳差者加生谷芽30g，鸡内金10g。

按：妊娠养胎及产时耗气伤血，均可致气血亏虚。如此时风、寒、湿诸邪乘虚而入,痹阻经脉,肢体、筋脉、关节失其温煦濡润,则会出现遍身关节疼痛,肢体酸楚、麻木,甚则筋脉挛急。脾胃为气血生化之源,故方中用黄芪与四君健脾益气,使气血生化有源,四物汤养血活血,血行则风自灭。诸藤长于通经入络,祛风湿止痹痛。诸药合用共奏益气养血、活血通络、祛风除湿之功。

2.肾阳亏虚证

症状:周身关节冷痛,屈伸不利,四末不温,畏寒怕冷,甚则关节肿胀积液,面白无华,气短乏力,形寒肢冷,腰背酸痛,下肢酸软,足跟冷痛;或有腹胀便溏,或五更泄泻,舌质淡苔白,脉沉细而弱。

治法:温补肾阳,祛寒除湿,通络止痛。

方药:二鹿汤(赵和平经验方)。

组成:鹿角 10g,鹿含草 30g,淫羊藿 30g,炙川乌 10g,熟地黄 30g,威灵仙 15g,全蝎 10g,白术 15g。

加减:湿重者加薏苡仁、茯苓;风盛者加僵蚕、防风;寒重者加制附子、麻黄;关节积液者加猫爪草、土贝母;下肢沉重疼痛者加木瓜、川牛膝;挟有痰瘀者加土鳖虫、僵蚕。

按:肾为先天之本,为卫气之根源,卫气虽源于脾胃,而实根于肾阳。产后往往气血大伤,如素体阳虚者,再感寒湿之邪,如雪上加霜,寒湿凝滞,气血运行受阻,故周身关节冷痛,屈伸不利。寒湿之邪流注关节,轻则肿胀疼痛,重则形成积液。腰背冷痛、形寒肢冷、下肢酸软、足跟疼痛、五更泄泻等均为肾阳虚衰、温煦功能减退所致。方中鹿角、鹿含草、淫羊藿温补肾阳,熟地黄滋补肾阴,川乌祛风除湿、散寒定痛,威灵仙、全蝎善走通行十二经络,白术健脾以强后天之本,以绝生湿之源,且能助运化以促进药物的吸收,诸药合用,以温补肾阳为主,先后天并调,对肾阳不足。寒邪明显的产后风湿痹痛多有良效。

3.肝肾阴虚证

症状:肢体关节肌肉疼痛入夜尤甚,屈伸不利,筋脉拘急,肌肤麻木,腰膝酸软,运动时加剧,形体消瘦;或口干心烦,头晕耳鸣,或失眠多梦,烦躁盗汗,两颧潮红,五心烦热,便干尿赤;舌质红苔薄或少,脉虚数或细数。

治法:养阴增液,蠲痹通络。

方药:增液蠲痹汤(赵和平经验方)。

组成:生地 30g,玄参 30g,麦冬 30g,石斛 30g,当归 15g,姜黄 15g,海桐皮 30g,桑枝 30g,络石藤 15g,鹿角 10g,陈皮 15g。

加减:上肢关节疼痛者,加桂枝 15g;痛甚者,加全蝎 10g,延胡索 30g;口干喜饮者,加党参 10g,五味子 10g;盗汗者,加生龙牡各 30g,浮小麦 30g;耳鸣甚者,加磁石 30g,石菖蒲 10g;肾阴虚甚者,加龟板 15g,鳖甲 15g;腹胀者,加砂仁 10g,白蔻 10g。

按:此类患者多素体阴虚或久用祛风除湿、香燥之品耗伤阴液。女子以肝为先天,体阴而用阳。产后伤阴耗血,肝肾同源,肝阴不足肾阴亦衰,筋脉、肌肉、脏腑皆失其濡养,故关节疼痛,屈伸不利,筋脉拘急,昼轻而夜甚;腰为肾之府,肾开窍于耳与二阴,肾阴亏虚,则腰膝酸软,头晕耳鸣,便干溺赤;舌质红苔薄少,脉虚数或细数皆阴虚内热之证。方中增液、石斛养阴增液,濡润经脉,当归养血活血,姜黄、海桐皮、桑枝、络石藤祛风湿、通经络,鹿角温肾阳促进阴药的吸收,陈皮理气,防止诸阴药滋腻,阴液得充,经脉得养,则痹证自除。我院风湿病专科协定处方"石斛蠲痹丸",即是孟彪主任医师据此方重用石斛,加全蝎、蜈蚣、僵蚕等虫蚁搜剔之品制成,治疗产后风湿病症属肝肾阴虚者取得了较好的效果。

4.外感风寒证

症状:全身肢体、关节、肌肉疼痛,以肩背、肘、腕、手等处为主,肌肉酸楚,屈伸不利,或痛无定处,或冷痛剧烈,得热则缓,或有肢体关节肿胀、重着、麻木,畏寒恶风等,舌质淡,苔薄白,脉沉紧。

治法:益气健脾,活血通络,温经散寒。

方药:趁痛散加减。

组成:黄芪 30g,当归 10g,白术 15g,炙甘草 6g,肉桂 6g,独活 15g,牛膝 15g,薤白 10g,生姜 5 片。

加减：上肢疼痛者，加桑枝、桂枝、片姜黄；气短易汗出者，加生黄芪、红参；下肢痛重者，加独活、防己；膝关节疼痛者，加鹿衔草、伸筋草、透骨草。若偏于瘀者，可加土鳖虫、鸡血藤以增活血行瘀、宣络止痛；肾虚者加鹿角胶、龟板胶以补肾填精。

按：产后气血亏虚，风寒之邪最易乘虚而入，留滞关节，气血痹阻不通，筋脉失养，故关节疼痛，屈伸不利。方中黄芪、当归益气养血；白术、甘草健脾助运，以资气血生化之源；牛膝、寄生补肝肾、强筋骨；肉桂、薤白、独活，皆具辛温之性，温阳益气，祛风行血止痛。诸药合用，共奏益气健脾、活血通络、温经散寒之效。

5.寒湿痹阻证

症状：肢体关节肿胀，重着、酸楚、隐痛，屈伸不利，肌肤麻木，倦怠乏力，以下肢尤甚，胸闷脘痞，腹胀纳呆，大便不爽或溏稀，或畏寒腰痛，四肢逆冷，舌质淡，苔白滑，脉细弱或濡缓。

治法：健脾祛湿，养血活血，散风通络。

方药：温经蠲痹汤（路志正经验方）。

组成：生黄芪30g，当归15g，桂枝15g，白芍15g，炒白术10g，茯苓10g，附子10g，防风10g，老鹳草30g，桑寄生15g，红花10g，甘草10g。

加减：风湿盛者，加络石藤，甚则加川草乌；膝关节疼痛者，加川牛膝、松节；上肢痛重者，加桑枝、姜黄；下肢沉重者，加薏苡仁、防己；胸闷脘痞、纳呆腹胀者，加枳壳、桔梗。

按：产后气血亏虚，再感寒湿之邪，故见肢体关节重着酸楚、肌肤麻木、肢体沉重、屈伸不利等症。湿性趋下，故肿胀、疼痛、酸楚诸症多以下肢为甚。路老本方是由当归补血汤、甘草附子汤、桂枝附子汤、玉屏风散等化裁而来。方中用黄芪、当归益气养血，白术、茯苓健脾祛湿，以强后天之本，桂枝、附片温经散寒止痛，防风、桑寄生、老鹳草祛风通络，红花、白芍、甘草活血缓急止痛。

6.湿热痹阻证

症状：关节灼热、红肿、疼痛，遇热或雨天痛增，活动后痛减，肢体沉重酸软无力，口干不欲饮，或见发热，夜寐盗汗，形体消瘦，胸脘痞闷，纳呆食少，大便或干或溏，则小便黄赤，舌尖边红，苔白厚腻或黄腻，脉濡细数或滑数。

治法：清热利湿，通络止痛。

方药：三仁通痹汤（赵和平方）。

组成：杏仁10g，白蔻仁10g，薏苡仁50g，滑石30g，通草6g，竹叶10g，厚朴6g，半夏15g，海桐皮30g，汉防己20g，姜黄15g，鸡血藤30g，忍冬藤30g，土茯苓30g，蒲公英30g，全蝎10g。

加减：关节红肿疼痛甚者，加水牛角、石见穿；周身关节酸楚者，加桑枝、稀莶草；筋脉拘急者，加伸筋草、木瓜；口干渴思饮者，加生地、麦冬；下肢关节灼热疼痛者，加黄柏、防己；腰膝酸软无力者，加桑寄生、五加皮。

按：随着时代的变迁，人们饮食习惯的改变，人们的体质也在发生变化，据临床所见，湿热或痰湿体质的人越来越多，素体内有湿热，产后过于贪凉饮凉，或偏食辛辣油腻，或情志郁闷不得宣泄，运化呆滞，湿热内生，郁久化热多成此证。湿热交蒸，痹阻筋脉关节，故局部红肿热痛；湿邪流注于关节，轻则肿胀，甚则成为积液，湿邪黏滞重着，故常见肢体重着酸楚，倦怠乏力。大便不爽，小便黄赤，苔黄脉数，均为湿热蕴蒸之象。方中以三仁汤宣上、畅中、渗下，分消走泄，清热利湿，海桐皮、汉防己、姜黄、土茯苓、鸡血藤、忍冬藤祛风除湿，活血通络，蒲公英清热解毒，全蝎通络定痛。诸药相合，共奏清热利湿、通络止痛之功。

7.瘀血阻滞证

症状：诸关节肌肉疼痛，多痛有定处或刺痛，四肢关节屈伸不利，按之痛甚，夜间加重。恶露量少，色紫夹血块，小腹疼痛拒按，舌质紫暗，苔薄白，脉弦涩或细弱。

治法：活血化瘀，通络止痛。

方药：身痛逐瘀汤。

组成：秦艽15g，川芎10g，桃仁10g，红花10g，甘草6g，羌活10g，没药6g，当归15g，五灵脂10g，牛膝15g，香附10g，地龙10g。

加减：若关节冷痛，得热痛减者，可酌加附子、桂枝以温经散寒止痛；若兼关节红肿热痛、身体重着、舌苔黄腻者，可加土茯苓、防己以清热利湿；若身痛较甚，脉络青紫者，加土鳖虫、鸡血藤以活血通络；若病久气虚，症见眩晕、心悸气短、动则汗出者，可加黄芪、红参、仙鹤草等以益气扶正。

按：产后恶露不下，余血未尽，瘀血留滞于经络骨节之间，气血运行不畅，则遍身关节肌肉疼痛。方中秦艽、羌活祛风除湿，桃仁、红花、当归、川芎活血祛瘀，没药、灵脂、香附行气血、止疼痛，牛膝、地龙疏通经络以利关节，甘草调和诸药。本方有较强的活血止痛作用，对于证属瘀血阻滞者，效果较佳。

（二）名家经验

胡荫奇教授[1]强调，产后痹要抓住气血不足是此类疾病发生的根本，根据妇人"产后多虚、多瘀"的特点灵活辨证。临床上宜在补气养血扶正的基础上祛邪除痹。胡教授的治疗经验可归纳为以下三点。

（1）临床辨治强调虚实兼顾。妇女妊娠期间，气血下注以养胞胎，四肢百骸失于濡养；产后气血耗伤，肌肉筋脉失荣，而出现肢体关节酸痛、麻木等症状。此时，营卫不和，腠理疏松，再感风寒湿等外邪，痹阻经脉，则会导致关节肌肉疼痛等症状加重。故胡教授指出产后痹的临床症候以虚实夹杂多见。治疗时在祛除外邪的同时，不忘补气养血、固护正气。依据产后痹的发病特点，临床上常分气血亏虚、风寒外袭、脾肾阳虚、寒湿痹阻，肝肾阴虚、湿热痹阻等证型论治。

（2）灵活运用虫药及藤类药物。胡教授在临床选方用药同时，加用不同的藤类药物以引经通络，增加疗效。如湿热偏盛者，加用忍冬藤、络石藤；风寒湿邪偏盛者加用青风藤、海风藤等。胡教授认为鸡血藤既能补血又能活血，既能祛风湿，又能止痛，寒热无挡，虚实不限，适用于产后痹的各种证型。而对于病程较久，邪入已深，气血凝滞，疼痛较重者，胡教授常常选用虫类药物以达到搜风逐邪、舒筋通络之功效。如常取炮山甲、僵蚕辛凉之性，宣通脏腑，透达关窍，以开瘀血痰凝之痹；取全蝎、蜈蚣搜风剔络治疗邪痹日久之疼痛；取乌蛇、蜂房搜除经络之风以舒筋散结止痹痛。因虫药性温燥,且有一定毒性,而产后妇人多虚,故指出应用时用量不宜过大,应尊崇"邪去而不伤正,效捷而不猛悍"的原则,中病即止。同时配合当归、黄精等滋阴养血之品,以防其耗血伤阴。

(3)强调疏肝养血,寒热平调。胡教授认为妇人产后气血双亏,再加上社会角色及体内激素环境均发生变化;或者小产后所欲不得,心情悲伤,都可导致肝失疏泄,出现抑郁、多怒、悲伤欲哭等情绪变化。故胡教授在治疗产后痹过程中常常加用香附、柴胡、玫瑰花、合欢皮等以疏肝解郁、调畅情志。特别是玫瑰花一味,胡教授认为其药性温和,气味芳香,既可理气解郁、和血散瘀,又可行血止痛、治疗风痹。每于辨证组方同时加用之。另外,胡教授认为,产后痹与一般痹病不同,其发生以气血亏虚为本,产妇体质多虚,选药宜平和,过寒则易血凝瘀滞,过热则易灼津动血。每于温阳散寒剂中酌加白芍、忍冬藤、黄精等制其温燥,清热利湿剂中加用桂枝、细辛、鸡血藤等防其凝滞,从中可见其独具之匠心。

赵和平教授[2]认为产后风湿病属于本虚标实证,虚主要是指患者肾气亏虚和气血的不足,这是本病发病的内因,实是指患者感受风寒湿诸邪,临床所见,大多数患者产后都有打吊瓶数日的经历,且多有吹空调、动冷水或居住环境潮湿等感邪病史。患病日久则湿凝为痰、血凝为瘀,痰瘀互结常是导致本病缠绵难愈的重要因素。治疗上赵教授提出健脾胃,益气血,调其营卫;补肾精,助肾阳,强基固本;祛风湿,通经络,虫蚁搜剔等观点。

(1)健脾胃,益气血,调其营卫。气血是构成人体的基本物质,也是人体功能发挥的物质基础,气血冲和,则百病不生,气血亏虚,则诸病生焉。生产是一个耗伤气血的过程,产后,患者气血大虚,此时风寒湿等外邪最易侵入。如《妇人良方》云:"产后中风,筋脉挛急,乃血气俱虚或风邪客于皮肤,若入于筋脉则四肢挛急。"邪侵日久,又耗伤气血,使气血日亏而痹证日甚。故赵教授治疗产后痹很重视补气养血中药的运用。补气药赵教授多选用黄芪、党参,养血药多选用当归、鸡血藤。产后痹除了疼痛以外,比较突出的症状是特别怕冷、怕风及汗出较多。赵教授认为,造成此种现象的原因主要是卫气的不足,营卫失调。《灵枢·本藏》曰:"卫气者,所以温分肉,充皮肤,肥腠理,司开阖者也。"卫气不足,失其温煦、固摄之职,才造成汗出而对风冷尤为敏感。故赵教授常采用大量黄芪配伍白术、防风及桂枝汤补其卫气,调和营卫。赵教授认为营卫与气血,异名而同类,均源于脾胃,故补气血、补卫气还要从源头上补,即调补脾胃,增强其运化及吸收功能。补脾胃赵教授常采用苍术、白术、茯苓、黄精、薏苡仁、炙甘草、砂仁、白蔻等健脾助运之品。脾胃强健,气血营卫自然充足,何患痹痛不除。

(2)补肾精,助肾阳,强基固本。生产虽属自然过程,但也必伤及肾气,更何况现在剖腹产如此之多。《诸病源候论》在论述产后风湿病时说:"……产则劳伤肾气,损伤胞络,虚未平复,而风冷客之……"赵教授在治疗产后风湿病时,特别注重补肾药物的应用。赵教授认为,肾藏精,而主骨生髓,为先天之本,肾中精气充盈,才能充髓养骨,如果肾精亏虚,则易患痹痛。肾精的盛衰决定了人的体质,也决定了不同个体对疾病的易感性。《灵枢·百病始生》曰:"风雨寒热,不得虚,邪不能独伤人。猝然逢疾风暴雨而不病者,盖无虚,故邪不能独伤人",此虚实指卫气之虚,而卫气虽源于脾胃,而实根于肾阳,补卫气时不能忘记温补肾阳。治疗产后风湿病,赵教授常采用补肾蠲痹散(由鹿角、鳖甲等组成,由十堰市中医医院制剂室生产),本药补肾精、滋肾阴、温肾阳,对缓解患者的肾虚状况,常获捷效。仙茅、淫羊藿、地黄、山茱萸、紫河车等亦为赵教授常用补肾之品,赵教授认为血肉有情之品往往效果优于寻常草木。

(3)祛风湿,通经络,虫蚁搜剔。痹者,闭也,经脉闭阻不通之意。究其痹阻之因,不外外感之风、寒、湿、热及内生之痰浊、瘀血诸邪。《素问·痹论》曰:"风寒湿三气杂至,合而为痹也。"讲的是痹证的初起阶段。久痹不已,诸邪客于经络骨节,痹阻气血,津液不得随经运行,则"血停为瘀,湿凝为痰"。正如《类证治裁·痹证》所谓痹久"必有湿痰败血瘀滞经络"。痰浊与瘀血既是病理产物,又是导致疾病加重和反复发作的病理因素。祛风湿赵教授常采用威灵仙、徐长卿、老鹳草、五加皮、羌独活、防风等，化痰常用胆南星、半夏、僵蚕、皂刺等；活血化瘀多采用鸡血藤、土鳖虫、地龙、丹参、红花等。对于疼痛日久、顽固难愈者，赵教授常配以虫蚁搜剔之品，赵教授认为，虫蚁搜剔之品，其穿透筋骨、通达经络、破瘀消坚之功远非草木之品所能及，充分发挥虫类治痹的优势，是治疗顽痹取效的关键。正如叶天士在《临证指南医案》中所指出的："经以风寒湿三气合而为痹，然经年累月，外邪留着，气血皆伤，其他为败瘀痰凝，混处经络，盖有诸矣"；"邪留经络，须以搜剔动药"；"借虫蚁搜剔以攻通邪结"及"宿邪宜缓攻"。赵教授常用虫类药物有全蝎、土鳖虫、白僵蚕、地龙、穿山甲、水蛭、蜈蚣等。对于比较贵重的虫类药物如穿山甲、全蝎等，赵教授常令患者研面冲服，一则增强效果，二则节约药材。另外，赵教授应用虫类药物常配伍当归、生地、白芍等滋阴养血之品，以防虫类药物耗伤气血。

　　赵教授认为，本病临床多见，因化验指标多无异常而常为医者所忽视，实际上，本病患者非常痛苦，有的甚至都想结束生命，故医者当对本病进行深入研究，以期对本病的辨治能有所突破。口服中药是一种内调较为有效的方法，但不是唯一的手段，临床常可配合其他方法共同治疗，如灸关元、神阙、肾俞、足三里，三伏天可以采用穴位贴敷疗法或采用熏蒸取微汗等，则取效更捷。治疗固然重要，但保养亦不容忽视，如果患者一边治疗一力吹电扇、空调或吃寒凉食物等，则病无愈期，医者必须对患者详加叮咛，如此，则病多可愈。

　　杨福盛[3]治疗产后身痛常采用以下五法：①益气祛风法：适用于产后气血虚弱、风邪乘袭之身痛。由于分娩劳力，气血损耗，腠理不密，百节开张，风邪乘袭，经气不舒，则身痛。症见遍身关节疼痛，或游走窜痛，面浮肢肿，自汗出，舌质淡、苔薄白，脉细无力。治当益气祛风、养血通络。常用药有：黄芪、党参、白术、当归、酒炒白芍、秦艽、防风、炙甘草。②益气通络法：适用于血虚经脉失养之身痛。产后失血过多，四肢百骸空虚，筋脉失于濡养，则症见全身关节疼痛，四肢酸楚、麻木，或入夜酸楚不能安眠，头晕心悸，舌淡红，少苔，脉濡细。治宜养血益气、温经通络。方用黄芪桂枝五物汤加味。常用药有：黄芪、桂枝、白芍、鸡血藤、当归、生姜、大枣。③化瘀通络法：适用于瘀血阻络之身痛。《景岳全书·妇人规》云："产后气血俱去，诚多虚证。然有虚者，有不虚者，有全实者。"产后恶露不净，或行而不畅、气血郁滞。血瘀阻络、经气不利则痛。症见肢体胀痛，关节屈伸不利，少腹疼痛，舌质紫暗或有瘀点，脉涩或细弦。治当活血化瘀、通络止痛，方用桃红四物汤加味。常用药有：当归、川芎、生地、赤芍、桃仁、红花、桂枝、没药、秦艽、炙甘草。④养血舒肝法。适用于血虚火郁身痛。产后血虚，情志不舒，气郁化火。火郁不宣，则更伤阴耗血。血虚火郁、筋脉失濡则肢体疼烦。症见一身尽痛，乍寒乍热，胸胁不舒，烦躁易怒，口干，舌质红、苔薄，脉弦细数。治当养血舒肝，方用四逆散加味。常用药有：柴胡、白芍、枳壳、牡丹皮、山栀、生地、当归、炙甘草。⑤散寒除湿法。适用于风寒湿邪乘虚而入，留滞经脉之身痛。产后气血俱虚，营卫失调，腠理不密，起居不慎，则风、寒、湿邪乘虚而入，留着经络、关节，使气血运行受阻，滞而作痛。症见周身关节疼痛，屈伸不利，或痛无定处，或疼痛剧烈、宛如针刺，或肢体肿胀、麻木重着，步履艰难，得热则舒，舌淡苔白，脉细或弦缓，治宜养血祛风，散寒除湿。方用独活寄生汤化裁。常用药有：独活、桑寄生、秦艽、防风、当归、酒炒白芍、川芎、焦杜仲、牛膝、党参、白术、桂枝、炙甘草。总之，产后身痛的特点以虚证为多见，虽有兼瘀等，但治疗总宜扶正祛邪、养血为主，适当佐以祛风散寒或除湿通络之品，切忌大汗重伤其阴。

四、其他疗法

（一）单方验方

（1）鹿角鸡：以当年的公鸡1只，鹿角30g，在锅内焖熟，不放油盐。吃肉喝汤，2d吃完。可根据情况每隔1周或半月吃1次。体内有热者勿用。

（2）当归生姜羊肉汤：取当归30g，生姜50g，羊肉500g。慢火炖至肉烂，吃肉喝汤，本方对气血亏虚及肾阳亏虚型产后风湿病有一定效果。

(3)当归补血蒸鸡:黄芪 50g,当归 10g,嫩母鸡半只,绍酒 15g,味精 1.5g,胡椒粉 1.6g,食盐 1.5g,葱、姜适量。功能益气补血、散风祛湿。适用于产后气血虚痹。此方是由当归补血汤加入温经通脉之绍酒,辛散祛风湿及寒邪的葱、姜和调料组合而成。制法:将鸡除内脏及爪洗净,再用开水焯去血水,捞在凉水内冲洗干净,沥净水分。当归、葱、姜洗净,姜切成大片,葱剖开切成长段。将当归、黄芪装入鸡腹内,腹部向上放于盘或大碗内,摆上葱、姜,注入清汤,加入盐、绍酒、胡椒粉。放在笼屉内蒸熟,去葱、姜,加入味精,调好味即成。(民间验方)

(4)甜瓜子丸:甜瓜子 90g(洗净炒黄),干木瓜 45g,威灵仙 30g,川乌头(制)15g。上药共细末,酒煮面糊为丸,如梧桐实大,每日 2 服,每服 6g,温开水送下。适于产后风痹。(《瑞竹堂经验方》)

(5)真茅山苍术 2 000g,洗净,先以米泔浸 3 宿,用蜜酒浸 1 宿,去皮。用黑豆一层拌苍术一层,蒸 2 次,再用蜜酒蒸 1 次。用河水砂锅内熬成浓汁,去渣,将煎液静置。取清液浓缩成膏。每日 2 服,每服 15g。适于产后湿痹。(《先醒斋医学广笔记》)

(二)针灸治疗

针灸有通经脉、调气血、止疼痛、疏风散寒等功效,应用得当,效果较佳。因产后气血不足,肝肾亏虚,故针刺取穴不宜太多,可局部取穴与辨证取穴相结合。健脾胃可取足三里、中脘、脾俞;补肾可取肾俞、命门、关元;祛湿宜选阴陵泉、三阴交;挟瘀者可选膈俞、合谷、血海;挟风寒者可用风池、阳池、外关、风市等。对于辨证属于以虚寒为主者可做温针灸或用温灸盒灸,常能加强疗效。

(三)熏蒸疗法

取老鹳草 60g,独活 15g,羌活 15g,威灵仙 15g,桑枝 30g,桂枝 30g,白芍 30g。临睡前,煎汤备用,室温调至 25℃左右,将熏洗液倒入瓷盆内加热至 80 ~ 90℃,患者脱衣坐于药盆上,棉被裹身及药盆,露头于被外熏蒸。亦可将所煎药液加入热水,在水温 40 ~ 42℃时,令患者将全身浸泡在药水中,自行洗浴并按摩皮肤、肌肉,活动关节和疼痛部位,持续约 30min。水温降低时再适量加入热水,至皮肤潮红和微微汗出的状态。洗浴过程中可适量饮水,注意询问有无不适;出浴时擦干全身皮肤,穿好衣服,注意保暖。本法源于《素问·阴阳应象大论》"其在皮者,汗而发之"的理论,对产后体虚,营卫不和,腠理不密,感受风寒湿邪而作痛者,可达到温通经络、逐风散寒之功效,同时可收到腠理开、营卫和、关节利及麻痛止的良好疗效。本法虽好,但使患者微汗出即可,不可大汗,否则患者会畏寒更甚,与病有害无益。

(四)贴敷法

捉虎膏:独蒜汁、韭菜汁、葱汁、艾叶汁、姜汁各 120g,白酒 600mL。制法:上汁煎至沸,入麻油 120g,熬至滴水成珠,加松香、东丹搅匀成膏,用布摊贴。适用于产后伤风致手足麻木、骨节疼痛等症。(《洄溪秘方》)

五、调摄护理

(一)调　摄

生活起居方面,产后身体虚弱,特别应注意保暖;鞋底不要太硬,不能光足行走,更不能接触冷水。要随气温变化随时增减衣被。夏天空调温度不要低于 26℃,电扇不要直接吹向身体,切忌汗出当风。室内要保持卫生、干燥、整洁,避免阴暗潮湿,要定时通风,应避免空气闭塞污浊。

饮食调养方面,应吃易于消化而又富于营养的食物,如猪蹄汤、鲫鱼汤、瘦肉、鸡蛋等高蛋白食物;猪肝、大枣、木耳、莲子等善于补血的食物,及新鲜蔬菜和水果。禁食寒凉生硬难于消化的食物和冷饮,禁食肥甘厚腻及辛辣食物。产后血虚,易便秘,一定要保持大便通畅。

适当运动,天冷时,可在室内进行适当的活动,天气暖和时,可到户外适度运动,多呼吸新鲜空气,多晒晒太阳,以防缺钙。活动量的大小以不感觉疲劳或微微汗出为度。

心情调养,由于产后产妇身体虚弱,且内外环境发生变化,极易产生紧张、焦虑、烦躁、抑郁等，家人和医护人员都应做好患者思想工作，使其身心愉悦。产后风湿病往往病程较长，应鼓励患者坚持积极治疗，树立战胜疾病的信心，防止病情加重，增加痛苦。

(二)护　理

产后风湿病虽然发病原因不同，证型各异，但产妇在生产过程中大多都经过多汗的过程，汗多既可伤阴，又可伤阳，故无论服药还是做艾灸或熏蒸疗法，都不能过汗，以防过汗致虚，应以"絷絷微似汗出"为标准。因产后体虚，脾胃运化功能较弱，故患者服药应以饭后为佳。对卧床患者，要定时改变卧床姿势，防止发生褥疮。对患者的衣服、被褥定时洗换，保持干燥卫生。洗手、洗脸、洗澡要用温水，避免受凉。室内通风处，不要直吹患者，且温度要适宜。

参考文献：

[1]唐先平.胡荫奇风湿病学术经验传薪[M].北京：科学技术文献出版社，2012：50-52.

[2]孟彪.赵和平治疗产后风湿病经验[J].中医药学报，2013，41(4):114-115.

[3]杨福盛.产后身痛辨治五法[J].陕西中医，1993，14(6):287.